家庭画報
ビューティ
ウェルネス

プレ更年期から高齢期まで

女の一生は女性ホルモンに支配されている！

天野恵子・著

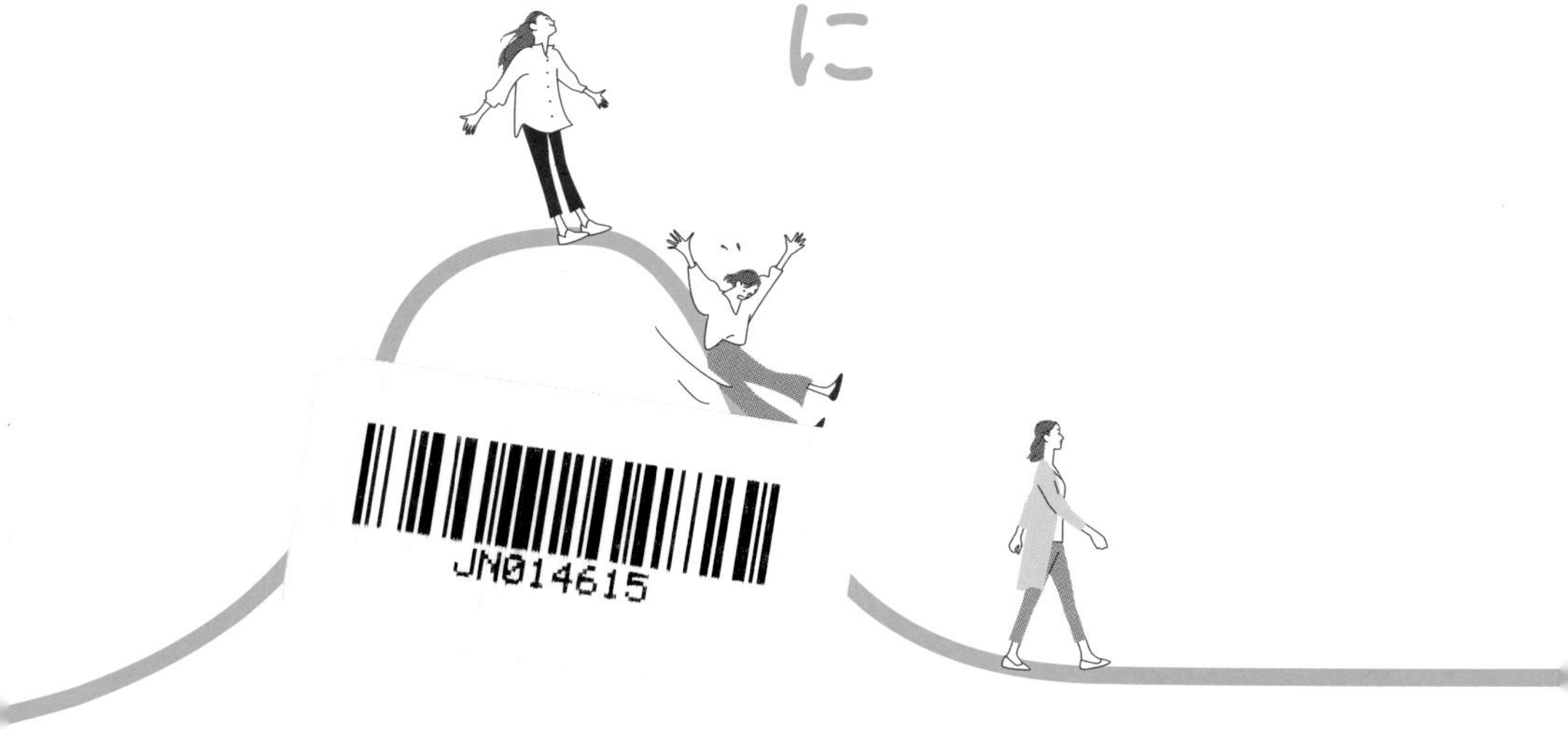

世界文化社

はじめに

20余年間、大切に育ててきた〝女性医療〟が花開きます

２０２３年8月21日の読売新聞東京版の朝刊一面、9月14日の毎日新聞朝刊総合・社会面に「女性特有の健康上の問題に関する研究や治療の司令塔となるナショナルセンターが国立成育医療研究センター内に創設される。２０２４年度中の設置を目指し、厚労省は２０２４年度予算の概算要求に、センターの構築費用25億円を盛り込んだ」という記事が掲載されました。気づかれた方はいらっしゃいますか？

私の長年の夢がやっとかないました。

１９８2年、高校時代の友人（女性）が、毎日起こる狭心痛について相談に来ました。某総合研究所総合職として勤務する傍ら、内定している人材派遣会社の社長職のためビジネススクールに通い始めたところ、胸痛が生じるようになったとのこと。産業医から出されたニトログリセリンは頭痛を起こし、胸痛には効かないという相談でした。その頃、このような症状は心臓神経症として片づけられていました。しかしその後、看護師さんや友人で同様の症例を多く経験し、同

時に海外からの報告もあり、狭心症によく似たこの症状は、冠動脈造影で観察することのできない冠動脈微小血管（注・心臓の表面を走る冠動脈から枝分かれしたごく細い血管）の器質的ないしは機能的異常による狭心症、すなわち微小血管狭心症であると気づきました。

この胸痛は、女性が子育ても終え、親の介護にもまだ多少のゆとりがあり、体力も気力も充実している40～50歳代に、何の前触れもなく突然襲ってきます。しかし、男性の狭心症例と同一プログラムによる検査では「冠動脈も正常。心配ないですね」の一言で、有効な治療法も、納得のいく説明も提示されないことが多く、頻回な胸痛がもたらす健康への不安から職場を去る女性も少なくありませんでした。

考えてみれば、日常、循環器科医として臨床の場で「明らかに女性と男性は違う」と感じることはしばしばでした。女性の虚血性心疾患の診断においては、①男性と安静時心電図波形が違う、②運動負荷試験における陽性率が低く、ＳＴ下降基準を男性と同一の基準で論ずることはできない（注・運動負荷試験の結果が男性ほど心電図に表れにくく、男性と同じ基準では診断できない）、③虚血性心疾患のリスク因子として喫煙、糖尿病が大きく関与する、④発症年齢が高齢で不安定狭心症例が多く入院後の予後が悪い、など性差が生じる場面には事欠きません。

私は、微小血管狭心症をライフワークとすることをこの時点で決めました。

１９９２年、私は子宮筋腫に対して子宮と両側の卵巣摘出手術を受けたのですが、術後、さまざまな更年期症状のため論文が1本も書けず、東京大学を去り、東京水産大学保健管理センターへ移りました。その間、多くの産婦人科医に相談し、更年期医療に関する情報を必死で読み漁りましたが、残念ながら私の更年期症状に対して有効な治療法を見つけることはできませんでした。更年期障害に対するエビデンスの少なさに愕然としたものです。

しかしその頃、アメリカでは１９９０年にアメリカ国立衛生研究所（ＮＩＨ）内に、女性における疾病の予防、診断および治療の向上と、関連する基礎研究を支援する目的で女性健康研究局（ＯＲＷＨ）が開設されていました。ＮＩＨ第13代所長で循環器科医のBernadine Healy（バーナディーン・ヒーリー）女史が「女性生殖器および乳腺の悪性腫瘍を除くと、多くの生理医学的研究における臨床トライアル（臨床試験）の対象から女性を除外し、男性をモデルとして計画され、その研究成果があたかも疾病病態が男性と相違しないかのごとく、女性にも何の疑問もなくあてはめられていることに、本質的、系統的な偏見を認識する」と主張して実現したことでした。翌１９９１年には、更年期女性のＱＯＬ（生活の質）を脅かす疾患の研究（がん、心疾患、骨粗しょう症を対象として、予防法として何が効果的かを検索する）も始まっています。

私は、健康面での男女の違いに着目した医療を「性差医療」と呼ぶことも知りました。

１９９９年、第47回日本心臓病学会学術集会が横浜で開催されました。当時の学会長・聖マリアンナ医科大学病院循環器内科の村山正博教授から「君はいつも男と女は違うと言っているね。

女性における虚血性心疾患というシンポジウムを企画してくれないか」と依頼され、これはチャンスと、「女性における虚血性心疾患：成り立ちからホルモン補充療法まで」というテーマでシンポジウムを企画・実行しました。翌年、医学書院より同名の書籍を出版し、81の医科大学の循環器科内科教授に贈呈しました。データは全て日本人女性のものです。この本は大きな反響を呼びました。

ちょうどその頃、私と同年代の循環器内科の友人が、次々と国内の医学部の教授になっていました。このことはラッキーでした。皆さんが口々に「天野先生の言う通りだ、我々には何ができる?」と言ってくださったので、私は「女性外来をやりましょう」と答えました。その心は「微小血管狭心症や更年期障害のほかにも女性が困っている症状がまだまだあるのではないか」と思ったことにあります。こうして２００1年、鹿児島大学医学部附属病院ならびに千葉県立東金病院に女性外来が立ち上がりました。その後、女性外来は大学病院、国立・県立・市立病院を中心に日本全国で急速に増えていきました。

２００２年、私は医療者を中心とした性差医療・医学研究会を立ち上げ、２００４年に第1回学術集会を開催しました。研究会は２００８年に日本性差医学・医療学会に発展し、初代理事長は鄭《ティ》忠《チュウ》和《ワ》教授（鹿児島大学大学院医歯学総合研究科循環器・呼吸器・代謝内科）、2代目は下川宏明教授（東北大学大学院医学系研究科循環器内科学分野）、3代目は秋下雅弘教授（東京大学医学部加齢医学講座）です。２０２４年2月に4代目として女性の理事長が誕生しました。片井みゆき教授（政策研究大学院大学保健管理センター）です。また2002年には、性差を考慮した医療の実践の場「女性外来」の全国展開に力を入れ、担当医師の教育と啓発を目的として「NPO性差医療情報ネットワーク」を立ち上げました。女性外来担当の女性医師を対象に内科、産婦人科、精神・心療内科、漢方に関するセミナーも開催してきました。

2002年から2010年にかけては女性の健康と医療に関する厚生労働科学研究を行いました。2003年には厚生労働省「医療提供体制の改革のビジョン」で「女性専門外来を設置し、さらに女性の健康問題にかかわる調査研究などを推進し、女性の患者の視点を尊重しながら地域における必要な医療が充実される体制の確保に取り組む」と明記されました。2005年、内閣府男女共同参画会議から出された「男女共同参画基本計画（第2次）」において「生涯を通じた女性の健康支援」が今後の施策の基本的方向と具体的な取り組みの一つとして取り上げられ、「性差に応じた的確な医療である性差医療を推進する」と明記されました。以来、同計画第3次、4次、5次においても「生涯を通じた健康の保持のためには、疾患の罹患状況や、健康の社会的決定要因とその影響が男女で異なることなどに鑑み、性差に応じた的確な保健・医療を受けることが必要である」と強調されています。

2010年には、日本循環器学会における循環器病の診断と治療に関するガイドラインの班員として「循環器領域における性差医療に関するガイドライン」を作成しました。

実は、自民党は２０１４年と２０１６年に、女性の健康支援や調査研究の推進を目的とした「女性の健康の包括的支援に関する法律案」の成立を目指しましたが、いずれも廃案となってしまいました。しかし成育医療の施策について基本理念などを定めた「成育基本法」が２０１９年に施行されたのを受けて２０２３年3月に閣議決定された基本方針には「女性がライフステージごとに、健康状態に応じて的確に自己管理するためのヘルスケアの推進」などが盛り込まれました。

お手に取っていただいた本は〝プレ更年期から高齢期まで〟を念頭に置いたテキストで、『家庭画報』２０２２年2月号「性差医療最前線」と２０２２年6月号から２０２３年12月号まで全19回の連載記事「天野恵子先生のすこやか女性外来」をもとに作った〝性差を考慮した医療・女性外来〟の総集編です。２００２年に千葉県立東金病院から始まった私の女性外来担当医師としての経験と、性差医療研究から学んだ最新の情報をお届けしています。本書が皆さまのお役に立てることを心から願っています。女性のライフサイクルに伴って起きる体調の変化は、まだまだ解明されていないことも多く、今回の書籍のみでは書き足りないこともたくさんありますが、これからも女性の健康をターゲットとして、最新の正確な情報をお届けしていきます。

（＊文中病院名、役職名は当時）

天野恵子

目次

プレ更年期から高齢期まで
女の一生は
女性ホルモンに支配されている！

第1章

更年期に生じる不調

更年期とは何か

女性ホルモンがなくなる！ 新たなライフステージへの心構えを

新たな人生のステージへ踏み出す準備をはじめましょう

「更年期にはいずれ終わりが来る」と漫然と過ごしていませんか？　たしかに閉経の前後5年ずつ、合計10年間を意味する期間としての「更年期」は必ず終了し、同時にその時期特有のつらい症状も治まります。

しかし、覚えておいてほしいのは、女性にとって本当の〝試練〟がやってくるのは更年期以降、高齢期だということです。なぜなら閉経とともに女性ホルモン・エストロゲンの庇護がなくなり、動脈硬化や骨粗しょう症など健康寿命にかかわるさまざまなリスクが高まるからです。

更年期を単なる通過点ではなく新たなステージへの出発点ととらえ、後半の人生に向けて踏み出す準備をはじめましょう。

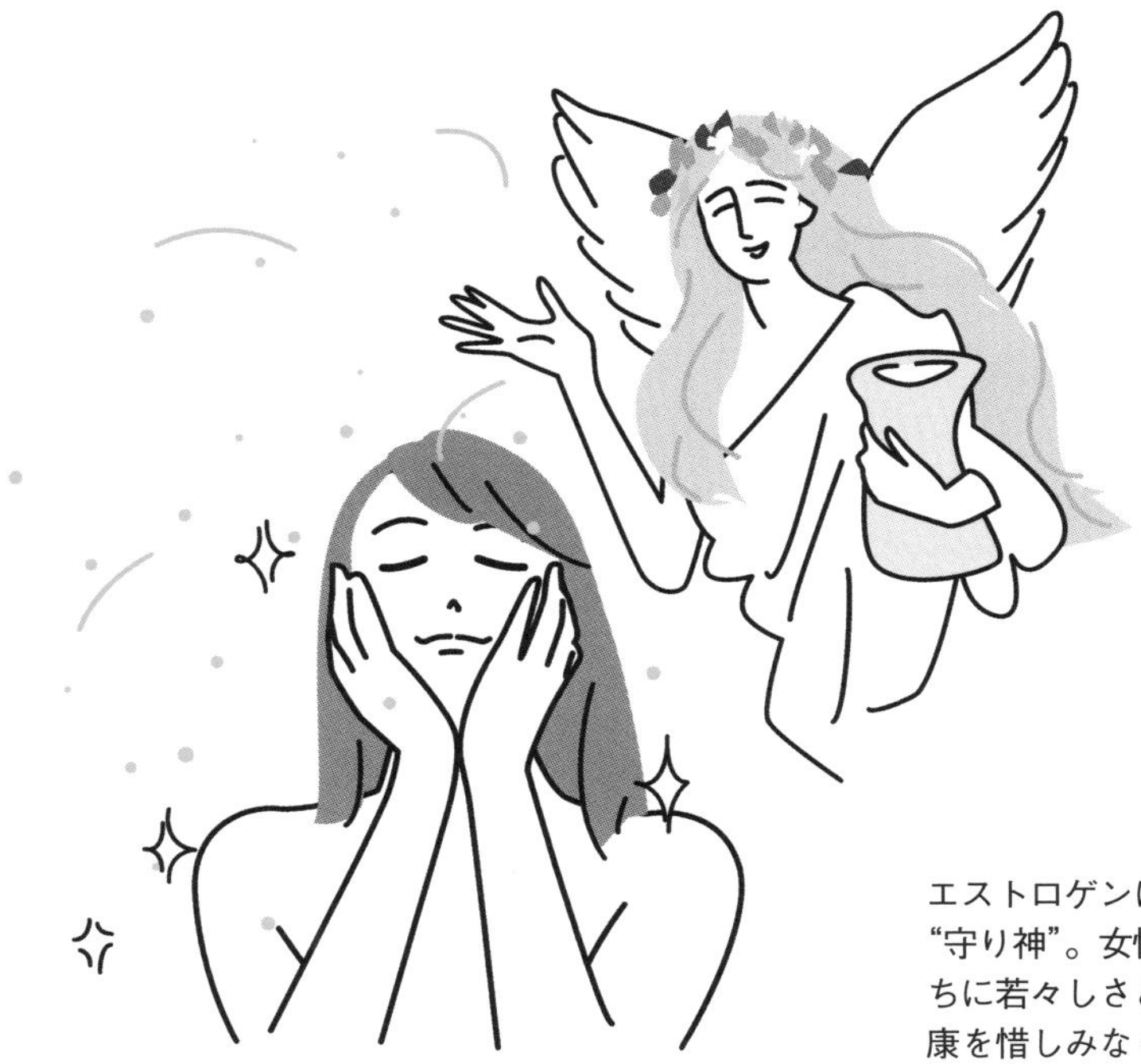

エストロゲンは、“守り神”。女性たちに若々しさと健康を惜しみなく恵んでくれる。

大きな変化がはじまる。恐れず、無理せず、気を抜かず

　大事なのは、自分の体がどう変わるのかを正しく知ることです。閉経を境に女性は「産む性」としての機能を失います。まず、20代〜30代の性成熟期に体内で繰り返される月経のサイクルやエストロゲンの働きをみてみましょう（16・17ページ）。その複雑さ、ありがたさがわかると、閉経がいかに大きな変化のはじまりであるかを実感できるはずです。

　恐れず、無理せず、そして気を抜かず。正しい知識を身につけ、生活習慣を改め、ときには医療の力も借りながら更年期と〝その後〟をすこやかに過ごしましょう。

月経周期にともなう体の変化

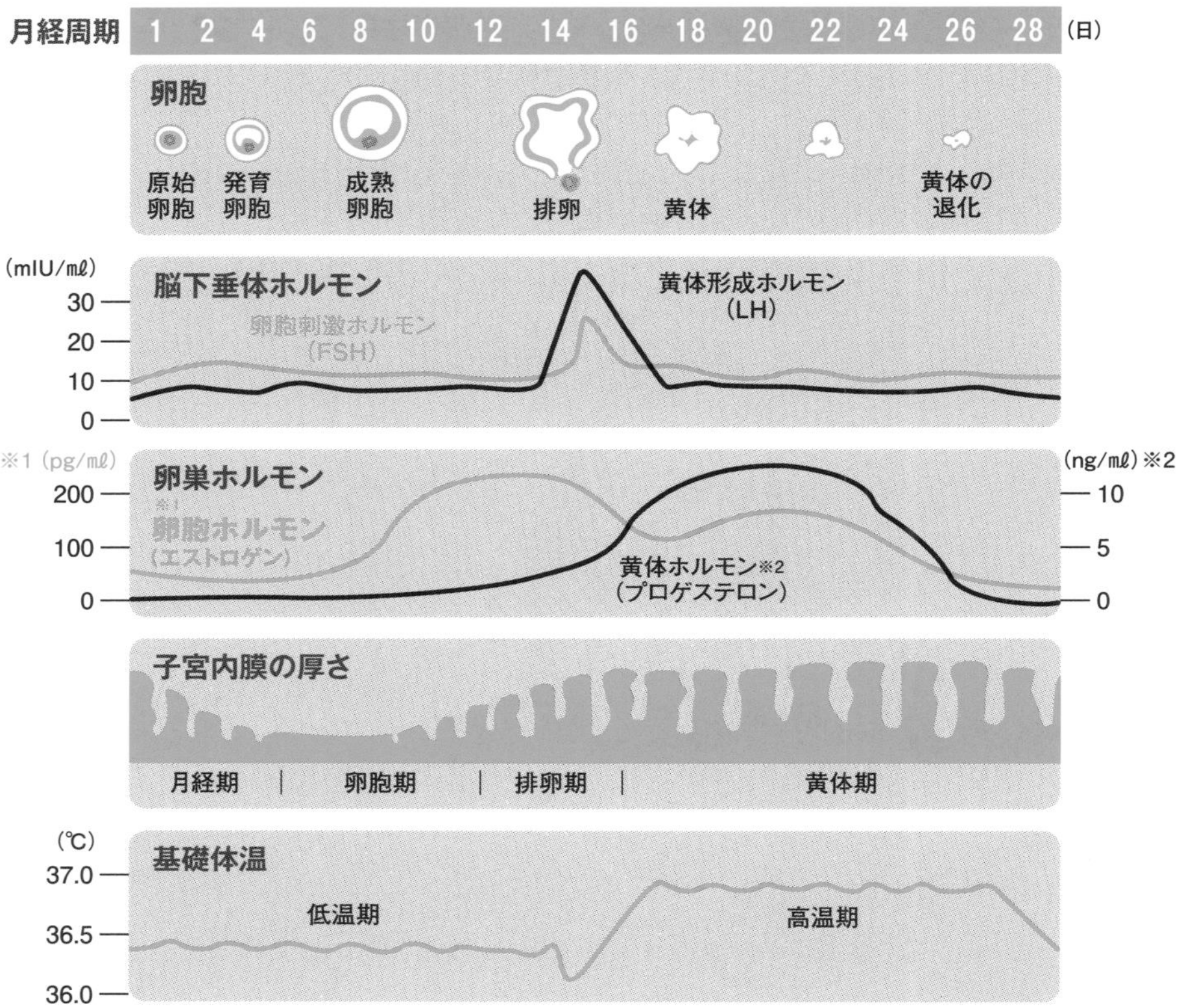

卵胞が成熟しはじめると卵胞ホルモン（エストロゲン）が分泌され、子宮内膜が増殖して受精卵を迎える準備を整える。排卵後は黄体ホルモン（プロゲステロン）が子宮内膜を厚く保って受精卵が着床しやすい状態をつくり、体温も上昇。受精しないと子宮内膜は剝がれ落ち月経血となって排出され、再び妊娠のための準備がはじまる。

初経から約40年間、ひと月周期で繰り返される
体のサイクル

初経から閉経までの約40年間、卵胞の発育や成熟にともなって体の中では上図のような変化が約28日周期で繰り返され、妊娠可能な状態がつくられます。閉経とは卵胞がなくなってホルモン分泌もなくなり、子宮内膜も基礎体温もフラットになること。月経困難症や月経前症候群（PMS）など月経がらみの症状がなくなる代わりに加齢現象がはじまります。

子宮や乳房だけじゃない。エストロゲンは体全体をサポートする

エストロゲンは基礎代謝を保ち、低体温を防いで免疫力を保つなど体全体にかかわる大きな働きをしており、下図のように各臓器にも作用しています。更年期以降の病気予防の点から特に注目したいのは、エストロゲンには高血圧、高血糖、高コレステロールを抑え、動脈硬化の進行を予防する働きがあること。骨量を保つ作用があることも重要です。

エストロゲンの働き

血管を拡張させて血圧の上昇を抑制し、高血圧を防ぐ。
LDLコレステロール（悪玉コレステロール）を肝臓に取り入れて
血中のコレステロール値の上昇を防ぐ。
インスリンを効きやすくして血糖値を抑える

↓

動脈硬化の進行が抑えられる

↓

脳梗塞や心疾患（狭心症、心筋梗塞）を予防する

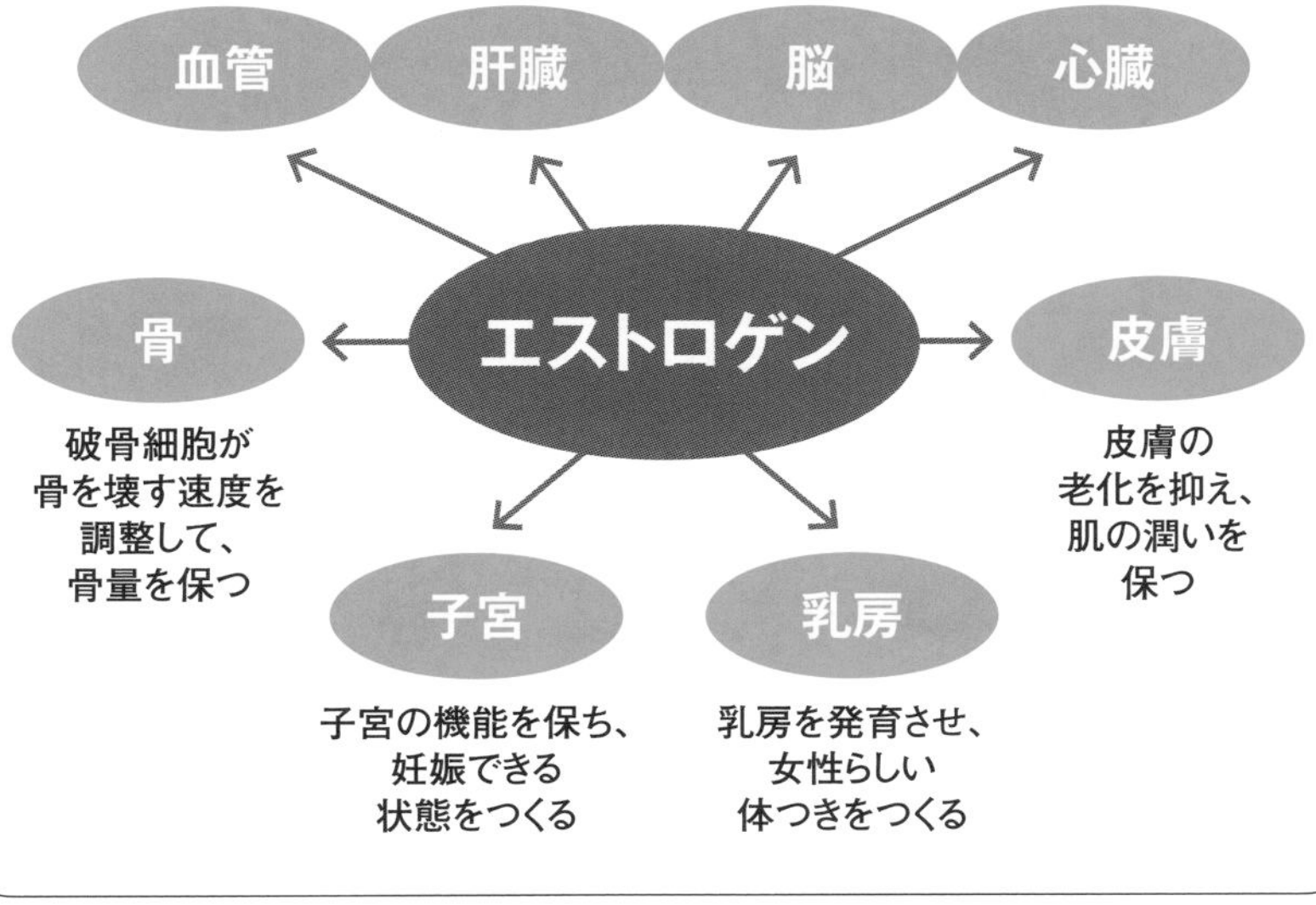

エストロゲンが0になったら生活習慣で補う

更年期を境にエストロゲンが急激に低下。やがてなくなる……

卵巣は思春期から約40年でその働きを終えます。40代になると卵巣機能は低下しはじめ、エストロゲンの分泌も減り、やがて0になった状態で老年期へ移行します。更年期を過ぎて治まる症状もありますが、エストロゲンの恩恵を受けられなくなるのも事実です。

でも心配しないで。日常を見直すチャンスがやってきたのです！

40代、50代の節目を迎えたときが生活改善のチャンス。病気予防に気をつけながら歩んでいきましょう。今後特に気をつけたいのは糖尿病や高脂血症など内科系の病気のリスク。婦人科だけでなく内科のかかりつけ医も持ちはじめるとよいでしょう。

ホルモン分泌とライフサイクル

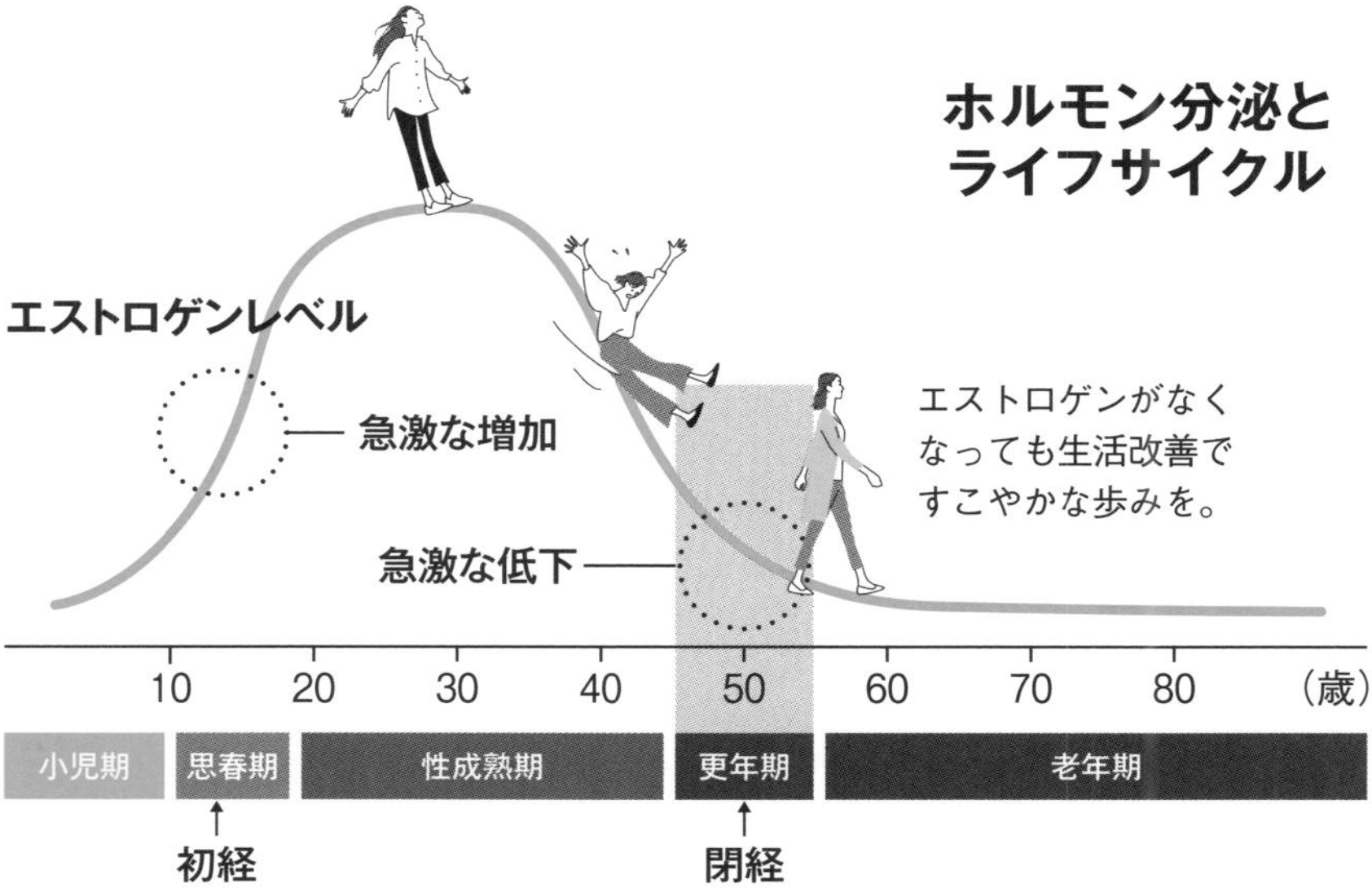

セルフケア・対処法

暮らしの中の心がけが不調を軽くし、病気も予防

生活習慣の「基本5か条」

　更年期症状にはホルモン補充療法や漢方薬など有効な治療法がありますが、不調の軽減や病気予防には自分で体を整えることが大前提です。

　下に示す「基本5か条」の中でも重要なのが、ストレスを抱え込まないことと体を冷やさないこと。入浴をシャワーだけで済ませる女性が多いのは心配です。毎日湯船に浸かって体を内部から温めるだけでもストレスが軽減し、体調の回復を実感できるでしょう。

基本5か条

体を冷やさない

入浴は湯船に浸かり体の内部まで温めるのが原則。血行がよくなりストレス解消効果も。シャワーだけでは内臓の冷えは取れない。

適度な運動習慣

散歩、ヨガ、太極拳などの有酸素運動と筋肉トレーニングを組み合わせて行う。運動には全身の血流促進や便秘解消効果もある。

ストレスを抱え込まない

仕事も家事も頑張りすぎてストレスを抱え込むと、心身の不調や病気の引き金となる。つらさを我慢せず家族や仲間に伝え、助けを借りて上手に負担を減らす生き方を身につけましょう。

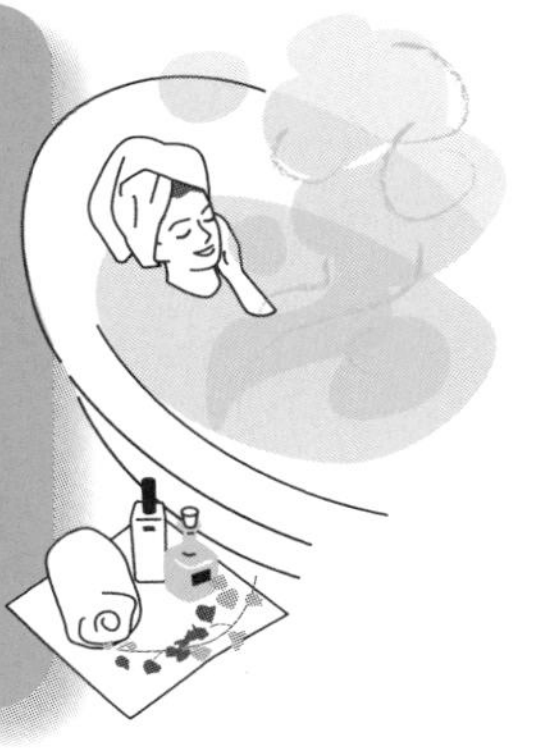

バランスのよい食事

カルシウムとビタミンD、エストロゲンに似た働きを持つイソフラボン（大豆製品に多く含まれる）、たんぱく質、繊維質を積極的に。

早寝早起き

朝、太陽光を浴びると、心を穏やかにし痛み抑制作用もあるセロトニンの分泌が促される。体内時計もリセットされ睡眠リズムが整う。

体の症状

だるさ、頭痛、冷え、動悸、肩こり。自律神経の乱れは全身に現れる

時期が過ぎれば治まる症状も多いけれど

エストロゲンの減少が及ぼす健康への影響は、心身の不調として自覚するいわゆる更年期症状と、骨や血管の老化のように自覚のないまま進み、年を重ねてから表に出てくる変化の2つに分けられます。

前者の自覚症状は時期が過ぎれば治まるものも多いのですが、10年にも及ぶ不調をただ我慢し続けるのはもったいないこと。一昔前と比べると治療法は格段に進歩し種類も増え、症状の程度や体質に合わせて選ぶことができます。自分の不調の程度をチェックして、主治医の指示のもと対処法・治療法を積極的に試してみましょう。

自律神経の乱れで起きる更年期の体の不調

更年期の症状は左に示すように広範囲に及ぶのが特徴で、主にエストロゲンの減

エストロゲンの減少によって生じる諸症状

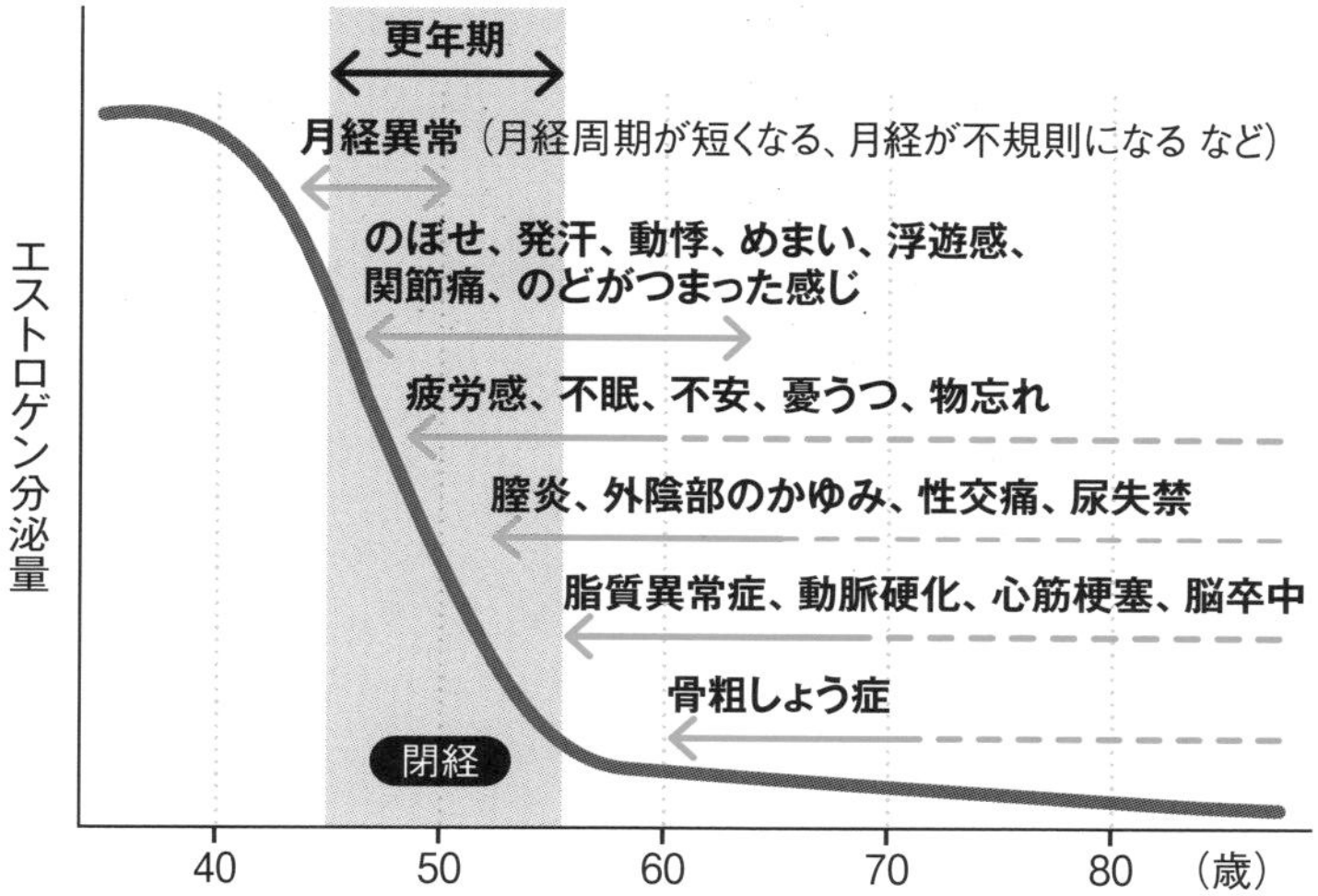

エストロゲンの減少に伴う症状は多様で個人差もあり、やがて治まるものもあれば更年期以降高齢期までリスクが続くものもある。更年期を迎えたら、これから先、自分にどのような変化が起こりうるかを頭に入れておきたい。

中村幸雄ほか:日本産科婦人科学会雑誌51,1193-1204（1999）をもとに作成

少による「自律神経の乱れ」が原因で生じています。いったいなぜ更年期には、全身に多様な症状が、しかも一度に起こるのでしょうか。エストロゲンの減少と自律神経の関係に注目すると、その理由が見えてきます。

エストロゲンの減少と自律神経

卵巣に向けてエストロゲンの分泌指令を出すのは脳の視床下部という場所です。更年期に卵巣機能が低下すると指令が来てもエストロゲンを分泌できず、視床下部は混乱して指令を乱発。視床下部の周辺にある自律神経の中枢も混乱の影響を受けてバランスが乱れます。自律神経は体温、心拍数、発汗、血管の収縮・拡張など体全体の生命維持機能を担っているので、全身に症状が現れるのです。

訴えの多い体の不調10

☆効果の期待できる主な治療法・対処法
！似たような症状のある紛らわしい病気

めまい

自律神経の変調により、ふわふわしためまい、回転性のめまい、立ちくらみのようなめまいが生じる。

☆ **鎮暈《ちんうん》薬**（めまいを改善する薬）、
漢方薬（苓桂朮甘湯《りょうけいじゅつかんとう》、五苓散《ごれいさん》、半夏白朮天麻湯《はんげびゃくじゅつてんまとう》）

！メニエール病、突発性難聴、良性発作性頭位めまい症

だるい、疲れやすい

更年期女性の7割が訴える症状。エストロゲンの分泌が不安定になることや加齢による体力の衰えが考えられるが、根本的な原因はよくわかっていない。

☆ **ホルモン補充療法**、**漢方薬**（補中益気湯《ほちゅうえっきとう》、人参養栄湯《にんじんようえいとう》など）、
プラセンタ、**ストレス回避**、**運動**、**入浴**

！内臓疾患、貧血、慢性疲労症候群

頭痛

更年期の頭痛は片頭痛が多い。エストロゲンの欠乏により血管の収縮・拡張を司るセロトニンが減少し、脳の血管が拡張して起こる。

☆ **頭痛薬**、**漢方薬**（呉茱萸湯《ごしゅゆとう》）

！脳腫瘍、脳血管障害

のぼせ、ほてり、発汗

自律神経の乱れにより体温調節がうまくいかず、突然顔が熱くなるホットフラッシュや、下半身は冷えているのに顔がほてる「冷えのぼせ」などが起きる。

☆ **ホルモン補充療法**、
漢方薬（女神散《にょしんさん》、桃核承気湯《とうかくじょうきとう》、桂枝茯苓丸《けいしぶくりょうがん》）、**プラセンタ**

！甲状腺機能亢進症、高血圧、心臓病

＊症状が重い、長く続くなど日常生活に支障をきたす場合は専門医に相談しましょう。

冷え

体熱を作り出す筋肉量が少なく血液循環が悪い女性はもともと冷え性が多い。更年期には体温調節を担う自律神経の変調によりさらに冷えを生じやすい。

☆ **漢方薬**
(当帰芍薬散《とうきしゃくやくさん》、当帰四逆加呉茱萸生姜湯《とうきしぎゃくかごしゅしゅしょうがとう》など)、**運動**、**温熱療法**、**入浴**

！甲状腺機能低下症、貧血

関節痛

加齢や体重増加による軟骨のすり減り、エストロゲンの欠乏による関節液（関節をなめらかに動かす液体）の減少によって起こる。

☆ **漢方薬**(桂枝加朮附湯《けいしかじゅつぶとう》、薏苡仁湯《よくいにんとう》、防已黄耆湯《ぼういおうぎとう》など)、**エクオール**

！関節リウマチ、膠原病

肌の乾燥

皮膚の厚みを増し、保水力の維持に働くエストロゲンの減少により、皮膚が薄くなり乾燥しやすくなる。

☆ **プラセンタ**

肩こり、腰痛

エストロゲンの減少による筋肉の衰えなどが原因で生じる。

☆ **漢方薬**(肩こりに葛根湯、腰痛に八味地黄丸《はちみじおうがん》)、**プラセンタ**、**鍼灸・整体・マッサージ**、**運動**、**入浴**

！急性腰痛(ぎっくり腰)、腰椎すべり症

頻尿

エストロゲンの減少による骨盤底筋の衰えで生じる。

☆ **骨盤底筋体操**、**漢方薬**(清心蓮子飲《せいしんれんしいん》)

その他の症状

- **蟻走《ぎそう》感**
  (アリが体の上をはいずりまわるような感覚)
  ☆ **漢方薬**(加味逍遙散)
- **しびれ** ☆ 和温療法／ビタミン剤(メコバラミン)
- **腟症状**(性交痛、かゆみなど)
  ☆ エストリオールなど
- **耳鳴り** ☆ 腹式呼吸で治ることも多い

動悸・息切れ

循環器の活動を調整する自律神経のバランスが崩れることによって生じる。

☆ **漢方薬**(加味逍遙散《かみしょうようさん》、半夏厚朴湯《はんげこうぼくとう》など)

！狭心症、不整脈、心筋梗塞、甲状腺機能亢進症、肺塞栓症

不調の程度を知り、適切な対処法を

セルフチェック

専門医も使う簡易テストで更年期の症状を自己採点

個人差の大きい更年期症状を客観的にとらえるために数値化したのが「簡略更年期指数（ＳＭＩ）」です。婦人科医の小山嵩夫先生が開発したもので、診察の場でも使われています。気になる方は自己採点をしてみましょう。合計が51点以上の方、特定の項目の点数が高い方は更年期障害の可能性があります。我慢せず医療機関を受診しましょう。

簡略更年期指数（SMI）

症状	強	中	弱	無	点数
❶顔がほてる	10	6	3	0	
❷汗をかきやすい	10	6	3	0	
❸腰や手足が冷えやすい	14	9	5	0	
❹息切れ、動悸がする	12	8	4	0	
❺寝つきが悪い、または眠りが浅い	14	9	5	0	
❻怒りやすく、すぐイライラする	12	8	4	0	
❼くよくよしたり、憂うつになることがある	7	5	3	0	
❽頭痛、めまい、吐き気がよくある	7	5	3	0	
❾疲れやすい	7	4	2	0	
❿肩こり、腰痛、手足の痛みがある	7	5	3	0	
合計点					

自己採点評価法

0～25点／
上手に更年期を過ごしています。これまでの生活を続けてよいでしょう。

26～50点／
食事、運動に注意を払い、無理のない生活を心がけましょう。

51～65点／
医師の診察を受け、生活指導、カウンセリング、薬物療法を受けたほうがよいでしょう。

66～80点／
長期間（半年以上）の計画的な治療が必要でしょう。

81～100点／
各科の精密検査を受け、更年期障害のみである場合には専門医による長期的な対応が必要でしょう。

症状の程度に応じて○をつけ、合計点で対処法を考えます。
強＝毎日のようにある　中＝毎週ある　弱＝症状として強くはないがある　無＝ない

対処法

診療の場で効果を発揮
不調を和らげる3つの治療法

診療現場で用いられ、特に効果を発揮している更年期症状の治療法は「ホルモン補充療法、漢方薬、プラセンタ」です。

22・23ページでも示したように症状によって効果の表れやすい治療法は異なります。ホルモン補充療法には禁忌のケースや不正出血や乳房の張りなどの副作用もあります。主治医の指示のもと、定期的な経過観察を続けながら適切に行うことが何よりも大事です。

ホルモン補充療法

減少したエストロゲンを補充する方法。一般的には、子宮内膜増殖症発症予防のためにエストロゲンとプロゲステロンを併用する方法（HRT）を行い、病気などで子宮を摘出した人にはエストロゲンを単独投与する方法（ERT）を行います。経口剤、貼付剤、ジェル剤の3タイプがあります。

禁忌のケース

- 子宮体がん、またはその疑いのある人
- 乳がん、またはその疑いのある人、過去に乳がんになった人
- 原因不明の不正な性器出血がある人
- 重い肝機能障害のある人
- 血栓症になったことがある人
- 心筋梗塞や狭心症、脳卒中になったことがある人

漢方薬

重い副作用が少なく、根本的な体質改善に効果があることが特徴です。特によく使われるのは「三大処方」と呼ばれる定番の漢方薬。「証」（体格や体質を加味した漢方独自の診断方法）に応じて処方されます。おおよその目安として「実証」はがっちりした体型で体力があり、胃腸が丈夫なタイプ。「虚証」は筋肉が少なく疲れやすく、冷えの多いタイプ。「中間証」はどちらにも偏らないタイプです。

女性のための三大処方

- 桂枝茯苓丸（実証）
- 当帰芍薬散（虚証）
- 加味逍遙散（中間証）

プラセンタ

医療用プラセンタは健康で満期出産した人の胎盤から抽出した水溶性物質で、注射剤「メルスモン」は厚生労働省より更年期障害に対する保険適用が認可されています。特に肩こりやだるさの解消に効果的な場合があります。

その他

- **痛みやこりに→**鍼灸、整体、マッサージなど
- **症状が重いとき→**和温療法、疼痛治療、漢方の煎じ薬など

心と脳の症状

不眠、イライラ、うつ、思考力の低下。心は不安定になり、脳の働きは落ちる

更年期症状には精神的な不調も多い

更年期には、不眠、イライラ、うつ症状、もの忘れ、集中力や判断力の低下などメンタルの不調を感じることも多くなります。人によっては目立った身体症状はなく、主に精神神経症状が強く出る場合も珍しくありません。

それらの多くは女性ホルモン・エストロゲンの減少が原因で、時期が過ぎれば治まるのですが、更年期と結びつけてとらえることができず、「認知症の始まりでは？」「うつ病だろうか」と悩む女性が多いのも現状です。

そのような患者さんに、更年期のホルモンの変化が心身にどのような影響を与えるかをきちんと説明すると、安心され、診察室に入ってきたときとは見違えるほど表情が明るくなります。更年期を正しく知ることが心の安定にいかに必要であるか

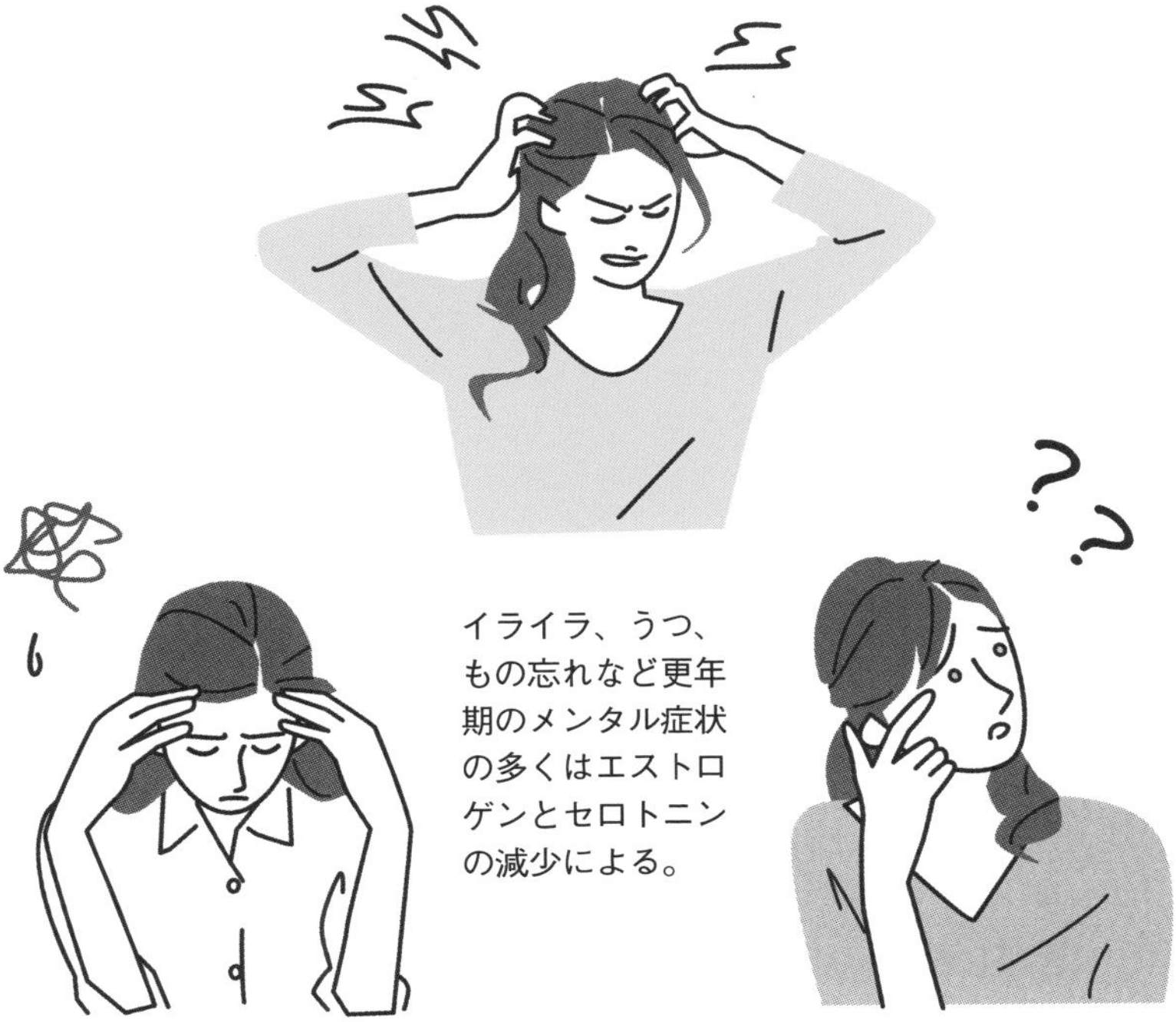

イライラ、うつ、もの忘れなど更年期のメンタル症状の多くはエストロゲンとセロトニンの減少による。

がわかります。

柔軟な考え方と、周囲の理解が症状を軽減

　更年期は家庭や職場など社会の中で重要な役割を担い、周囲から頼りにされる年代です。メンタルの不調を訴える患者さんと接していると、弱みを見せず頑張って周囲の期待に応えることに存在価値を見出し、心身に大きな負担を抱えている女性が多いように思います。体が変化する更年期を機会に、考え方も柔軟に変えてみてはいかがでしょうか。

　そして重要なのは社会や家族の理解とサポート。大変さを訴えて助けを求められる環境と、「いつもありがとう。無理しないで休んで」の言葉が、症状を半減させるといっても過言ではないのです。

更年期に生じるメンタルの不調

3つの重要な物質が減少し心と脳をゆるがす

更年期のメンタル症状には神経伝達物質のセロトニンが関係しています。エストロゲンの減少が、心を安定させ脳の働きを促すセロトニンの分泌を減らすのです。また、セロトニンは睡眠を司るメラトニン生成の材料にもなるため不眠の訴えも多くなります。

精神的症状の多くは、だるい、疲れやすい、頭痛など身体症状を伴います。内科的な診察や検査で他の病気の可能性を除外しておくことも大事です。

更年期メンタルヘルスに働く3つの重要な物質

セロトニン 脳全体の働きを調整し、心の安定を図る

・気分を安定させ、不安を軽減する。
・頭の回転を速くし、思考を明晰にする。
・生体リズムや睡眠を整える。
・体温を維持する。
・痛みの感覚を抑制する。
・筋肉の緊張を保ち、背筋を伸ばし顔の表情を引き締める。
★メラトニンをつくる材料になる

メラトニン

睡眠リズムを整え体内時計を正常に保つ

・睡眠と覚醒のリズムを整える。
・睡眠パターンを改善してうつ症状を改善する。
・抗酸化作用によって加齢を遅らせる。

エストロゲン

女性の健康と若さを保つ

・基礎代謝を維持し低体温を防いで免疫力を保つ。血管や肝臓、心臓に作用して動脈硬化の進行を予防する。
・骨量の維持や皮膚の潤いを保つ。
・女性らしい体つきをつくる。
★セロトニンの分泌を促す

記憶力の低下

- もの忘れが激しい
- 新しいことを覚えられない

学習と記憶を司る海馬の細胞を保護するエストロゲンが減少し、細胞の死滅が進む。セロトニンの減少により海馬の処理速度が低下する

不眠

- 寝つきが悪い
- 夜中に途中で目が覚める
- 早朝に目覚めてしまう

セロトニンの減少により、睡眠リズムを整えるメラトニンの生成が減る。のぼせ、発汗など身体症状も原因になる

訴えの多いメンタルの不調 5

興奮しやすい

- イライラする
- 怒りっぽい
- 神経質になる

セロトニンが減少し、ノルアドレナリンやドーパミンの暴走を抑えられなくなる

ノルアドレナリンはストレス刺激に反応して興奮状態や闘争態勢をつくり上げる。ドーパミンは快楽、前向きな意欲、性や食の欲求などの行動にかかわる。セロトニンはこの2つの神経伝達物質を制御し平常心をもたらす働きをしている

減少すると ←

集中力・判断力の低下

- 頭がぼーっとする
- 頭が回らない
- 考えがまとまらない

エストロゲンが減少し自律神経のバランスが乱れることによる

気分が落ち込む

- ゆううつだ
- 不安だ
- くよくよする
- 意欲がわかない

心の安定を図るセロトニンの減少による

漢方薬と生活リズムで心を安定

治療法

じっくり話を聞き、丁寧に説明
症状に応じて漢方薬を処方

メンタルの不調に対する治療は、患者さんの話をよく聞き、不調の原因を説明することから始まります。45～50歳の更年期初期の不眠にはホルモン補充療法が比較的効きますが、それ以外のメンタル症状によく使うのは漢方薬。“今いちばん困っている症状”を聞いてそれに合う漢方薬を処方します。

受診の前に、下表を参考に自分の症状に当てはまる市販の漢方薬で効き目を試してみるのも一つの方法です。

漢方薬や抗不安薬などを用いても改善がみられない場合は、精神科の専門医を紹介します。

メンタルの症状によく使われる漢方薬の例

不眠。
体は**疲れているのに眠れない**
↓
酸棗仁湯《さんそうにんとう》

精神的に不安定になり、ささいなことで**不安**になったり**悲観的**になったりする
↓
甘麦大棗湯《かんばくたいそうとう》

胃腸が虚弱で顔色が悪く、**抑うつ的**。貧血や**もの忘れ**、動悸などが起きることもある
↓
加味帰脾湯《かみきひとう》

神経質、**不安**や**不眠**がある。やせて顔色が不良で疲れやすい。驚きやすく動悸やめまい、寝汗を伴うことがある。虚弱
↓
桂枝加《けいしか》竜《りゅう》骨《こつ》牡蛎《ぼれい》湯《とう》

不眠、**不安**、**イライラ**がある。驚きやすい、**怒りっぽく攻撃的。気分は不安定**で変わりやすく、落ち着きがない
↓
柴胡加《さいこか》竜《りゅう》骨《こつ》牡蛎《ぼれい》湯《とう》

のぼせて顔が赤く、**精神的にも興奮**している。便秘、**イライラ**、頭痛、耳鳴りを伴うことがある
↓
三黄瀉心湯《さんおうしゃしんとう》

イライラしやすい、怒りやすい、落ち着きがない、興奮しやすく神経過敏。まぶたや顔面の筋肉のけいれんを伴うことがある
↓
抑肝散《よくかんさん》

不安や**イライラ**がある。
*幅広い不定愁訴に有効な更年期障害の代表的処方
↓
加味《かみ》逍《しょう》遙散《ようさん》

*参考文献『女性外来のための漢方処方ガイド』(じほう)

セルフケア・対処法

心の安定は体を整えることから 規則正しい生活と運動・入浴・快眠

心と体の状態は切り離せません。メンタルの改善に直結する生活習慣は運動と入浴。それによって血流がよくなり良質の睡眠が得られ、気分の改善につながるのです。

更年期以降は、ただでさえ夜間のメラトニン分泌が減るため、熟睡が難しくなります。したがって年齢を重ねればより一層、快眠のための生活の見直しが重要になってきます。まず実行すべきは、朝昼晩の規則正しいサイクルを身につけて体の状態を整えること。それだけで気持ちが上向きになるケースも多いのです。

“よく眠るための生活”9か条

朝

- 毎日同じ時刻に起きる
- 起床したら日光を浴びる

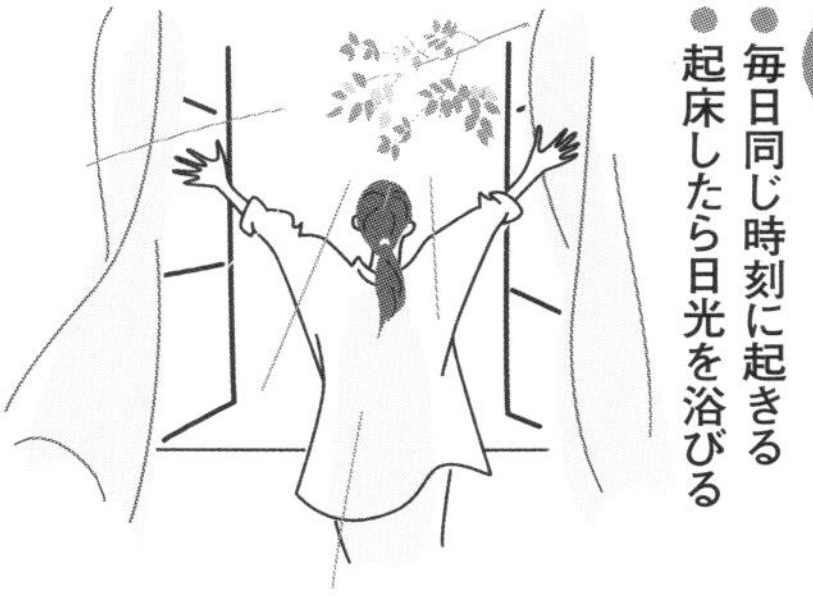

昼

- ウォーキングなどの軽い運動をする
- 昼寝は16時より前に30分以内で
- 夕方以降はカフェインを摂らない

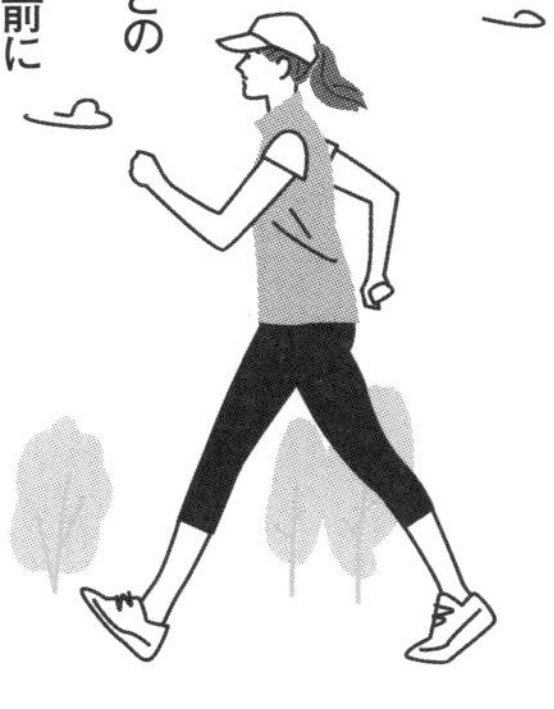

晩

- 入浴は就寝の1、2時間前に
- 就寝前にスマホやパソコンを使わない
- 就寝前のアルコールは避ける
- 夕食から就寝まで3時間以上空ける

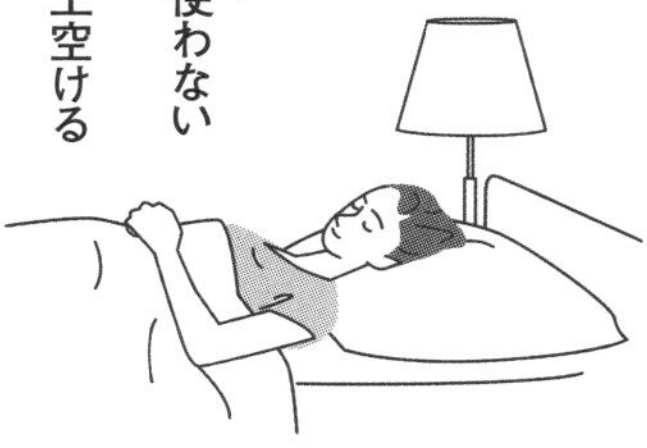

気分がふさぎ、喉や胸がつかえる感じがする。胃もたれ、おなかの張り、動悸を伴うこともある。几帳面な性格
→**半《はん》夏《げ》厚《こう》朴《ぼく》湯《とう》**

便秘、**イライラ**、のぼせを伴う月経困難症や精神症状がある。月経前に**精神的にイライラ**する、急に**不安定**になる
→**桃《とう》核《かく》承《じょう》気《き》湯《とう》**

COLUMN

コラム 1

「このつらさ、いつまで続くの……」と不安なあなたへ

大丈夫。更年期には必ず終わりが来ます

●どんなに重い症状も、50代後半には自然に治まる

更年期の症状は個人差が大きいものです。まったく自覚しない人、ごく軽い人もいれば、日常生活に支障を来し漢方薬やホルモン補充療法で症状を抑える人も。そして治療法を駆使しても思うように改善しない人が10人中2人くらいはいるとされ、何を隠そう私自身がこの最も重症なタイプでした。

子宮筋腫が見つかり子宮と卵巣を摘出したのが50歳のとき。以来、次々と激しい症状に襲われました。足の裏が象の皮膚のように硬くなる、大量の発汗、猛烈な倦怠感、下半身の不快なしびれ、耐え難い冷え……。さまざまな治療法を試しましたが思わしくなく、唯一、体が楽になるのは入浴中でした。しかし、これほど重かった症状も50代後半には自然に治まり、嵐のような更年期は終わりを迎えました。

閉経前後の5年ずつ、計約10年間を指す更年期は体の過渡期。この期間に生じる女性ホルモン（エストロゲン）の分泌量の急激な減少や乱高下が、更年期症状の主な原因です。

今まさに、渦中でつらい思いをしている方に伝えたいのは、**更年期には必ず終わりが来る**ということ。やがてエストロゲンの分泌がなくなると体は安定し自然に不調も治まり、女性の体はいよいよ新たなステージを迎えます。

第2章

更年期以降、増えてくる症状と病気

健康維持の三本柱

「元気で長生き」の願いを叶えるキーワードは〝骨・筋肉・血流〟

健康診断の結果に現れる、体の中の確実な変化

最近、健康診断の結果に驚いたことはありませんか？　それまでまったく問題のなかった血圧値やコレステロール値、血糖値が上がってきて生活習慣病が身近に感じられたり、久しぶりに骨量を計ったら平均値を下回っていたり。あるいは同世代の友人が骨折した、自分でもつまずくことが増えたなど、足腰の衰えが気になりだすのも50代だといえます。

これらはみな女性ホルモン・エストロゲンの分泌が減少したことによるエイジング（加齢）現象。更年期を境に、女性の体は新たなステージに進みます。今後は、健康の守り神だったエストロゲンの代わりに、病気や骨折のリスクから自分で自分を守ることが今まで以上に重要になってきます。

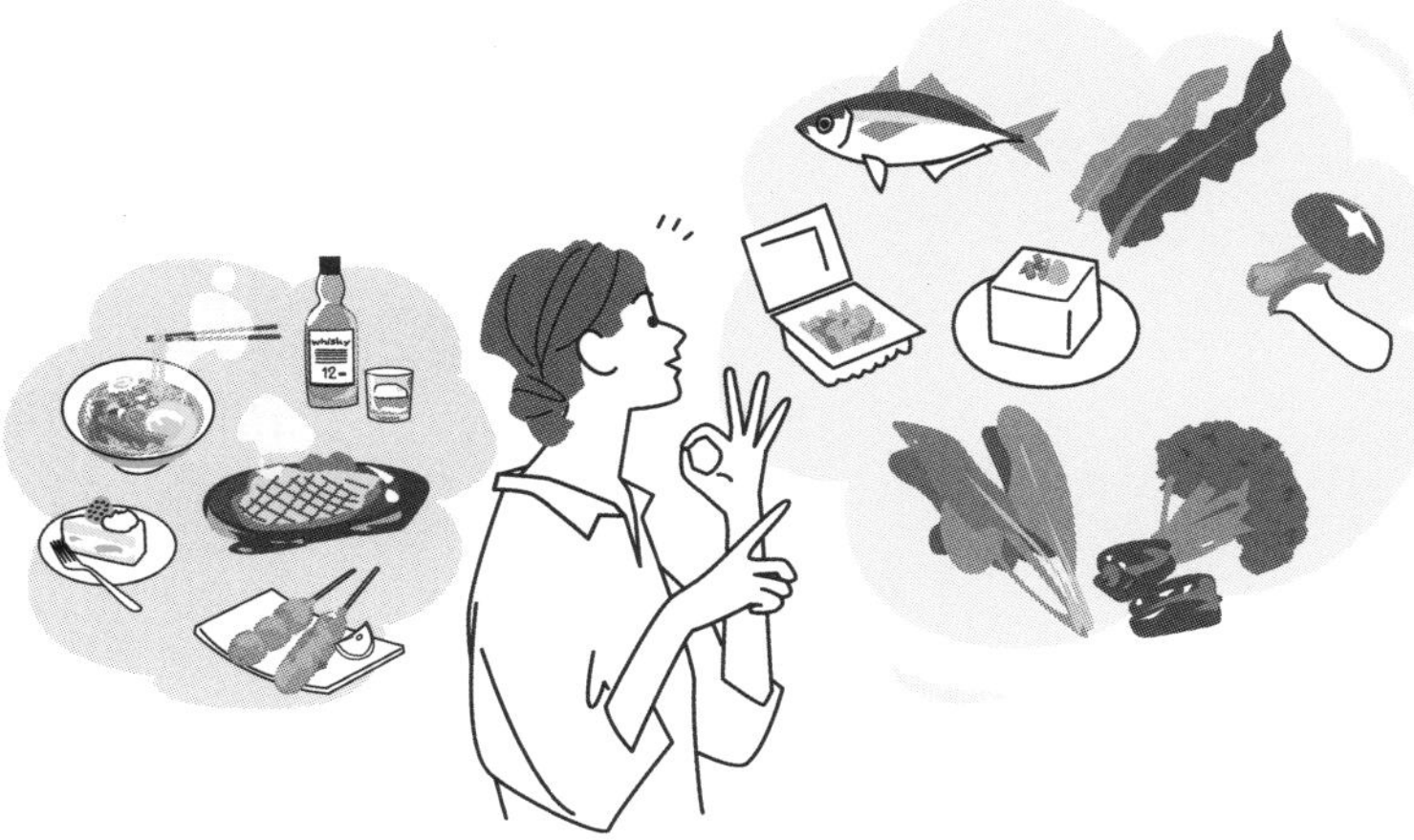

血流を保つために動物性脂肪や塩分、糖分を控え、緑黄色野菜、大豆製品、魚、海藻類を積極的に摂る習慣を。

三本柱を意識する毎日が未来の元気につながる

できるだけ長く自分の足で歩き、脳や心臓の病気にかからず、頭もしっかりしていたい――。この願いを叶えるには何に気をつけたらよいのでしょうか。

それは骨と筋肉の量、そして血管の若さを保つこと。動ける体を支えるのは丈夫な骨と筋肉で、脳や心臓の病気の要因となる動脈硬化を防ぐのはスムーズな血流。それらの健康を維持することは認知症の予防にもつながるといえます。

20年後、30年後、さらにその先の元気のために、今日から〝骨と筋肉と血流〟の健康を意識する生活を心がけましょう。

動ける体の要は「骨と筋肉」

何歳からでも維持でき、増やせる骨量と筋肉量

エストロゲンには破骨細胞が古い骨を分解する働きを調整する作用があり、それによって女性の骨量は維持されていました。

更年期以降は破骨細胞が活性化し、骨芽細胞が新しく骨をつくる働きを上回るため骨量は急激に低下。若年成人平均の70《パーセント》を下回ると骨粗しょう症と診断され、骨折のリスクが高まります。また、骨を支える筋肉の量も減少し、筋力が低下したり歩くのが遅くなったりします。

骨量も筋肉量も鍛えれば何歳からでも維持したり増やすことができます。まずは運動、そして十分な栄養摂取が重要です。

筋肉

年齢ごとの筋肉量（全身）の値

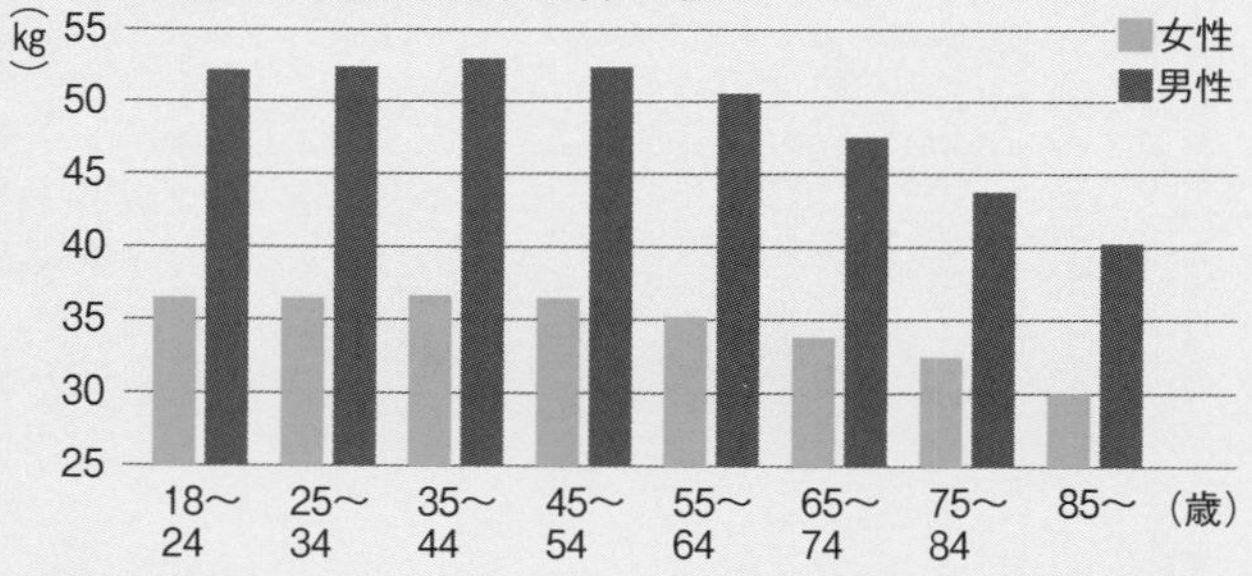

女性の筋肉量（全身）は50歳頃まで横ばいで推移し、それ以降減少していく。

谷本芳美・渡辺美鈴・河野 令・広田千賀・高崎恭輔・河野公一「日本人筋肉量の加齢による特徴」『日本老年医学会雑誌』2010;47:52-57をもとに作成。 ＊筋肉量はBIA法（生体電気インピーダンス法）による測定値

骨

年齢と閉経に伴う骨量の変化（概念図）

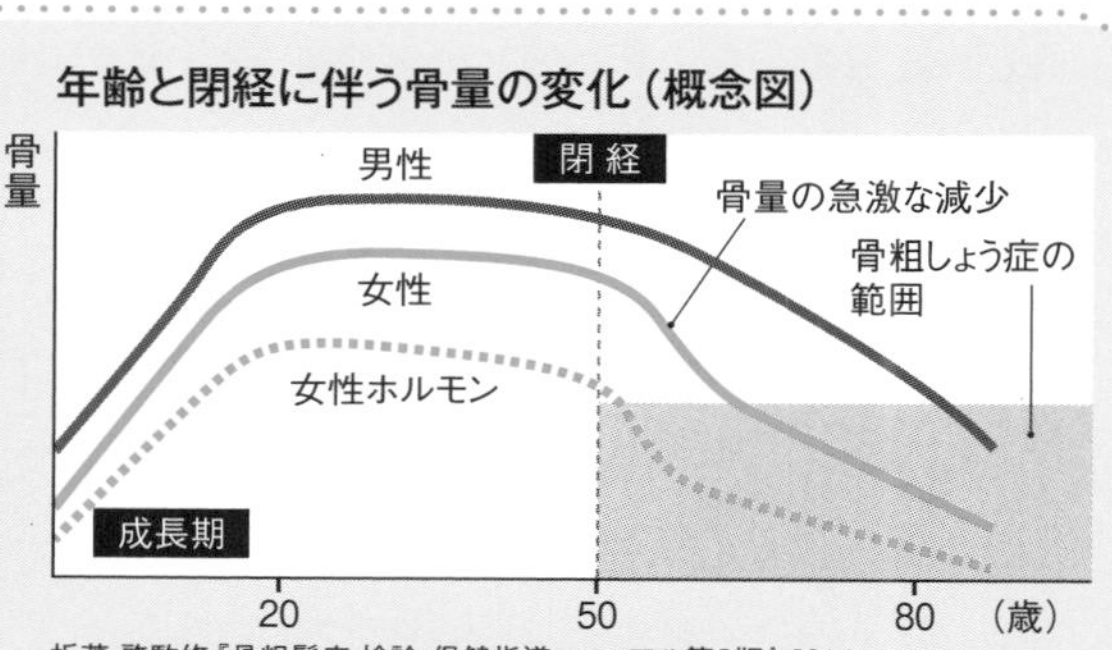

骨量は20歳頃に最大となり、40歳代半ばまでほぼ一定に維持され、女性は閉経前後の数年間に急激に減少する。成長期に丈夫な骨をつくり、最大骨量を上げておくことが大事だ。

折茂 肇監修『骨粗鬆症 検診・保健指導マニュアル第2版』2014（ライフサイエンス出版）をもとに作成

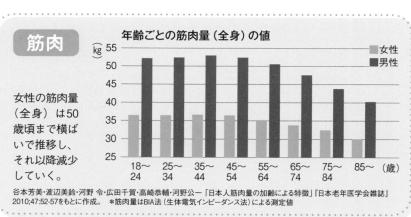

対策

筋肉を強化する運動（スクワット、ストレッチなど）をする、筋肉のもととなるたんぱく質を十分に摂取する、魚や大豆製品だけでなく肉類もバランスよく摂る、など

サルコペニア

筋肉量が減り、筋力や歩行速度が落ちた状態。腰や膝の痛み、背中のゆがみの原因にもなる

筋肉量が減少すると

進行すると

骨量と筋肉量は、何歳からでも改善が期待できる！

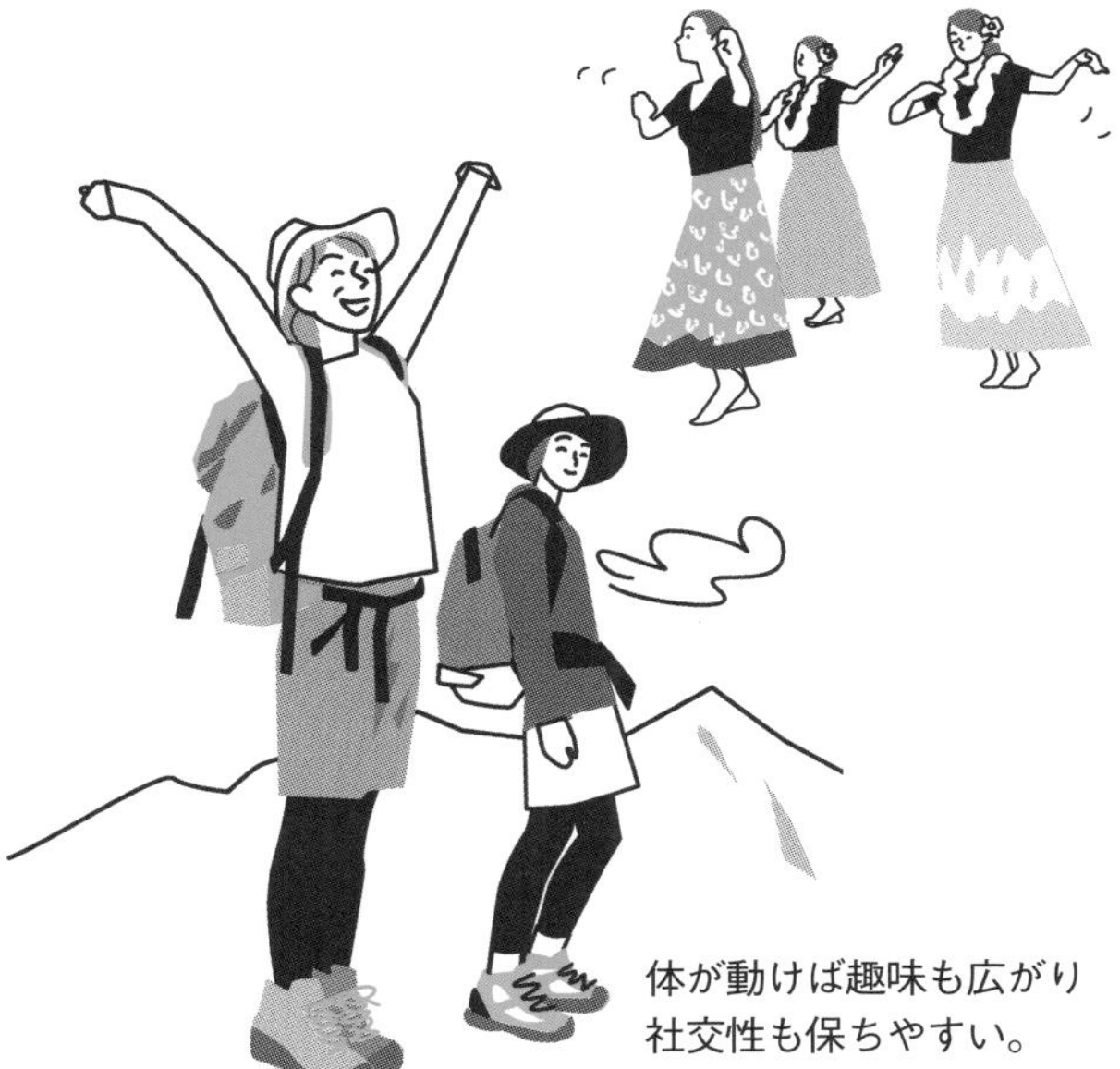

体が動けば趣味も広がり社交性も保ちやすい。認知症予防のためにも足腰は鍛えたい。

ロコモ
（ロコモティブシンドローム）

運動器の機能が低下し、移動が不自由になる

フレイル

老化に伴い抵抗力が弱まり体力が低下した状態。放っておくと要介護状態になる

進行すると

対策

骨に負荷のかかる運動(「かかと落とし」など）をする、骨の成分となるカルシウムやカルシウムの吸収を助けるビタミンDを積極的に摂取する、日光に当たる（体内でビタミンDがつくられる）、など

骨粗しょう症

骨のカルシウム量が減少し、骨の中がスカスカでもろくなった状態。軽い転倒でも骨折のリスクが高まる

骨量が減少すると

脳と心臓の健康を保つカギは「血流」

動脈硬化を防ぐために最も気をつけたい数値

女性は更年期を過ぎると、コレステロール値、血圧値、血糖値など、血流を妨げ、動脈硬化の進行につながる数値が上昇していきます。私（天野）が千葉県で約37万人の男女を対象に行った調査の結果からも明らかなように、女性の値は加齢とともに男性に追いつき追い越す勢いです（39ページグラフ）。「私は大丈夫」と思っていた人も脂質異常症や高血圧症、糖尿病が無関係ではなくなるのです。

いずれも対策の基本は、食事内容を中心とする生活習慣の改善にほかなりません。

動脈硬化

動脈の壁に
コレステロールがたまり、
血管が硬くなったり
狭くなったりして
血液の流れが
悪くなった状態。
重い病気の要因となる

◆**脳**に起こると➡
脳梗塞、脳出血、
くも膜下出血など
脳血管障害（脳卒中）

◆**心臓**に起こると➡
狭心症、
心筋梗塞など
虚血性心疾患

動脈硬化とロコモ。「肥満」は両方の要因

ＢＭＩ（肥満度の国際的基準。体重〈キロ〉を身長〈メートル〉の２乗で割った値）も加齢とともに上昇傾向にあります。体重が重いと膝関節や股関節に大きな負荷がかかり、変形性膝関節症や腰痛の原因となり運動機能の低下をもたらします。また、内臓脂肪の蓄積した肥満は脂質異常症、高血圧症、糖尿病の要因にもなり、動脈硬化のリスクを高めます。

加齢に伴うBMI値の変化（男女比較）

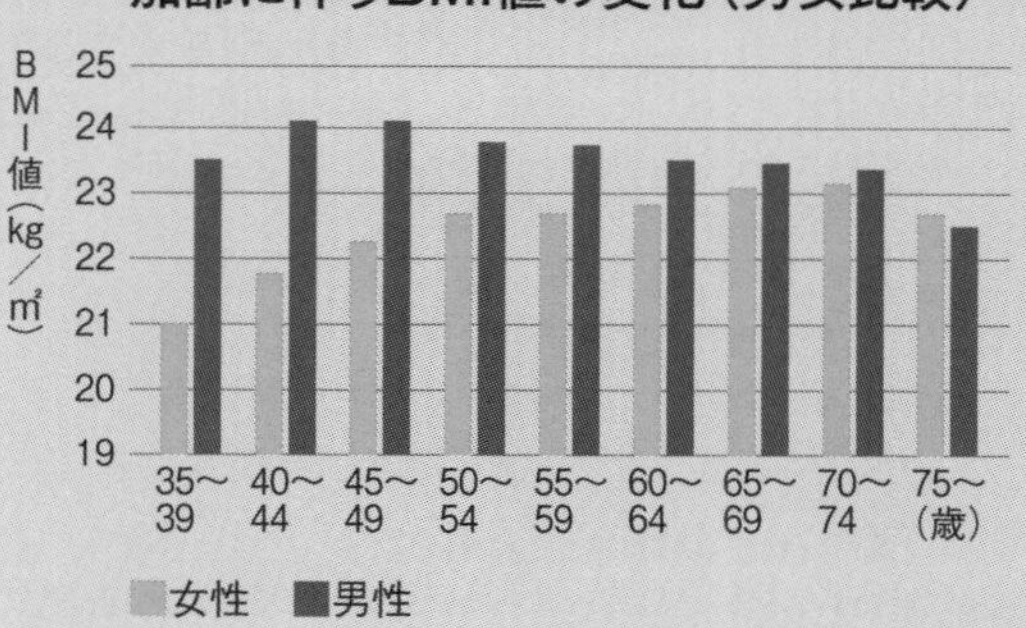

グラフは4点とも、平成15 〜18年度
千葉県22市町村基本健康診査
（男女合わせて延べ36万6862人のデータ）の
結果より平成18年度の
数値を取り出してグラフ化。
千葉県基本健康診査
データ収集システム確立事業

血流を妨げる3つのリスク

脂質異常症

LDLコレステロール値の上昇、
中性脂肪値の上昇、
HDLコレステロール値の低下の
いずれか1つにでも
あてはまる状態。

**◆エストロゲンには
LDLコレステロールを
肝臓に取り込み、HDLコレス
テロールを増やす働きがある**

◆悪化すると…血管壁に
コレステロールが蓄積する

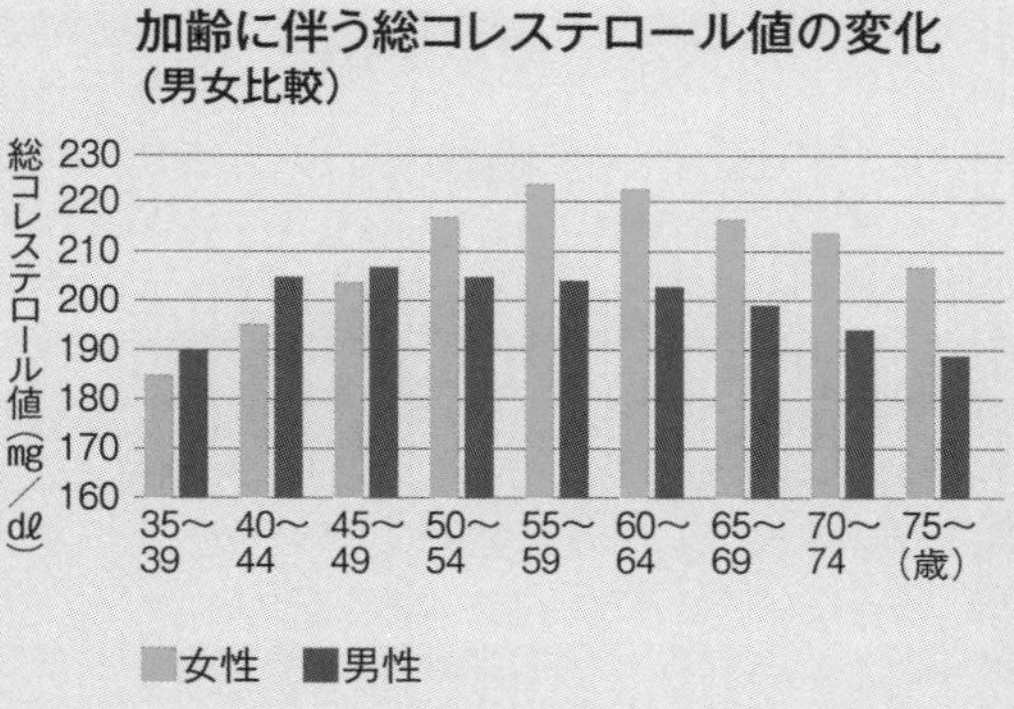

高血圧症

心臓から送り出された血液が
動脈の内壁を押す力（血圧）の
高い状態が続く病気。

**◆エストロゲンには血管を
拡張させる働きがある**

◆悪化すると…
血管内壁が傷ついて
コレステロールが
血管内に
入りやすくなったり、
血管が硬くなる

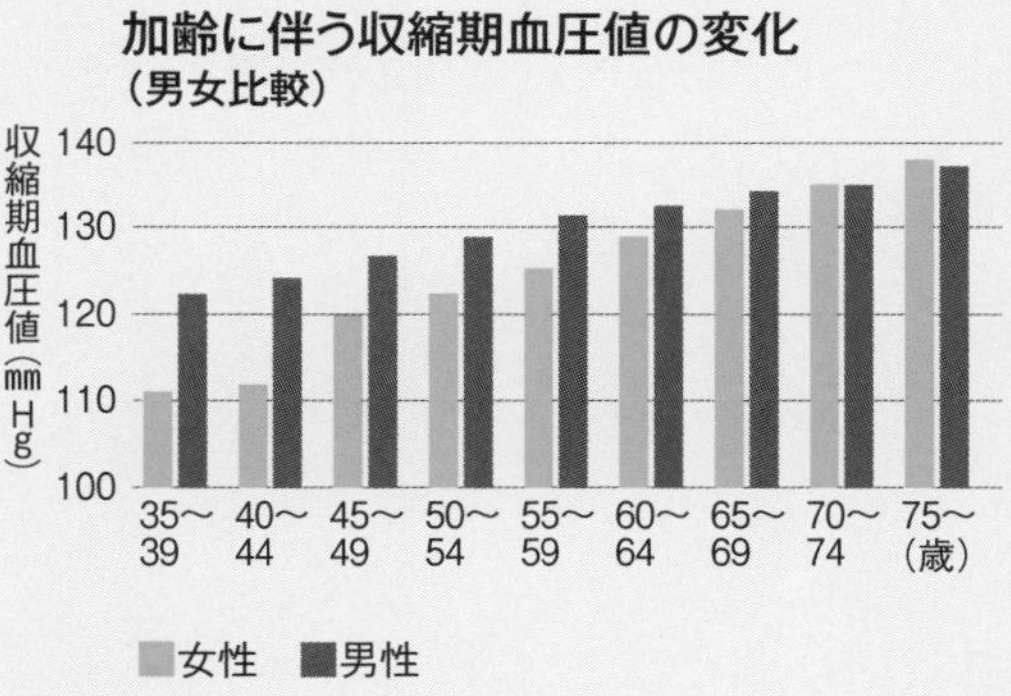

糖尿病

血液中の糖の濃度（血糖値）が
高い状態が続く病気。

**◆エストロゲンには
インスリンの効能を高める働き
（インスリン感受性という）がある**
（血液中の糖はインスリンに
よって細胞内に取り込まれ、
脳や筋肉を動かす
エネルギー源となる）

◆悪化すると…血液中に
増えた糖が血管を傷める

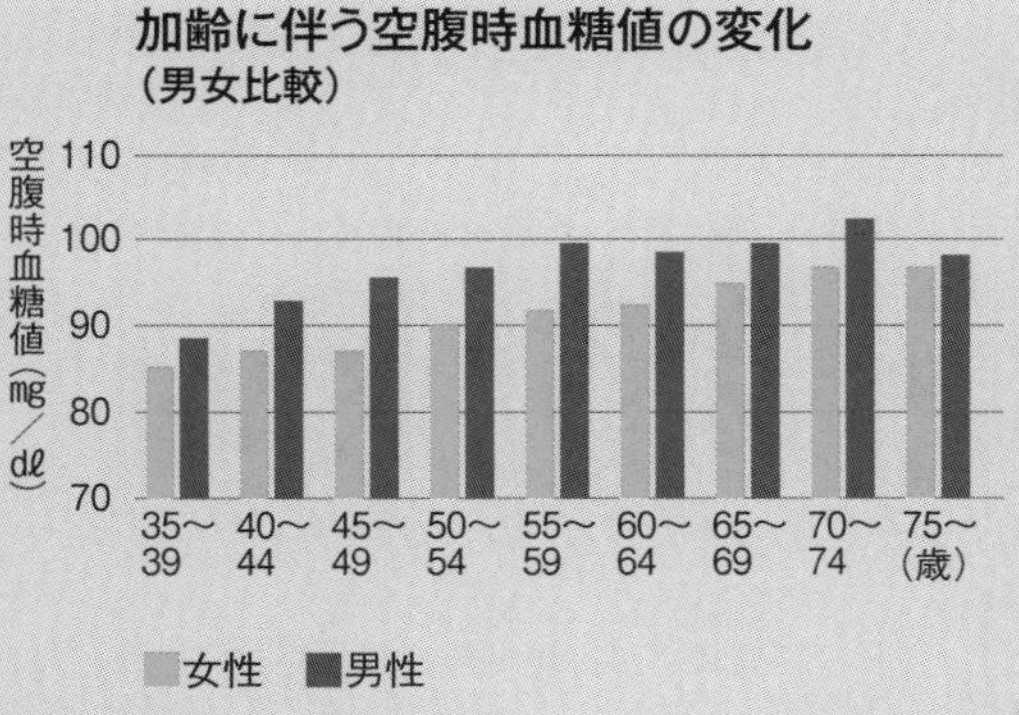

骨粗しょう症

骨量減少は女性の宿命。食事と運動で〝転んでも折れない骨〟をつくる！

女性は特に気をつけたい、最も性差の大きな疾患

更年期以降、最も性差が大きく、女性が気をつけるべき疾患の代表が骨粗しょう症です。骨は、破骨細胞が古い骨を分解して壊し（骨吸収）、骨芽細胞が新しく補充する（骨形成）という新陳代謝を繰り返してつくられています。閉経前の骨量は、骨吸収の速度をコントロールする女性ホルモン・エストロゲンの働きで維持されますが、その分泌がなくなると骨吸収が骨形成を上回り、骨の密度が低下して骨量が減るのです。

骨量減少は女性の宿命であることをしっかり受け止めましょう。骨量が減り続けると骨折しやすくなり〝いつまでも元気に動ける体〟に黄色信号が点滅します。骨

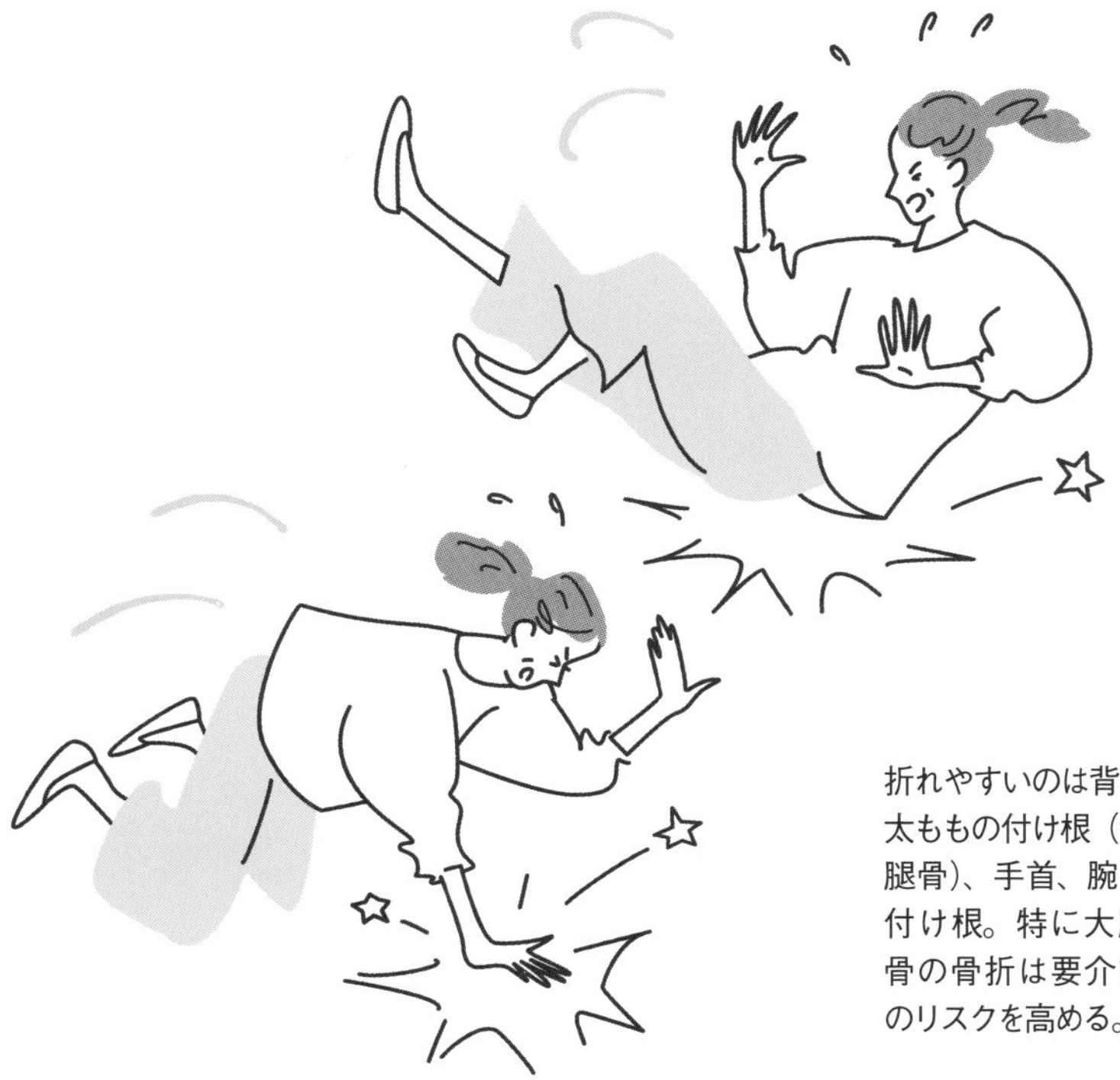

折れやすいのは背骨、太ももの付け根（大腿骨）、手首、腕の付け根。特に大腿骨の骨折は要介護のリスクを高める。

量をできるだけ維持することは更年期女性の重要なミッションなのです。

検査を受ける、骨の状態を知る。そこからスタートする〝予防〟

骨粗しょう症の要因にも性差があります。男性は加齢による「原発性」と病気や薬など加齢以外の原因で起こる「続発性」の割合が半々ですが、女性は大半が原発性。加齢は避けられませんが、骨の老化は生活習慣で緩やかにすることができるのです。

やせていたり、母親が骨粗しょう症だったり、閉経の早かった人はなお一層の注意が必要です。まずは骨密度検査を受けましょう。自分の骨の状態を知り、変化の兆しに気づくことから、骨粗しょう症予防、介護予防はスタートします。

“女性であること”がリスクス要因です

更年期の今は、
骨量の減少を緩やかにする時期です

下図のように女性の骨量は男性に比べて少ないうえに、エストロゲンの分泌が減る更年期以降、急激に落ちていきます。20歳頃までに骨量を増やして丈夫な骨をつくり、40歳頃までは最大骨量を維持。更年期からは骨量減少をできるだけ抑え、高齢期は転倒・骨折を防ぐ――。骨粗しょう症予防、介護予防には、一生を通して年代ごとの心がけが必要です。

加齢による骨量の変化

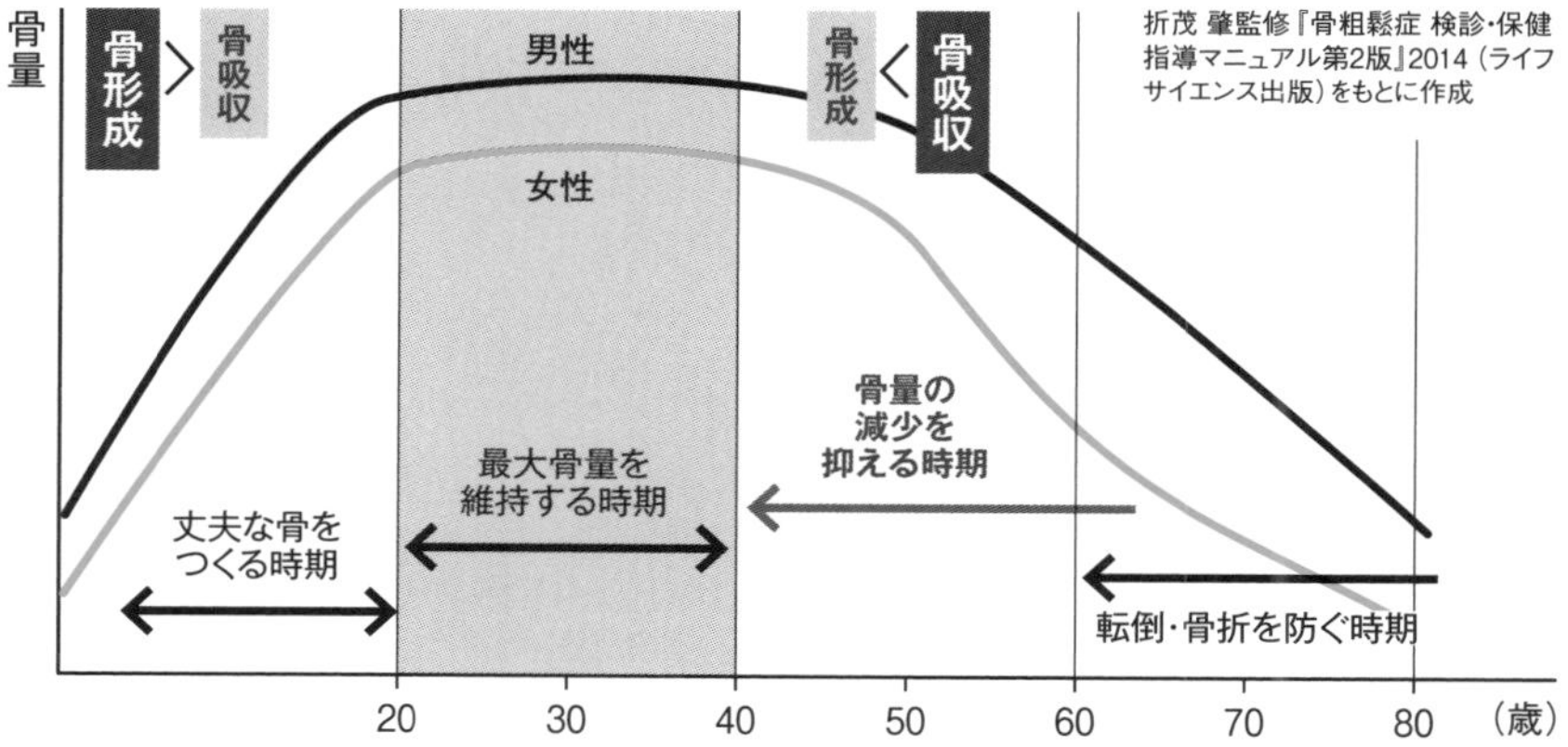

折茂 肇監修『骨粗鬆症 検診・保健指導マニュアル第2版』2014（ライフサイエンス出版）をもとに作成

男女別・介護が必要となった主な原因（65歳以上）

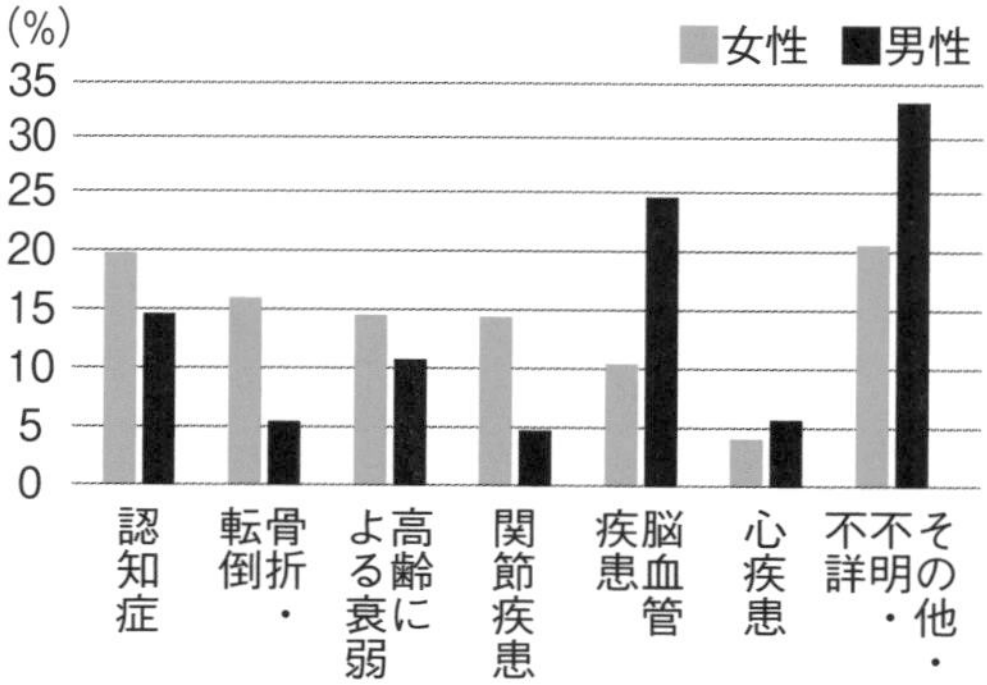

介護が必要となる原因にも性差がある。男性は脳血管疾患などで突然倒れて要介護になるケースが多いのに対して、女性は認知症に次いで「骨折・転倒」の率が高く、加齢に伴い徐々に機能が低下して要介護になりやすい。

「令和3年版高齢社会白書」より作成

減り続けると、将来
転倒・骨折・要介護のリスクが高まります

骨密度が若年成人平均の70㌫未満になると骨粗しょう症と診断されます。下のグラフが示すように、女性の患者数が圧倒的に男性を上回り、高齢になるほど差が開きます。強度を失った骨はちょっとした転倒で折れやすく、特に太ももの付け根（大腿骨近位部）の骨折は、治るまで歩けないので筋力も落ち、寝たきりから要介護状態になるリスクを高めます。

減少に早く気づくために
正確な骨密度検査を5年に1度受けましょう

骨量の減少には特に自覚症状がないため、定期的に骨密度検査を受けて自分の骨の状態を知り、減り始めに早く気がつくことが大事です。40歳を過ぎたら5年に1度、骨量を測りましょう。簡易な方法もありますが、腰椎と大腿骨近位部の骨密度を正確に測ることのできるDXA《デキサ》法がおすすめです。検査結果が数字で示されると、骨量を維持することへの意識が高まり生活習慣を見直すきっかけになります。

骨粗しょう症の年代別有病率　■女性 ■男性

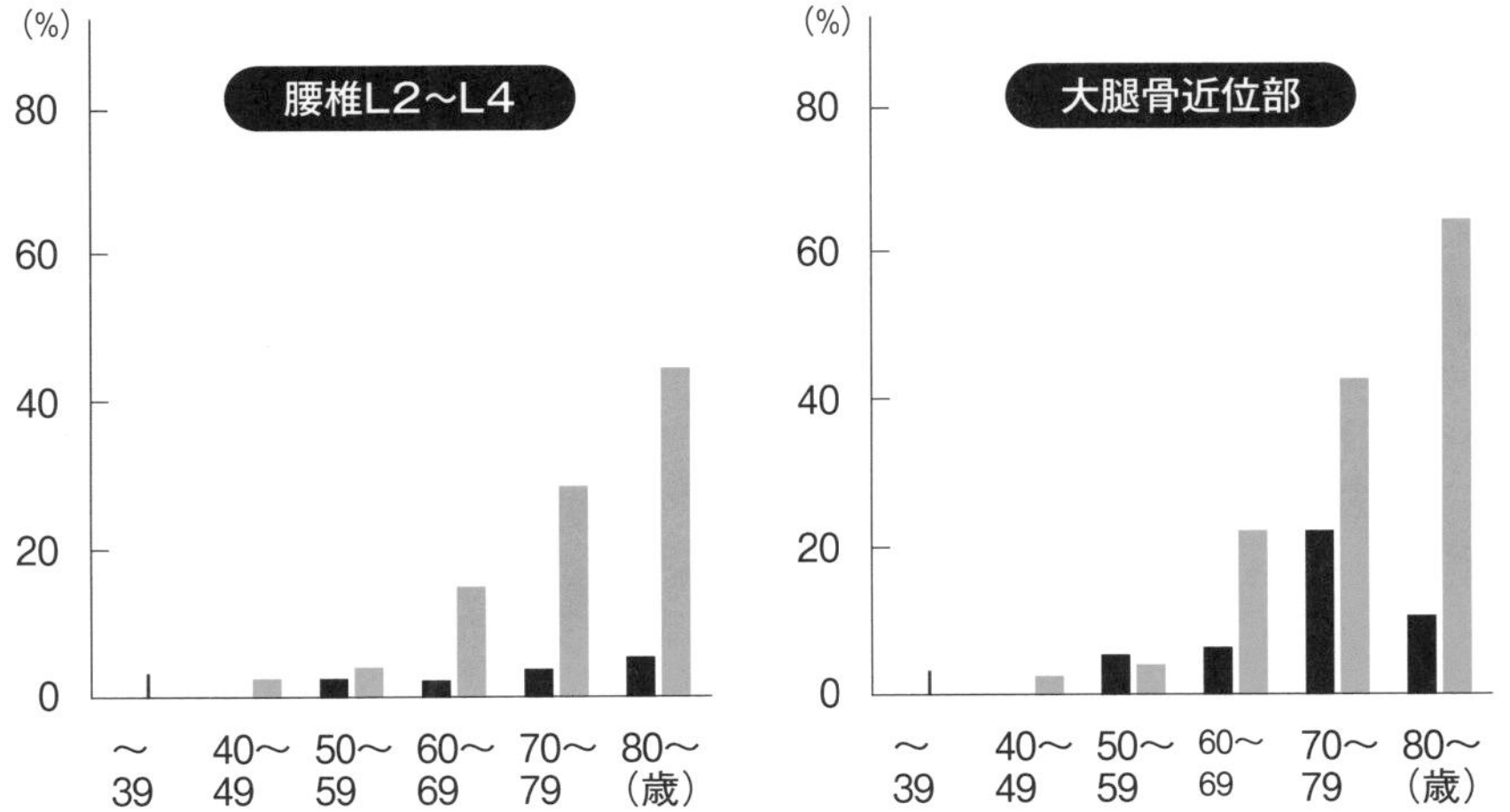

Yoshimura N. J Bone Miner Metab 2009：27：620.

骨は自分でつくるもの。重要なのは食事と運動

●骨量維持のために重要な栄養素

カルシウム
骨をつくる材料になる
牛乳・乳製品、小魚、緑黄色野菜、大豆・大豆製品

ビタミンD
腸からのカルシウム吸収を助ける
魚、きのこ

ビタミンK
骨へのカルシウム沈着をうながす
納豆、緑黄色野菜、卵

たんぱく質
骨の質を高めるコラーゲンの材料となる
肉、魚、卵、大豆・大豆製品、牛乳・乳製品

食事

骨を育てる食事の基本は
3食きちんと、バランスよく。

骨粗しょう症は〝生活習慣病〟。つまり自分で予防することのできる疾患です。骨をつくる材料になる栄養素はカルシウムですが、骨量を維持するにはそれだけでは不十分。カルシウムを腸から吸収されやすくするビタミンD、カルシウムを骨につきやすくするビタミンK、そして骨の質を高め、骨を支える筋肉のもととなるたんぱく質も欠かせません。しかし基本は、「3食きちんと、バランスよく」。もちろん肥満予防のために食べすぎにはくれぐれも注意を。

●摂りすぎに注意したい食品

リン（食品添加物など）、**カフェイン、アルコール**
→カルシウムの吸収を妨げる

食塩
→カルシウムの尿への排せつをうながす

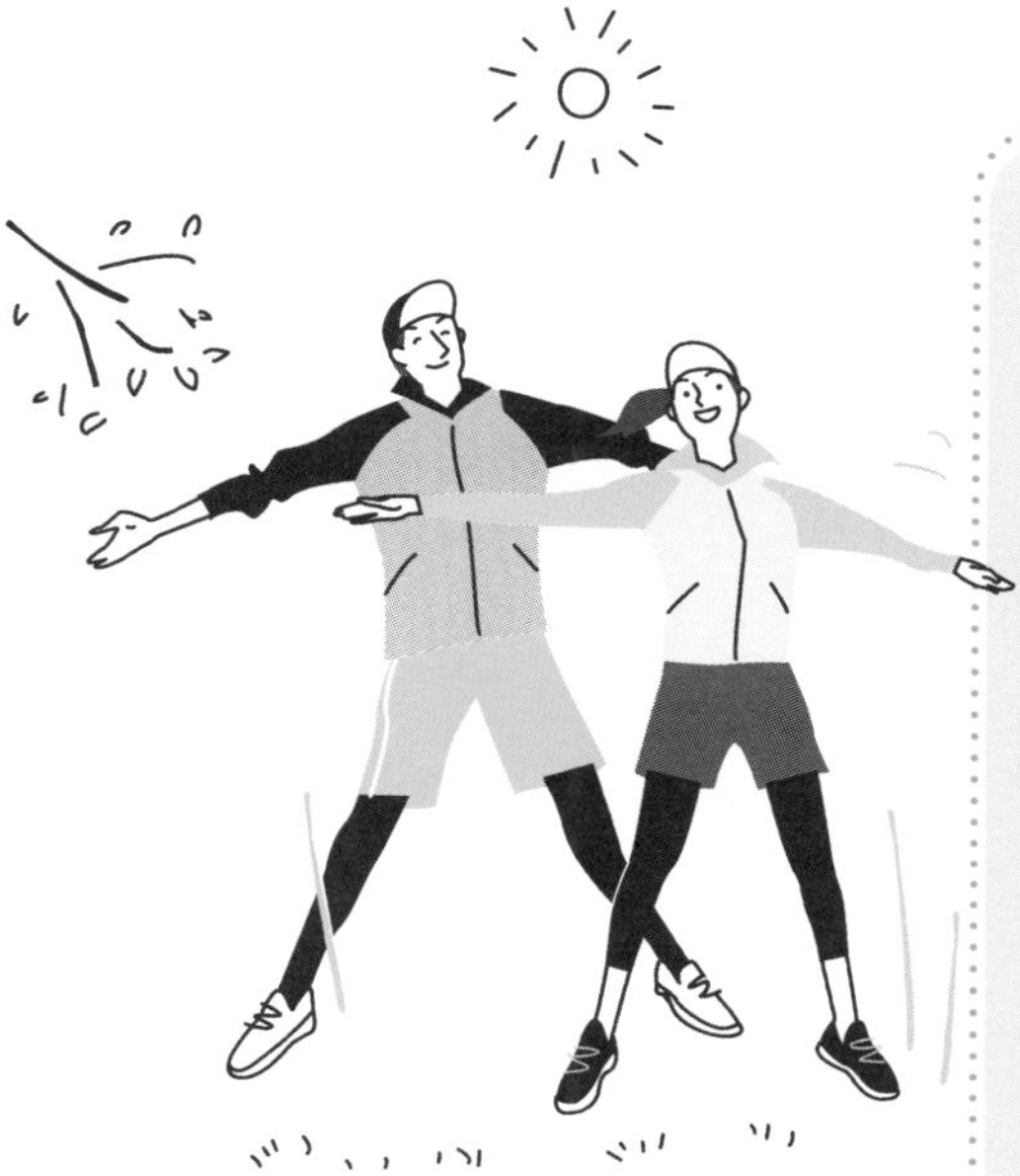

運動

日光を浴びて、負荷のかかる運動を日課に。筋肉も同時に増やそう

骨に衝撃を与えると骨芽細胞が活性化します。骨密度を上げるにはかかと落としやジャンプなど骨に負荷をかける運動が適しています。また日光を浴びると皮膚でビタミンDが生成されるので、戸外での運動はさらに効果的。運動によって筋力も鍛えられ、バランス力の強化や転倒防止効果も期待できます。自分に合った無理のない運動を長く続けましょう。

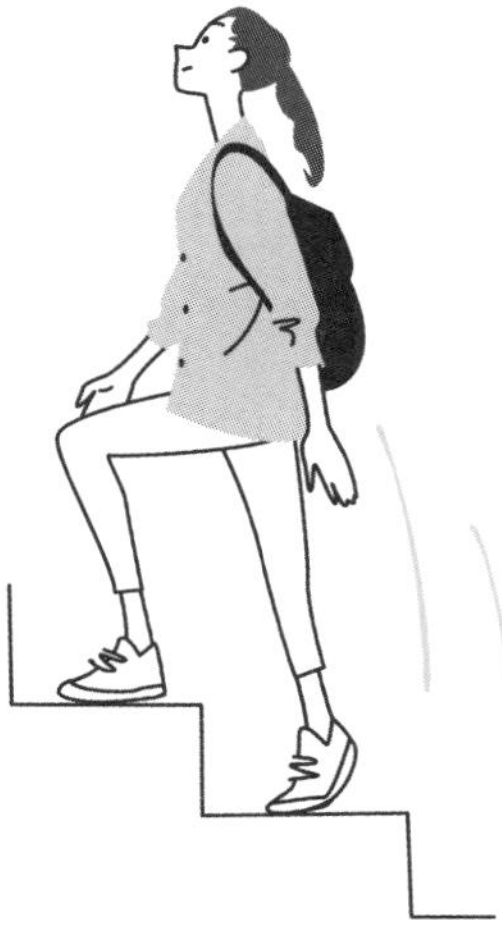

荷物を背負って歩けば骨への負荷がより高まり、戸外で日光を浴びれば皮膚でビタミンDがつくられる。

「やせ」の人は骨量も少ない傾向がある。適正体重の維持を

体重の重い人は歩くだけで骨にかかる負荷が大きいので、骨量は多い傾向にあります。したがって一般にやせていることは骨粗しょう症のリスクとなります。

一方、肥満は変形性膝関節症などの要因になるので適正体重の維持が大事です。「日本人の食事摂取基準（２０２０年版）」では50～69歳の目標とするＢＭＩの範囲を20・０～24・９と定めています。

高血圧

閉経後、誰でも上がり始める血圧。減塩対策の決め手は「野菜スープ」

性差を考慮していない基準値。女性は男性より本来低め

更年期を境に、女性の体は一斉に変化をはじめます。その一つが血圧の上昇。閉経前はエストロゲンのおかげで男性よりも低く抑えられていた女性の血圧は更年期以降、徐々に上がり、男性と差がなくなっていきます（39ページ中グラフ）。

血圧に関して注意しなければならないのは、公に示される数値は男性の基準値であり、女性の血圧が本来男性より低めであるという性差がまったく考慮されていないことです。

高血圧は家庭血圧の収縮期血圧が135㎜Hg以上と定義されていますが、40代女性の平均は120㎜Hg以下、50代で125㎜Hg以下です。つまり更年期世代の女性で130㎜Hg以上あれば高めなのだと自覚する必要があります。

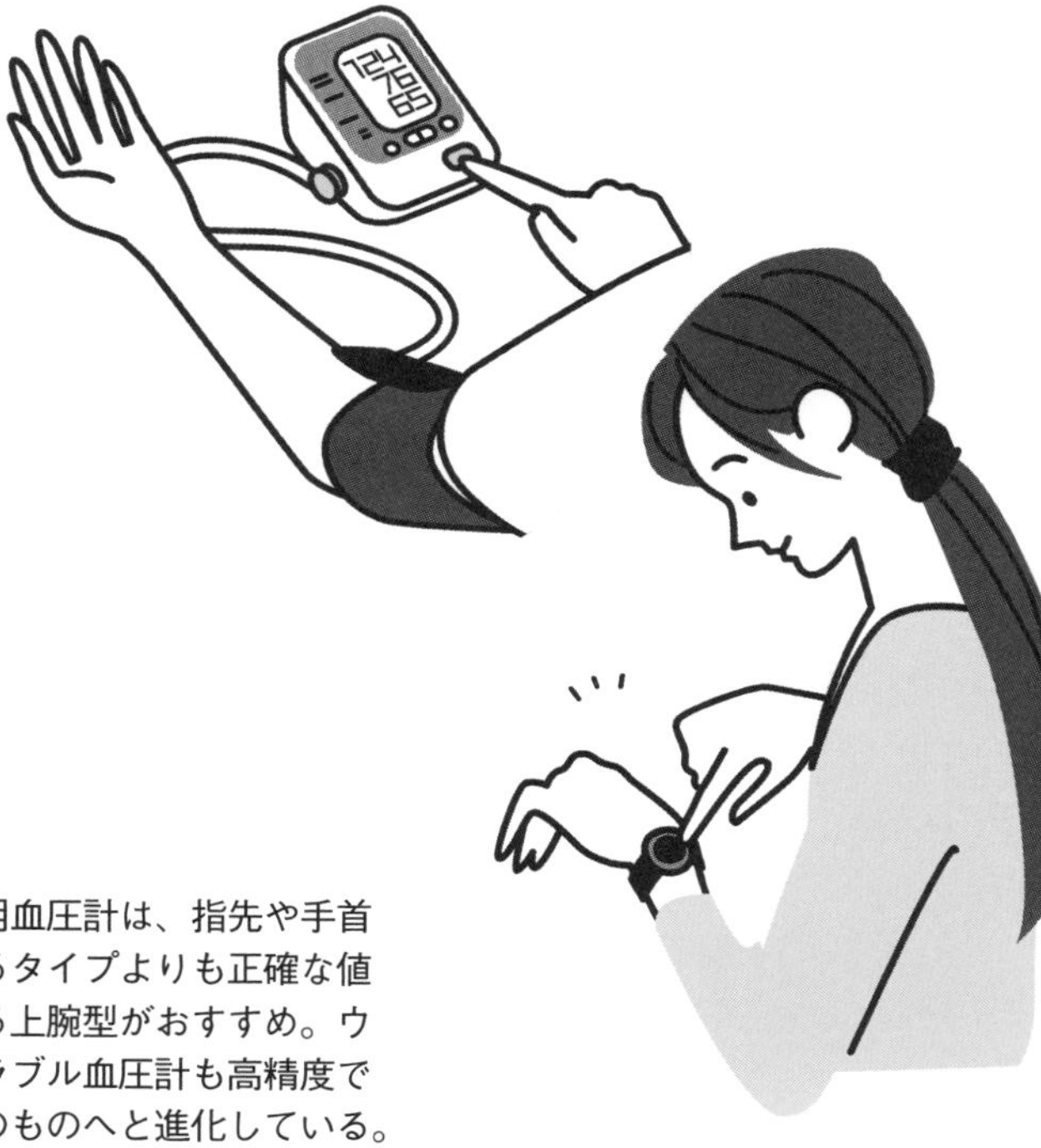

家庭用血圧計は、指先や手首で測るタイプよりも正確な値が出る上腕型がおすすめ。ウェアラブル血圧計も高精度で小型のものへと進化している。

高血圧状態が長く続くと動脈硬化の原因になる

血圧が上がっても自覚症状はないため、健康診断などで血圧を測り、高くなりはじめる兆候に早く気がつくことが大事です。高血圧状態が長く続くと血管の内壁が血流の圧力に耐えようと厚く硬くなり、弾力性や伸縮性を失っていきます。これが動脈硬化で、やがて血管の内腔が狭くなって血流が滞り、脳梗塞や心筋梗塞を起こしやすい状態になるのです。

最も効果的な高血圧対策は何といっても減塩。無理なく確実に減塩のできるとっておきの「野菜スープ」を、51ページでご紹介いたします。

加齢とともに女性の血圧は大きく変わる

閉経前→更年期→更年期以降

女性の血圧は3段階で変化します

閉経前の血圧は、血管を拡張させるエストロゲンの作用によって低めに抑えられています。更年期（閉経前後の約10年間）はホルモンバランスが乱れて自律神経がうまく調節できず、血圧が乱高下することがあります。しかし多くは一時的なもので心配は無用です。そして更年期以降、エストロゲンの減少とともに血圧は上昇し、男性との差がなくなっていきます。

女性の血圧の特徴

閉経前	エストロゲンの働きで血圧は低めに抑えられる
更年期	自律神経が乱れ血圧が乱高下する
更年期以降	エストロゲンが減少し、血圧が上がりはじめる

高血圧と診断される値と降圧目標値 75歳未満の場合（mmHg）

	診察室血圧		家庭血圧	
	上（収縮期）	下（拡張期）	上（収縮期）	下（拡張期）
高血圧	140以上	90以上	135以上	85以上
降圧目標	130未満	80未満	125未満	75未満

「高血圧治療ガイドライン2019」（日本高血圧学会）による。

家族の血圧は？　生活習慣は？

“高血圧リスク”を知って血圧を測る習慣を

高血圧にはほかの疾患が原因で起きる二次性高血圧と、体質や生活習慣などが要因の本態性高血圧があり、後者が全体の9割を占めます。下のセルフチェックで高血圧のリスク度を確認し、当てはまる人は日常的に血圧を測る習慣をつけましょう。病院で測る血圧は家で測る血圧より高めに出ることが多く、医学的には家庭血圧の値が重要視されます。

高血圧のリスク度セルフチェック

- [ ] 家族に高血圧の人がいる
- [ ] 妊娠中、血圧が高かった（妊娠中毒症または妊娠高血圧症候群と診断された）
- [ ] 閉経を迎えた
- [ ] BMI値が23以上である。BMI＝体重（キログラム）÷身長（メートル）^{2}
- [ ] 味つけの濃いもの（塩分が高めのもの）が好きだ
- [ ] 食事を1日3回、規則正しく摂らない日が多い（回数が少ない、時間が不規則だ）
- [ ] 運動をまったくしていない
- [ ] 睡眠不足である
- [ ] （シフト勤務などで）昼夜逆転の生活をしている
- [ ] 仕事や家庭においてストレスが多いと感じている
- [ ] 毎日飲酒している
- [ ] 喫煙している

当てはまる項目が多いほど高血圧のリスクも高くなります。
チェック項目が多かった人は生活習慣の見直しが必要です。
生活改善に取り組みましょう。

参考文献『薬なしでも女性の血圧は下げられる!』天野恵子著（PHP研究所）

血圧を下げるポイントは、1に減塩、2に減塩

塩分摂取量の目安は 1日6グラム未満。無理のない減塩法の工夫を

日本高血圧学会によると、塩分摂取量の目標は1日6グラム未満。1日1グラム減らすと平均１㎜Hg強の収縮期血圧の低下が期待できるといいます。香辛料や酸味で味を補う、だしでコクを出す、めん類の汁を残すなど普段の食事の中で減塩を実践しましょう。加工食品や外食メニューの食塩含有量を確かめる習慣を持つことも減塩意識を高めることにつながります。

高血圧対処法7か条

1 減塩

体内の塩分が増えると塩分濃度を薄めるために水分が蓄積され、血流量が増えて血圧が上がる。

◆対処法→食塩摂取量を1日6グラム未満に抑える

2 適正体重の維持

肥満になると血流量が増えて血圧が上がり、心臓にも負担をかける。◆対処法→BMI23未満を目指し適正体重の維持を心がける

3 適度な運動

有酸素運動は心筋のポンプ力を高めて心拍数を減らし、血圧の上がりにくい体にする効果がある。◆対処法→ウォーキングなどを1日30分行う

4 ストレスの解消

ストレスは交感神経を優位にし、血圧を上昇させる。◆対処法→休息や趣味の時間を持つなど自分なりのストレス発散法を心がける

5 睡眠の量と質の確保

睡眠障害のある人は睡眠時に交感神経が活発に働き、血圧が上昇しやすい。◆対処法→1日6～7時間の睡眠を確保する

6 節酒

アルコール類の飲みすぎや習慣的な飲酒は血圧上昇の要因になる。◆対処法→女性は1日にビール250㎖、日本酒0.5合まで（男性の許容量はその2倍）

7 禁煙

ニコチンには血圧を上昇させる作用があり、たばこを1本吸うと約15分間血圧上昇が続くとされる。◆対処法→喫煙者は今すぐ実行。家族にも禁煙をすすめる

減塩法

無理なく自然に減塩
「野菜スープ」で味覚が変わる!

私（天野）が日常的に実践している減塩法が「野菜スープ」。血圧値が上がり始めて気になっていたとき、手に取った本に出ていた料理です。野菜の持つファイトケミカル（抗酸化物質）が免疫力を高め、がんや生活習慣病の予防に効果があるとの内容に納得し、さっそく試しました。

しばらく続けて気がついたのは、味覚が変わったこと。最初は物足りないのですが、慣れると今までの味つけが濃く感じられ、無理なく自然に減塩ができたのです。今では診察室で血圧が高めの患者さんにもすすめています。

4つの野菜を基本にトマト、ブロッコリーなど旬のものを足して自分なりの工夫を。いろいろ試した私のおすすめは、りんごを加えること。甘みが増しておいしくなります。

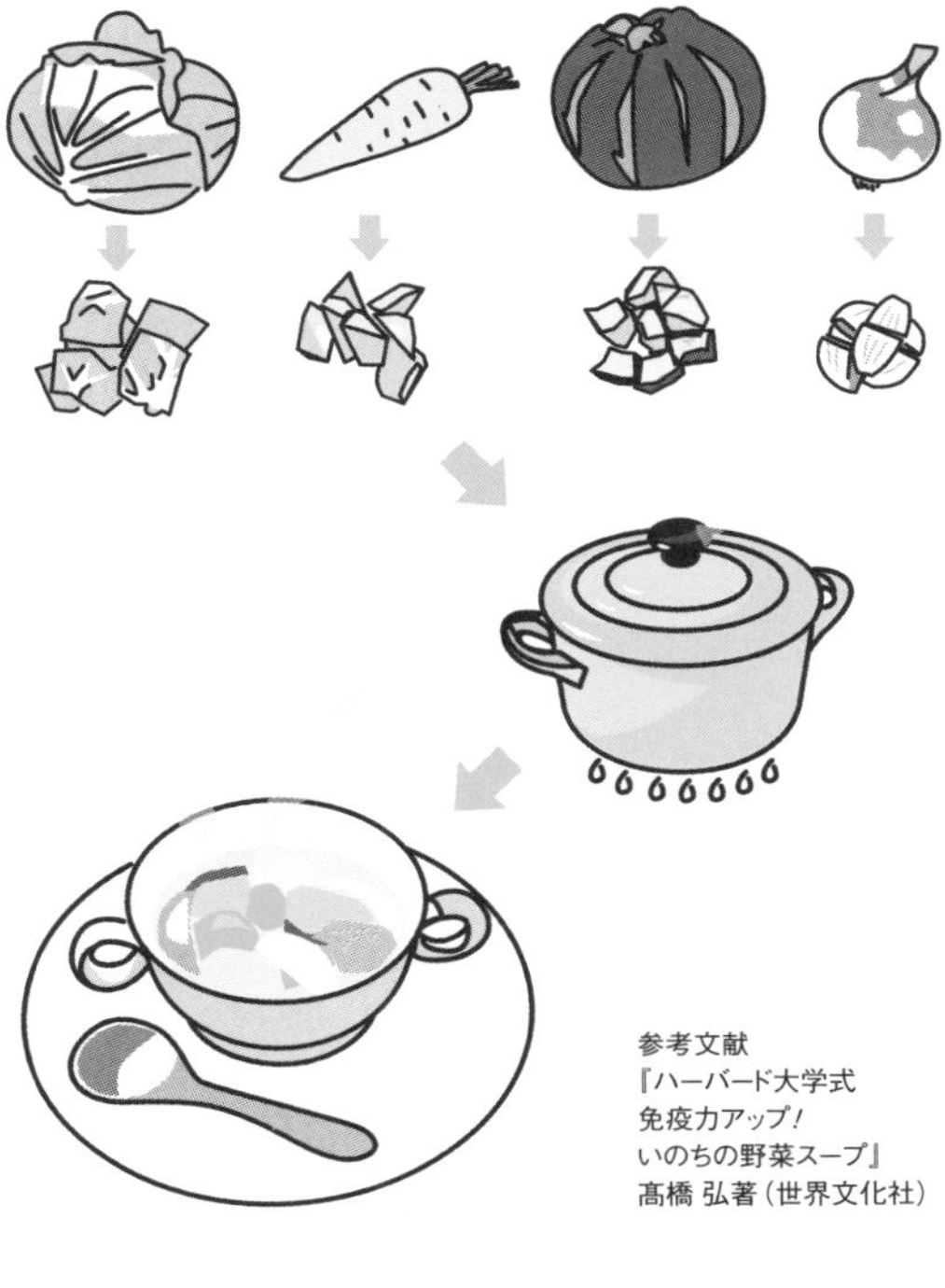

参考文献
『ハーバード大学式
免疫力アップ!
いのちの野菜スープ』
髙橋 弘著（世界文化社）

野菜スープの作り方

1. キャベツ、にんじん、かぼちゃ、玉ねぎ各100グラムをそれぞれ一口大に切る。
2. 鍋に1を入れて、野菜が浸かるくらいの水（約1ℓ）を加える。
3. 沸騰したら蓋をして弱火で30分煮込む。

*玉ねぎの皮、かぼちゃの種やワタ、にんじんのヘタをだし漉し袋に入れて一緒に煮込むとファイトケミカルがより抽出される。

糖尿病

血糖値は〝少し高め〟でも要注意。心筋梗塞、狭心症のリスクを高める

血糖値が抑えられているのはエストロゲンのおかげ

血液中の糖の値（血糖値）が高い状態が続く糖尿病の総患者数は、予備軍も含め約2000万人。怖い病気だと漠然とわかっていても、「血糖値は正常だし私は大丈夫」と油断している女性が多いのが実情です。

しかし更年期を過ぎると、血糖値を低く抑えていたエストロゲンの分泌が減少。血糖値は徐々に高くなり、無症状のまま気づかず、いつの間にか要注意領域に足を踏み入れることになりかねません。悪化すると重大な合併症を起こし、認知症の発症にもつながるといわれています。

女性の糖尿病は男性より血管の病気を起こしやすい

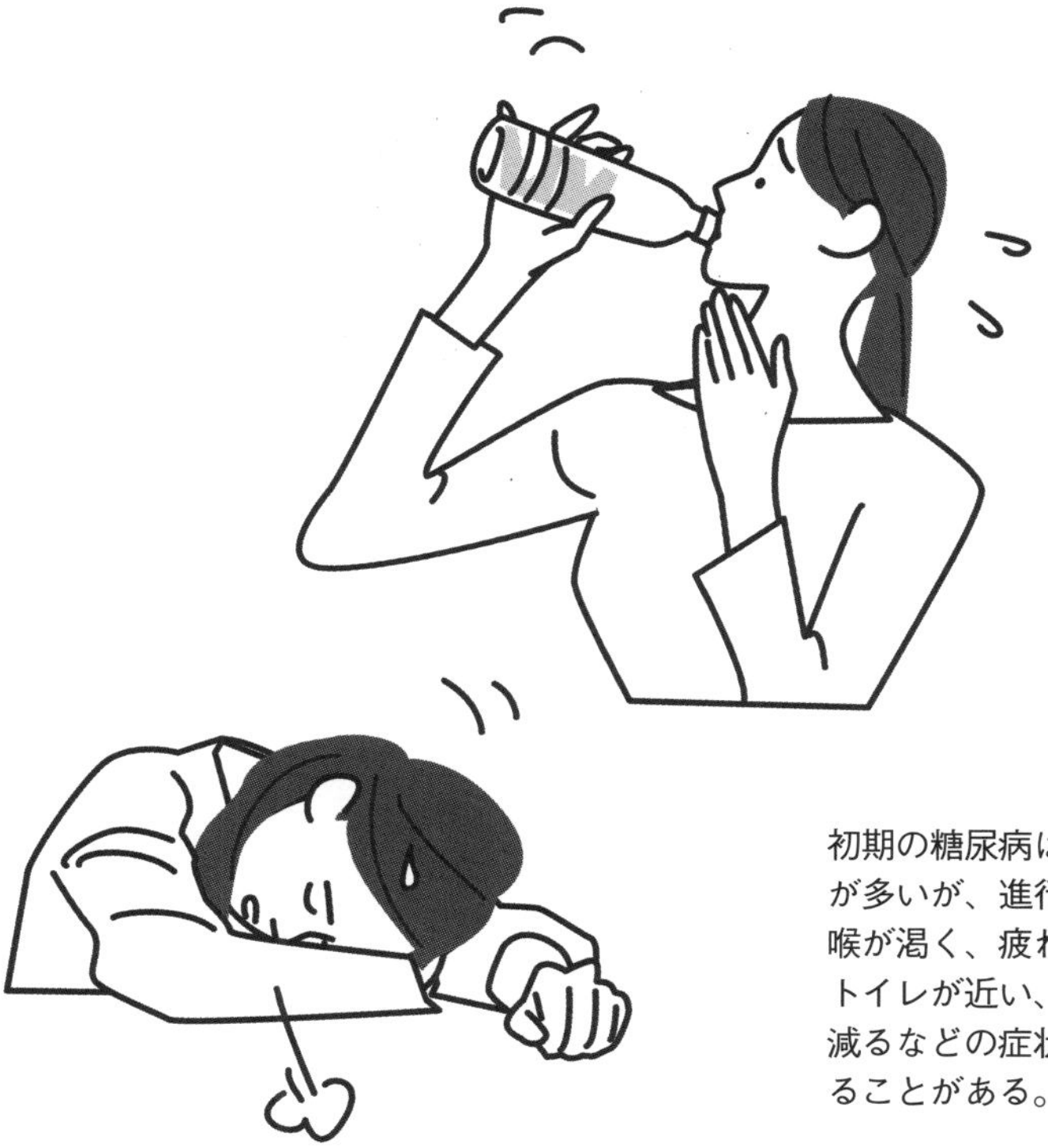

初期の糖尿病は無症状が多いが、進行すると喉が渇く、疲れやすい、トイレが近い、体重が減るなどの症状が現れることがある。

特に知っておいてほしいのは、この病気にも性差があり、女性の糖尿病は男性に比べて心筋梗塞や狭心症、脳梗塞など重大な血管性障害の原因となるリスクが高いことです。家族歴や高血圧、喫煙習慣のある女性は、男性より糖尿病になりやすいこともわかっています。

今一度、健康診断の結果を確認してみましょう。糖尿病手前の境界型や少し高めの正常高値（54ページ図）でも、インスリンが出にくくなったり働きが悪くなったりと体は徐々に変化し始めており、糖尿病への黄色信号は点滅しています。

糖尿病の多くは生活習慣の関与で発症しています。つまり食事・運動の改善や減量によって予防することができる病気なのです。

女性の糖尿病が血管に及ぼす影響は大！

糖尿病とは―― インスリンが十分に働かず
血液中の糖が増える病気

食事をすると栄養素の一部が糖となって腸から吸収され、血液の流れに乗り、インスリン（膵臓から出るホルモン）の働きで臓器や組織の細胞に取り込まれます。インスリンの量が減ったり働きが低下すると糖は取り込まれず、血液中に溢れて高血糖になります。糖尿病には主に遺伝的要因でインスリンが出にくくなる１型糖尿病と生活習慣の影響も加わる２型糖尿病があり、悪化すると動脈硬化が進み、網膜症、腎症、神経障害など合併症の原因にもなります。

●血糖値による診断基準

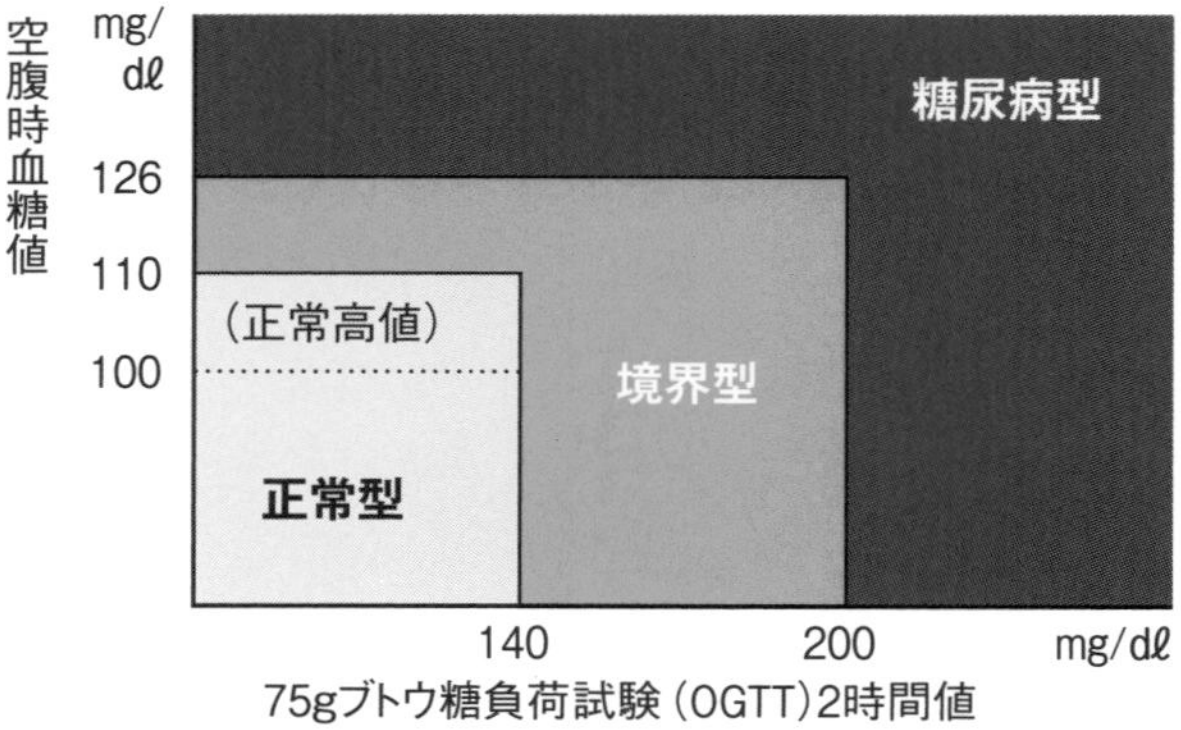

●HbA1cによる診断基準

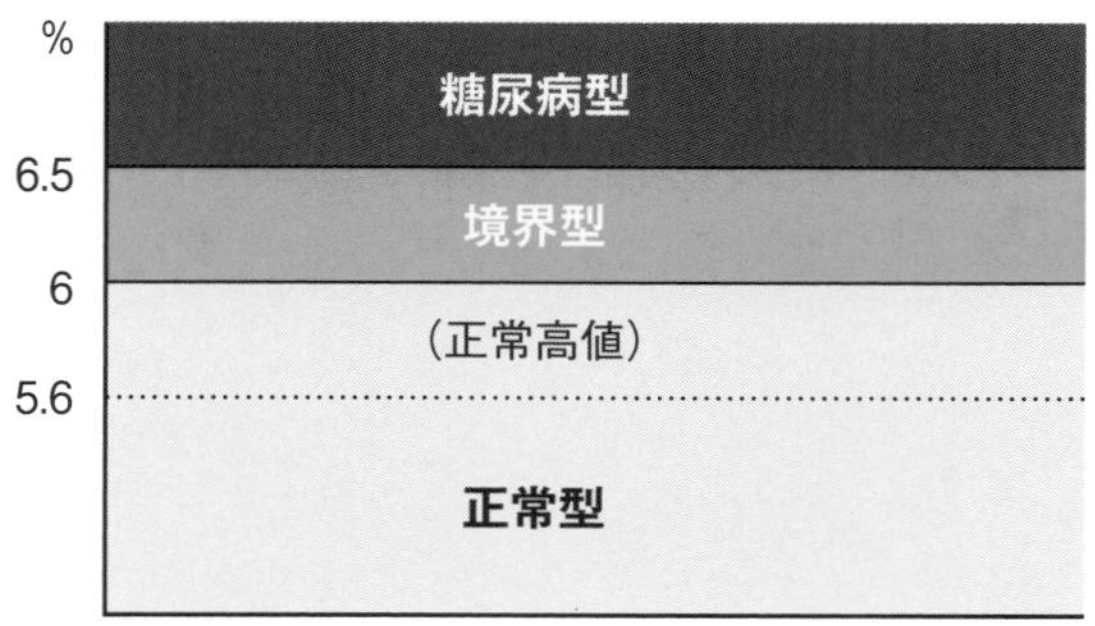

糖尿病は血糖値（空腹時血糖値とOGTT）とHbA1c（ヘモグロビンエーワンシー／血液中のヘモグロビンに糖が結合している割合。過去1～2か月分の血糖値の平均）で判断される。空腹時血糖値が100～109mg/dℓ、あるいはHbA1cが5.6～5.9パーセントの場合は将来糖尿病を発症するリスクが高い「正常高値」となる。

エストロゲンの分泌が減ると
上がり始める血糖値。糖尿病が忍び寄る

女性ホルモンのエストロゲンには、内臓脂肪から分泌される善玉ホルモン（アディポネクチン）を増やし、インスリンの働きを高める効果があります。また、膵臓のインスリン分泌細胞の作用を助け、肝臓からの糖の放出を抑える働きもあります。このように更年期前の女性はエストロゲンによって血糖値の上昇が抑えられていますが、更年期以降、血糖値は39ページ下のグラフのように徐々に上がり、正常高値や境界型（いわゆる糖尿病予備軍）の域に近づいていきます。

女性の糖尿病は、
心血管疾患発症のリスクを高める

急性心筋梗塞を引き起こす危険因子は男性が「高血圧・喫煙・糖尿病」の順で高いのに対し、女性は「喫煙・糖尿病」。関与の度合いも男性より大きいことがわかっています。また糖尿病の女性の脳梗塞発症率は糖尿病でない人の約2.6倍、虚血性心疾患は約4.6倍。さらに下図のように冠動脈性心疾患や脳卒中の発症率は糖尿病でない人に比べて明らかに高く、男性より女性のほうがその差も顕著です。

糖尿病の心血管疾患発症へのリスク

糖尿病の女性は心臓や脳の病気を起こしやすい

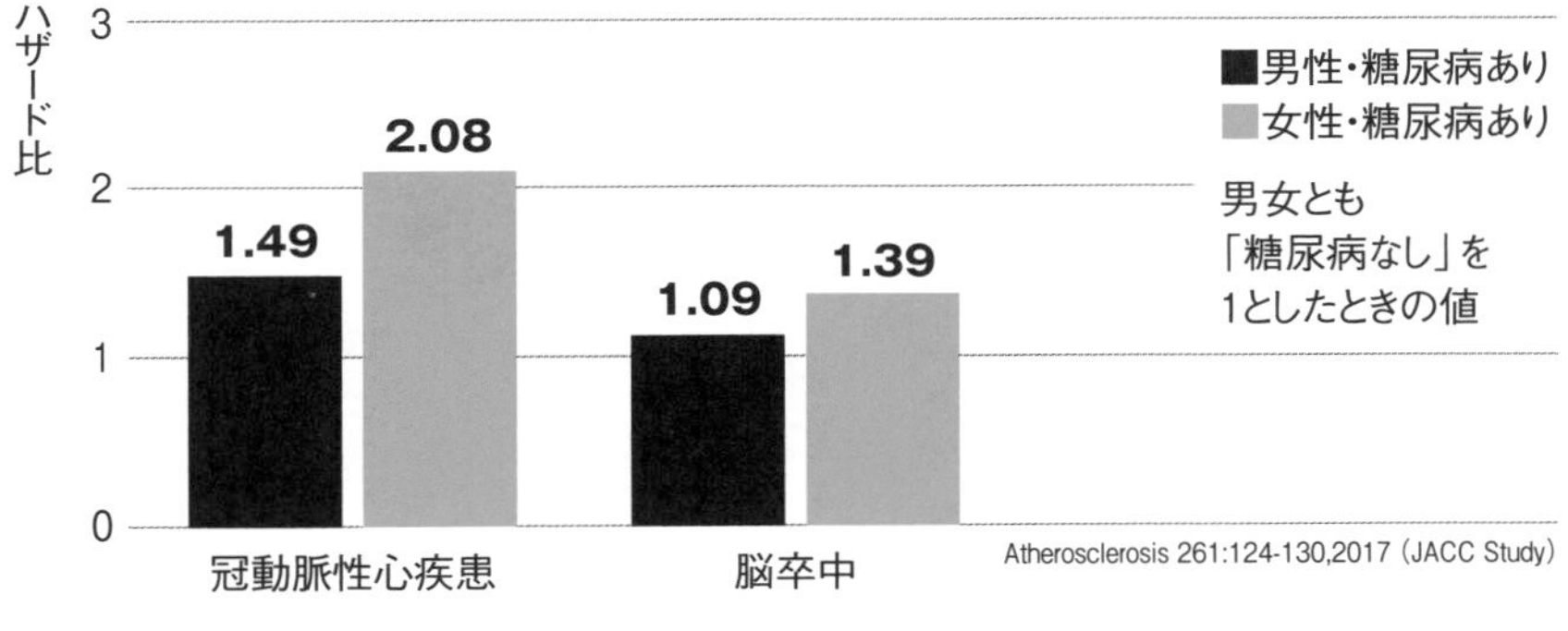

Atherosclerosis 261:124-130,2017（JACC Study）

〝糖尿病リスク〟を知って、今から対策を

家族歴のある女性は 2.7倍のリスク。高血圧は1.8倍

どのような人が2型糖尿病になりやすいのか、研究データから具体的に明らかになりました。年齢や家族歴のほか、肥満度や高血圧、喫煙など生活習慣が大きく関係しています。それらのリスクには性差があり、家族歴や高血圧、喫煙習慣は女性のほうが高リスク要因となります（下表）。思い当たる人は、血糖値が正常なうちから生活習慣の改善に取り組みましょう。

日本人の患者はやせ型も多いが、5㌔以上の体重増はリスクも増える

糖尿病は肥満者だけの病気ではありません。日本人の場合は肥満と非肥満の割合はほぼ同じで、前者はインスリンの働きが悪く、後者はインスリンの分泌不足が原因です。とはいえ20歳からの5㌔以上の体重増加は確実に糖尿病の発症リスクを上げます。また女性は中年期から5㌔以上増えた場合のリスクも、2.5㌔以内の変化に比べて1.79倍と高くなります。

2型糖尿病の発症リスク要因（男女比較）

リスク要因		男性		女性
年齢	1歳増えるごとに	2%上昇	＝	2%上昇
肥満指数	BMIが1kg/m²増えるごとに	17%上昇	＝	17%上昇
糖尿病家族歴	家族歴があると	2.0倍	＜	2.7倍
高血圧	高血圧があると	1.3倍	＜	1.8倍
喫煙	1日20本以上吸う人は非喫煙者と比べて	1.4倍	＜	3.0倍

厚生労働省がん研究助成金による指定研究班の「多目的コホートに基づくがん予防など健康の維持・増進に役立つエビデンスの構築に関する研究」より。1990年に実施したアンケート調査で生活習慣について回答した4地域、40～59歳の男女各2万人を10年間追跡した結果に基づき、生活習慣と2型糖尿病の関連を調べ、統計的に有意であったリスクのみを抜粋。

糖尿病予防の生活習慣

食事・運動

食事は1日3食、時間を決めて。有酸素運動と筋トレが基本

・食事は1日3食が原則

1日2食にして空腹状態で食べると、糖の吸収が速くなり血糖値が上がりやすくなります。4食ではエネルギーオーバーで肥満の原因になり、だらだら食べると常に高血糖状態が続くことになります。

・清涼飲料水も控えめに

糖分の多い食べ物の代表といえば甘い菓子やご飯・パン類ですが、清涼飲料水やスポーツドリンクにもブドウ糖や果糖が多く含まれており、血糖値上昇の原因となります。

・2種類の運動を合わせて

ウォーキングなどの有酸素運動は筋肉への血流を促し、筋肉トレーニングは筋肉量を増やし、いずれもインスリンの働きを高めます。両方を組み合わせた運動習慣を、無理なく長く続けましょう。

・立って動く時間を増やす

特別な運動でなくても、日常生活の中で座っている時間を少なくし、家事や買い物など立って動く時間を増やすだけでも活動量が多くなり、肥満予防になります。

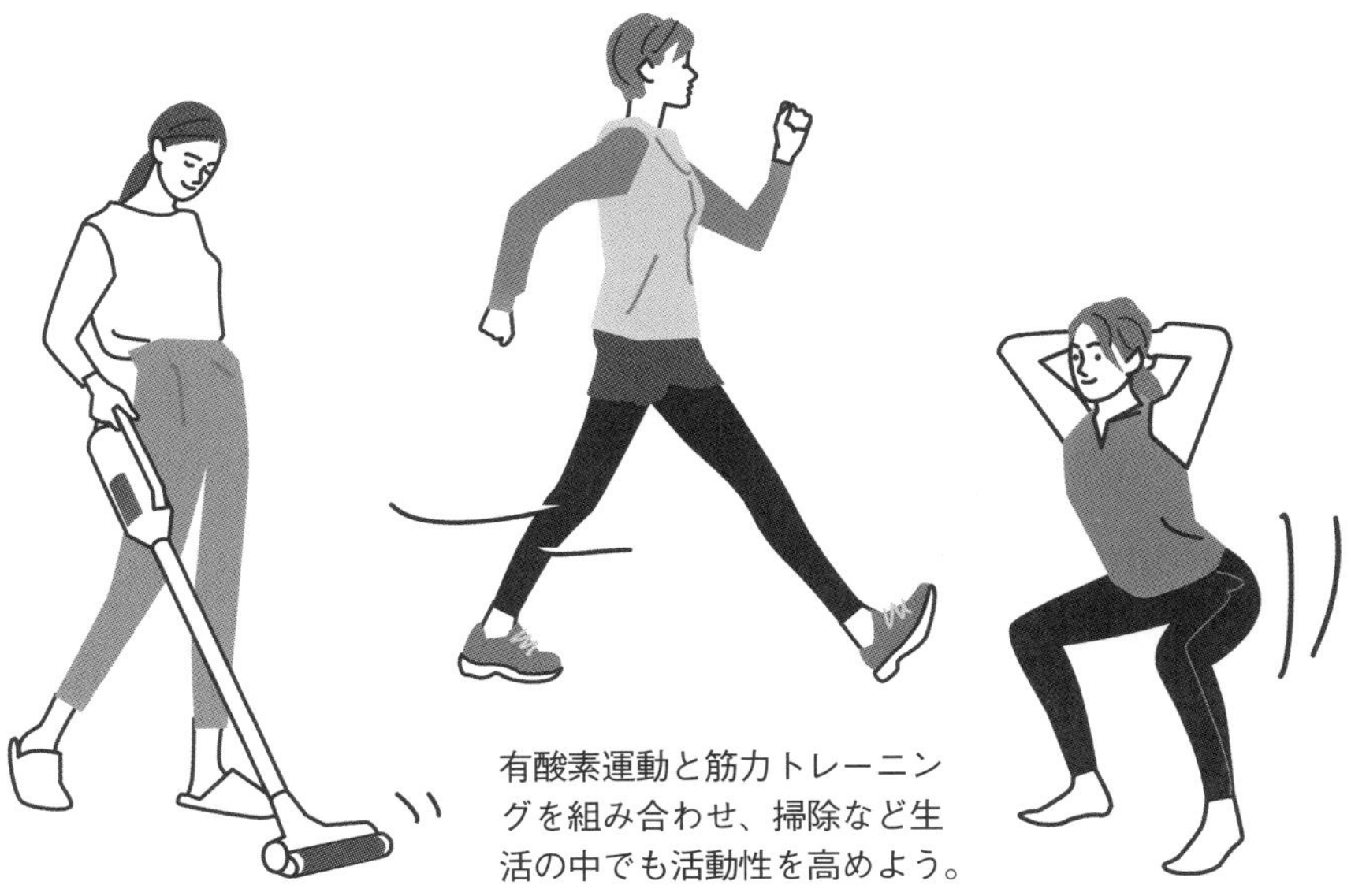

有酸素運動と筋力トレーニングを組み合わせ、掃除など生活の中でも活動性を高めよう。

脂質異常症

コレステロールも中性脂肪も必要。閉経後、増え始めても慌てない

コレステロールが増えるのは加齢に伴う〝当たり前〟

女性はエストロゲンの分泌がなくなる更年期以降、血圧や血糖値などいろいろな数値が上がり始めます。なかでも顕著で性差が大きいのが脂質の一種であるコレステロール。39ページ上のグラフが示すように、女性の総コレステロール値は50歳以降、男性を追い越し、高値が続きます。

まず、それは加齢に伴って女性の体に生じる当たり前の変化なのだと知り、コレステロール値が増え始めても慌てないことが大事です。

男性との違いを知って、脂質異常症は自分で防ぐ

コレステロールには「悪玉」と呼ばれるLDLコレステロールと「善玉」のHDLコレステロールの2つがあり、働きが異なります。LDLコレステロール値が高すぎたり、

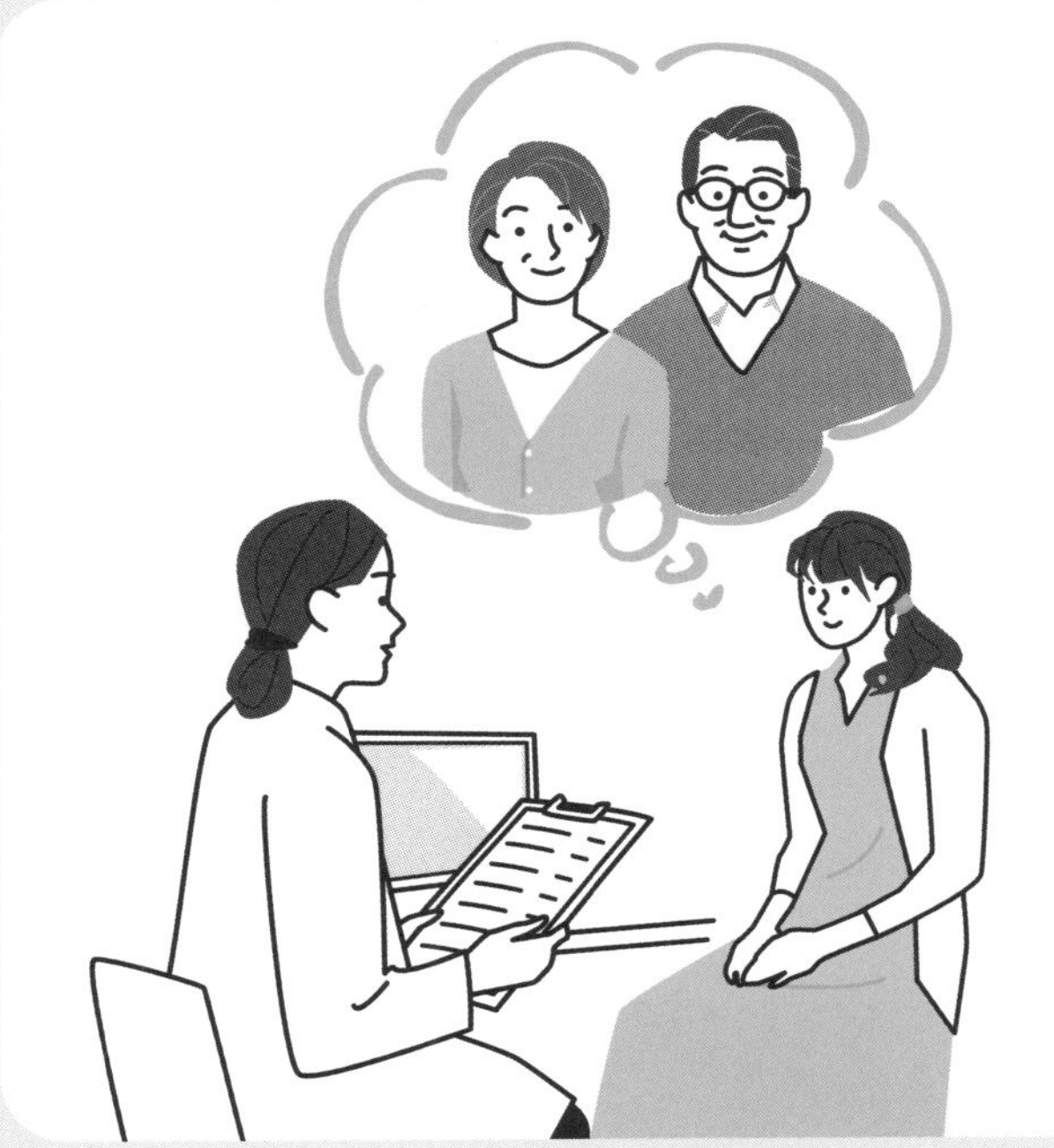

閉経前の若い頃からLDLコレステロールの値が高いときは、遺伝的素因から発症する「家族性高コレステロール血症」が疑われる。専門医を受診し早期診断・早期治療を。

ＨＤＬコレステロール値が低すぎたり、もう一つの脂質である中性脂肪が増えた状態が「脂質異常症」。動脈硬化を促進させる要因となります。

しかしそこにも男女の違いがあります。コレステロールが増えたことで心筋梗塞や狭心症のリスクが高まるのは男性で、女性はほとんど影響がないのです。この性差は一昔前まで医療現場でも考慮されず、必要ではない女性にコレステロール値を下げる薬が出されていたこともありました。最近やっと、遅ればせながら周知され始め、安易な薬の処方は減ってきたようです。

脂質異常症は生活習慣病——つまり医者任せにしてはいけない、自分で防ぐ病気なのだと理解しましょう。まず食事と運動でコレステロール値を整え、薬を使うのは動脈硬化の進み具合を調べてから。これこそが脂質異常症の賢い予防法・対処法です。

コレステロールが増えても慌てないで

コレステロールは細胞膜の材料。中性脂肪はエネルギー源
どちらの脂質も大事な栄養素

コレステロールは健康な体をつくり、活動するために欠かせない脂質。中性脂肪は体温を保ち体を動かすエネルギー源です。いずれも血中に適量存在していればよいのですが、コレステロールを運ぶLDLの値が高くなり、回収するHDLの値が低くなると、余ったコレステロールが血管壁に蓄積して酸化し、血流を滞らせ動脈硬化を進ませます。また中性脂肪が増えすぎるとHDLがつくられにくくなり結果的にLDLが増えていきます。

エストロゲンがなくなる閉経後は悪玉が増え、善玉が減る。総コレステロール値は男性を上回る

血液中のＬＤＬは細胞表面にある「ＬＤＬ受容体」にくっついて、主に肝臓の細胞内に取り込まれます。女性ホルモン・エストロゲンにはＬＤＬ受容体の数を保って血液中のＬＤＬの増加を抑え、回収係のＨＤＬを増やし、中性脂肪も抑える働きがあります。そのためエストロゲンの恩恵がなくなる更年期以降は、自ずと血液中のコレステロールや中性脂肪が増えていき、女性も脂質異常症になりやすい体に変わっていきます。

どちらも体に必要な「脂質」。増えたり減ったりすると悪影響を及ぼす

コレステロールと中性脂肪の働き

コレステロール	血流に乗って体の各組織に運ばれ、一つ一つの細胞を覆う膜（細胞膜）の材料となる	**LDLが増え HDLが減ると➡** 余分なコレステロールが血管壁に溜まって酸化し、血流を妨げたり血栓をつくり**動脈硬化を促進**する
LDLコレステロール（悪玉）	コレステロールを組織に運ぶ「運搬係」	
HDLコレステロール（善玉）	余ったコレステロールを回収して肝臓に戻す「回収係」	
中性脂肪	皮下や内臓に蓄えられ、体温を保持したり体を動かす「エネルギー源」となる	**増えすぎると➡** HDLが減りLDLが増えて、**動脈硬化を促進**する

心配しすぎないで。女性はLDLコレステロール値が高くても
冠動脈疾患は増えない

高コレステロール値は動脈硬化が進む一つの要因ですが、女性は必ずしも狭心症や心筋梗塞など冠動脈疾患のリスクが高まるわけではないことが疫学調査から明らかになっています。下の「急性心筋梗塞の危険因子」の図のように、女性の場合、喫煙や糖尿病がそのリスクを大きく高めるのに対して、高ＬＤＬコレステロール血症はほとんど関与しません。数値の程度にもよりますが、すぐに薬が必要ではない場合も多いので心配しすぎないことです。

脂質異常症診断の基準値

	旧	新
LDL コレステロール	140mg/dl 以上	164mg/dl 以上
HDL コレステロール	40mg/dl 未満	男性 38mg/dl 未満 女性 48mg/dl 未満
中性脂肪（トリグリセライド）	150mg/dl 以上	男性 235mg/dl 以上 女性 118mg/dl 以上
総コレステロール	220mg/dl 以上	249mg/dl 以上

＊旧は『動脈硬化性疾患予防ガイドライン2022年版』（日本動脈硬化学会）による。新は日本臨床検査標準協議会（JCCLS）の設定による。予防医学の観点から旧の基準値を用いる場合もある。

女性の高LDLコレステロール血症は心筋梗塞の発症リスクを高めない

急性心筋梗塞の危険因子（オッズ比）

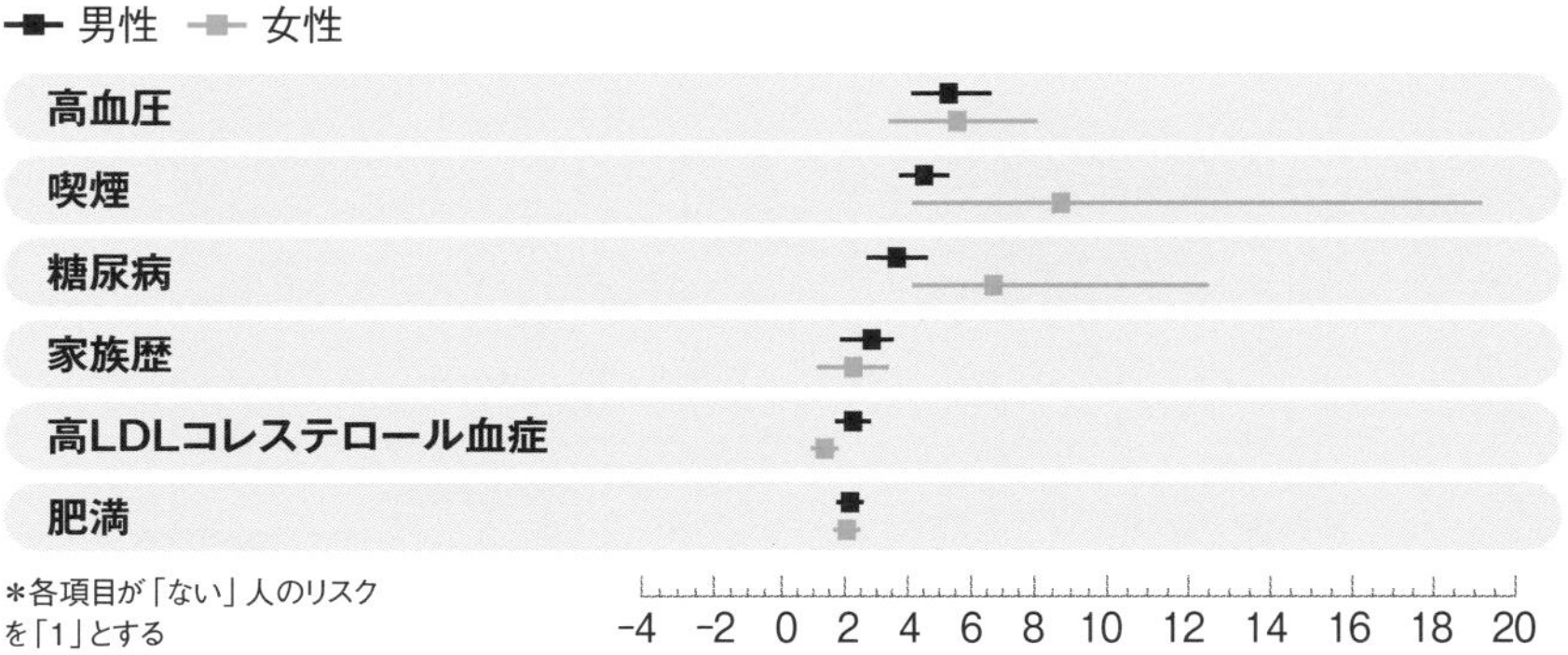

＊各項目が「ない」人のリスクを「1」とする

各項目が「ない」人に比べ急性心筋梗塞の発症リスクがどれくらい高いかを男女別に■と■の位置で示す。女性の場合、喫煙は8.2倍、糖尿病は6.1倍、高血圧は5.0倍だが、高LDLコレステロール血症は差が確認されない。 Circulation Journal 2006;70：513-517より改変

リスクを知って、薬の前に生活習慣改善

食事でLDL（悪玉）を下げ、運動でHDL（善玉）を上げる

生活習慣の見直しは、高コレステロールだけでなく高血圧や高血糖値を改善し、動脈硬化を予防するための基本です。特にＬＤＬ（悪玉）を下げるのは食事、ＨＤＬ（善玉）を上げるのは運動が効果的。ＬＤＬを上げる食品を避ける、意識して運動するなどまずはセルフコントロールを心がけましょう。

薬を使うかどうかの判断は 頸動脈エコーで動脈硬化の程度を測ってから

50歳を過ぎたら頸動脈エコー検査を受けましょう。頸動脈に超音波を当てて血管壁の厚さや詰まり具合を調べる検査で、動脈硬化の程度を見ることができます。定期的に受ければ変化がわかり、コレステロール値や血圧、血糖値を下げる薬をいつから始めるかの明確な目安にもなります。

50歳を過ぎたら5年に1度は頸動脈エコー検査を受けましょう。

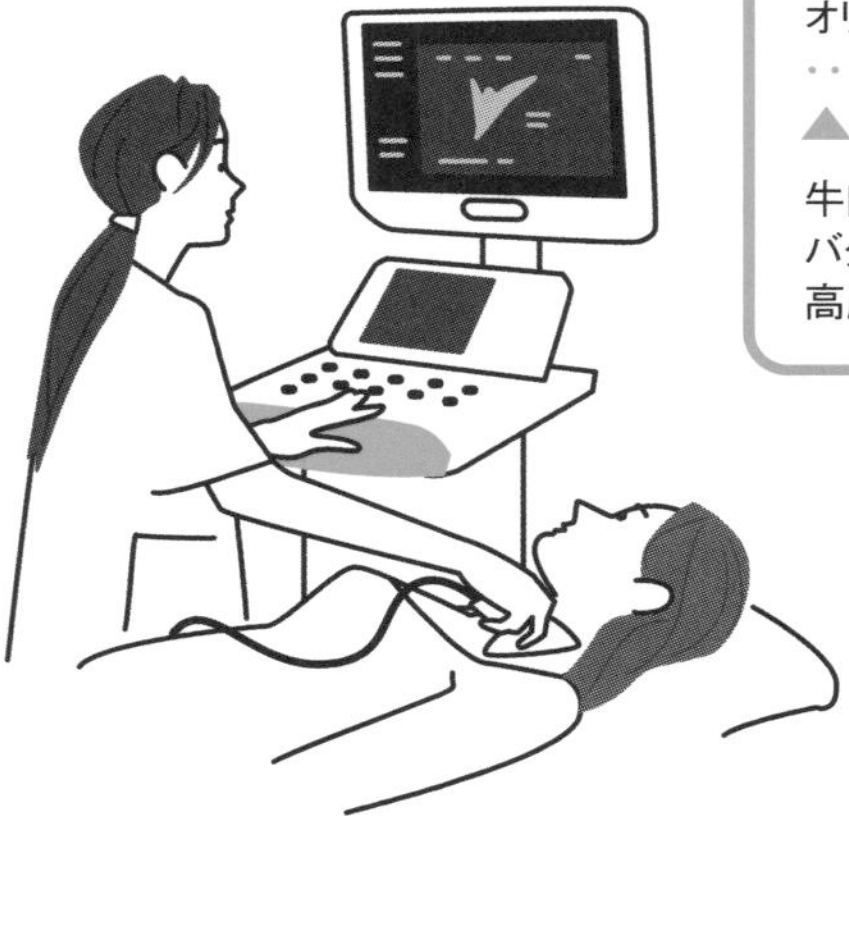

食事

●LDLコレステロールを下げる食品

魚、大豆、大豆製品、植物油（亜麻仁油、オリーブ油、ごま油など）、野菜、海藻、果物など

▲LDLコレステロールを上げる食品

牛肉・豚肉の脂身、バター、バターや生クリームの多い洋菓子、チーズ、高脂肪アイスクリーム、卵黄など

運動

●HDLコレステロールを上げる運動

ストレッチ＋有酸素運動＋軽い筋力トレーニング

チェックしてみましょう

性差、コレステロール値、血圧などから
動脈硬化性疾患の発症リスクを予測

心臓や脳に生じる動脈硬化性疾患（心筋梗塞、狭心症、脳梗塞など）の発症にはいくつかの要因がかかわっています。性別、血圧、糖代謝異常、コレステロールなど主な項目を点数化し、10年間の発症リスクを細かく予測する指針が発表されました。

性差を考慮して女性が男性より7ポイント低く、加齢によるリスクも反映された興味深い予測となっており、予防に生かすことができます。

項目をチェックして合計点を出し、発症リスクを知りましょう

久山町スコアに基づく動脈硬化性疾患発症予測モデル

低リスク　中リスク　高リスク

項目	ポイント
❶性別	
•女性	0
•男性	7
❷収縮期血圧	
•<120mmHg	0
•120～129mmHg	1
•130～139mmHg	2
•140～159mmHg	3
•160mmHg～	4
❸糖代謝異常（糖尿病は含まない）	
•なし	0
•あり	1
❹血清LDLコレステロール	
•<120mg/dℓ	0
•120～139mg/dℓ	1
•140～159mg/dℓ	2
•160mg/dℓ～	3
❺血清HDLコレステロール	
•60mg/dℓ～	0
•40～59mg/dℓ	1
•<40mg/dℓ	2
❻喫煙（過去喫煙者は「なし」）	
•なし	0
•あり	2
❶～❻のポイント合計	点

『動脈硬化性疾患予防ガイドライン2022年版』（日本動脈硬化学会）より作成

ポイント合計（点）	10年間の動脈硬化性疾患発症リスク予想（年齢別） 40～49歳	50～59歳	60～69歳	70～79歳
0	<1.0%	<1.0%	1.7%	3.4%
1	<1.0%	<1.0%	1.9%	3.9%
2	<1.0%	<1.0%	2.2%	4.5%
3	<1.0%	1.1%	2.6%	5.2%
4	<1.0%	1.3%	3.0%	6.0%
5	<1.0%	1.4%	3.4%	6.9%
6	<1.0%	1.7%	3.9%	7.9%
7	<1.0%	1.9%	4.5%	9.1%
8	1.1%	2.2%	5.2%	10.4%
9	1.3%	2.6%	6.0%	11.9%
10	1.4%	3.0%	6.9%	13.6%
11	1.7%	3.4%	7.9%	15.5%
12	1.9%	3.9%	9.1%	17.7%
13	2.2%	4.5%	10.4%	20.2%
14	2.6%	5.2%	11.9%	22.9%
15	3.0%	6.0%	13.6%	25.9%
16	3.4%	6.9%	15.5%	29.3%
17	3.9%	7.9%	17.7%	33.0%
18	4.5%	9.1%	20.2%	37.0%
19	5.2%	10.4%	22.9%	41.1%

福岡県久山町（人口構成、職業構成、栄養摂取状況が全国平均と似通っている地域）の住民（40～84歳。2454例）を対象にした1988～2012年の追跡研究（久山町スコア）に基づく。

COLUMN
コラム
2

体の折り返し地点で全身の状態を調べておく

閉経したら受けておきたい検査

●動脈硬化のリスクや進み具合を知ることから

脳や心臓の重大な病気の要因となる動脈硬化の予防は、閉経以降の最重要事項の一つです。63ページに掲載した**「動脈硬化性疾患発症予測モデル」**の項目をチェックしてこの先10年間の発症リスクを知ることから始めましょう。40〜50代では低リスクの女性が多いと思いますが、**加齢に伴う体の変化を見続ける**ことが大事です。

チェック表の項目にある収縮期血圧、糖代謝異常、血清LDLコレステロール・血清HDLコレステロールは、それぞれ動脈硬化の要因となる高血圧症、糖尿病、脂質異常症のリスクの目安です。またリスク予想の数値は加齢そのものがリスク要因であることを示しています。つまりこの表は、年齢を重ねるほど生活習慣の改善が必要であることを物語っているのです。

検査結果の数値だけで血圧値や血糖値、コレステロール値を下げる薬の服用をすすめる医師もいますが、性差を考慮していない場合も多いのが実情です。まずは生活習慣を改善し、薬の開始は**頸動脈エコー検査**（62ページ）によって動脈硬化の進み具合を調べてから判断するのが賢明です。必要な治療を適切な時期に受けるためには、患者自身が性差の知識を持ち、自分自身の健康状態を把握しておくことが不可欠です。

●健康診断、人間ドック、がん検診、その他

自治体や職場で行われる健康診断

閉経したら受けておきたい検査（健康診断・人間ドック・がん検診以外）

眼底検査 （眼科検診）	自覚症状のないまま進む緑内障は早期発見が大事。高血圧や動脈硬化による血管の変化もとらえることができる。➡98〜103ページ参照
脳ドック （MRI検査・CT検査）	男性に比べて女性はくも膜下出血の発症リスクが高い。その原因となる動脈瘤は破裂するまで無症状のため、脳ドックで未破裂動脈瘤の有無を調べておくと安心。➡78〜83ページ参照
骨密度検査	更年期以降に骨密度が低下するのは女性の宿命。骨粗しょう症予防のため、閉経を期に定期的な骨密度検査を。➡40〜45ページ参照
頸動脈エコー検査	動脈硬化の進行具合がよくわかる。この結果が血圧値や血糖値、コレステロール値を下げる薬を使用するか否かの目安になる。➡62ページ参照

（特定健康診査、一般健康診断）を毎年受けている方は多いと思います。これに加えて、女性の体の折り返し地点である50歳の節目にはより検査項目の多い**人間ドック**の受診をおすすめします。**体が変化し始めるスタート地点の数値を知っておく**ことは健康管理の基本だからです。

がんも増えてくる年代です。自治体主体の**がん検診**（胃がん、子宮頸がん、肺がん、大腸がん、乳がんの5種類）や人間ドックのオプションなどを活用し、早期発見に努めましょう。このほか、女性が閉経したら受けておくと安心と思われる検査項目を表に示しました。いずれも無症状で進行する病気の早期発見に役立つ検査です。

狭心症・心筋梗塞

胸痛だけでなく広範囲に及ぶ症状。女性に多い微小血管狭心症とは？

閉経すると増え始める、心臓の血管が狭くなる病気

「狭心症、心筋梗塞」という病名を耳にする機会は多いのではないでしょうか。心臓の表面を走る血管（冠動脈）が狭くなったり詰まったりして心臓を動かす筋肉（心筋）が正常に働かなくなる病気で、主な症状は胸のあたりの強い痛みや圧迫感。心筋への血液が不足して起きるという意味で「虚血性心疾患」と総称されます。

女性よりも男性に多く、閉経前の女性にはほとんど見られませんが、更年期以降、少しずつ増え始めます。その背景にあるのが、女性ホルモン・エストロゲンの働き。狭心症も心筋梗塞も血管の異常で生じる病気ですが、エストロゲンには血管を守るたくさんの作用があるのです。

しかし閉経前でも喫煙者となると話は大きく変わってきます。たばこに含まれる

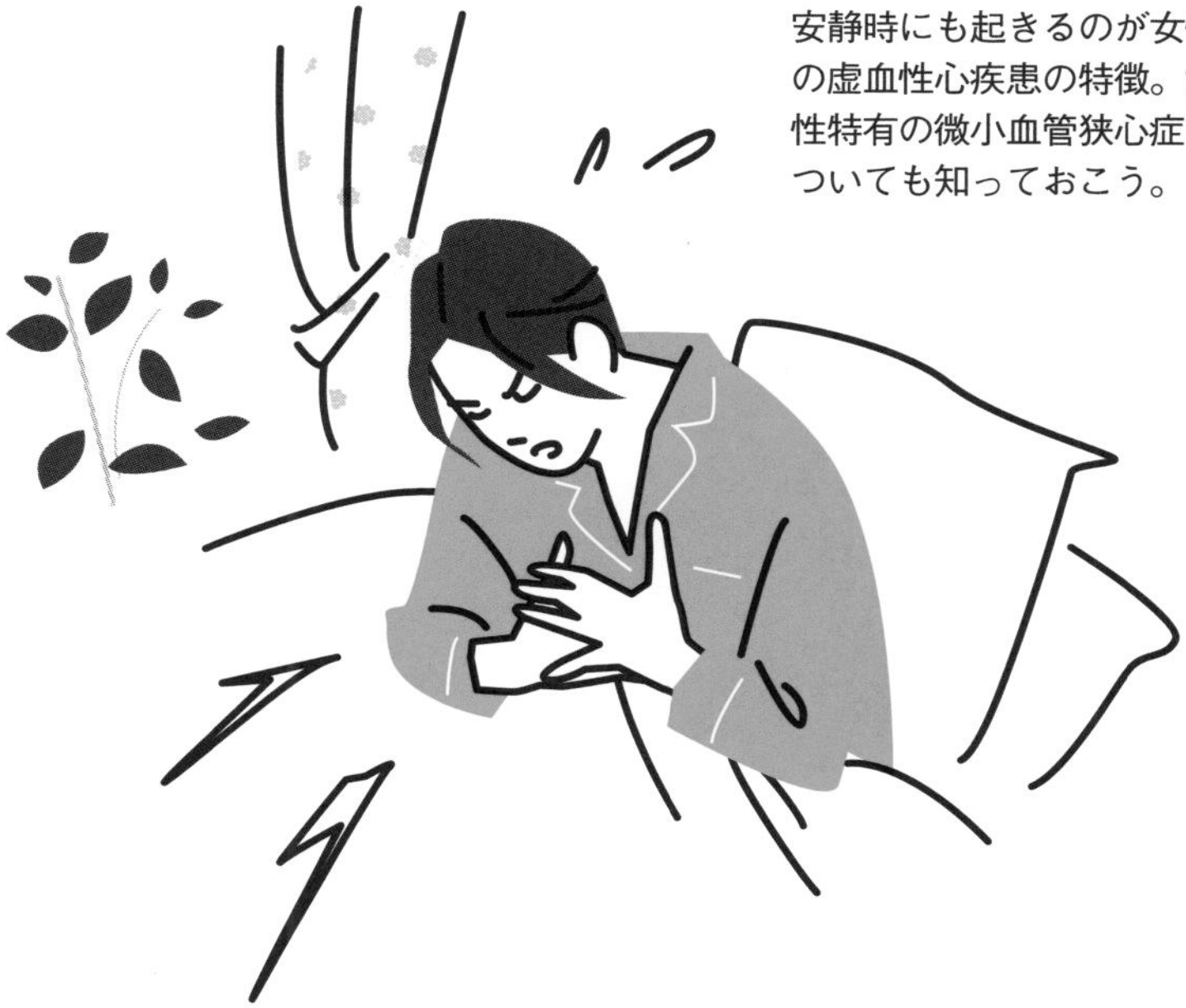

安静時にも起きるのが女性の虚血性心疾患の特徴。女性特有の微小血管狭心症についても知っておこう。

有害物質がエストロゲンの働きを妨げるため、喫煙習慣があれば20代、30代でも決して関係のない病気だとはいえません。

症状にも性差があります。女性の場合、男性と違って必ずしも胸痛だけでなく、広範囲に及ぶことを理解しておきましょう。

検査で異常が出ない、女性に多い特殊な狭心症

もう一つ、ぜひ知っておきたいのが、心筋の中のごく細い血管の痙攣で起きる「微小血管狭心症」。更年期世代の10人に1人に生じるといわれる特殊な狭心症です。

原因ははっきりわかっておらず、症状が多くの部位にわたり、検査でも異常が出ないことから診断されにくい病気だといえます。医療機関でも理解が進んでいないのが現状ですが、その特徴を頭に入れておくことが大事です。

冠動脈が狭くなり、心筋に血液が行かなくなる

心臓の表面を覆う血管。

右と左の冠動脈が心筋に酸素と栄養を運ぶ

心臓は心筋という筋肉でできています。心筋は、ポンプのような働きで縮んだり広がったりしながら血液を全身に送り出しています。心筋が規則正しく動くために必要な酸素と栄養を運ぶのが、心臓の表面を覆うかたちで走る冠動脈。下図のように「右冠動脈」と、「左冠動脈」から分かれて前側に延びる「左前下行枝」、後ろ側に回る「左回旋枝」があり、そこからさらに枝分かれした細かい血管が心筋の内部に入り込んでいます。

心臓表面の冠動脈と血管内に生じる異常

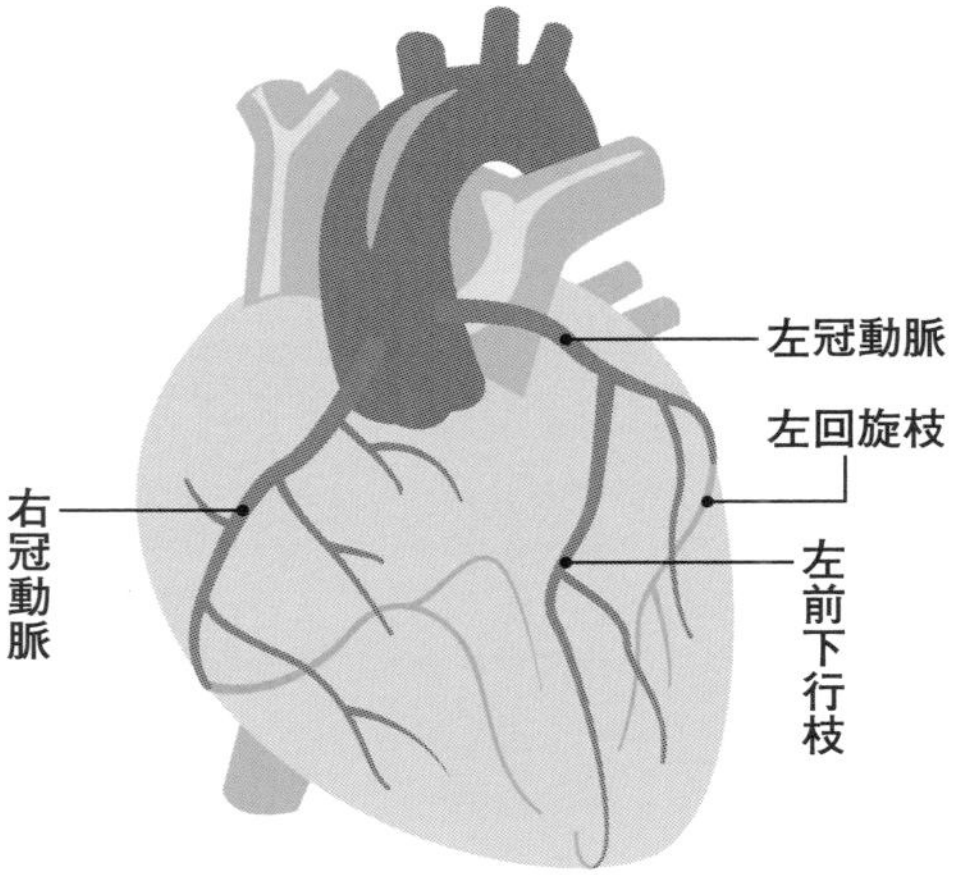

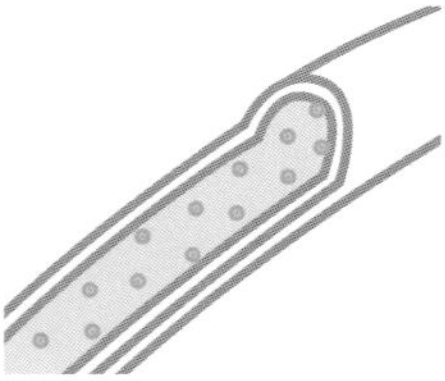

正常な血管

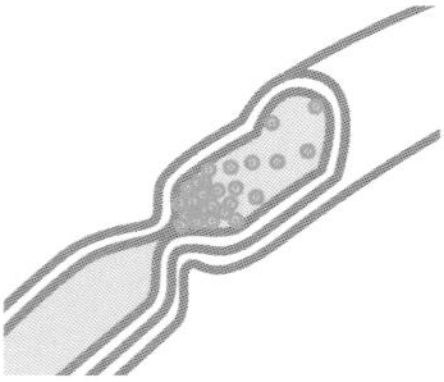

冠動脈の一部が痙攣して収縮し血管が狭くなる→**冠攣縮性狭心症**

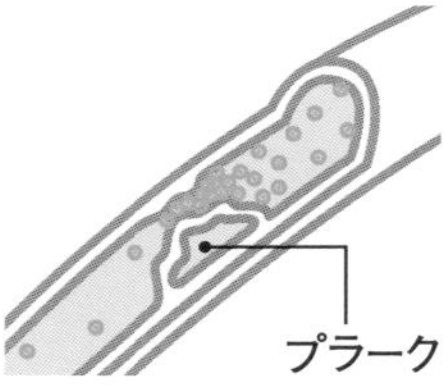

内膜に脂肪が粥状にたまり（プラーク）、血管壁が厚くなり血管が狭くなる（アテローム硬化）→**労作性狭心症**

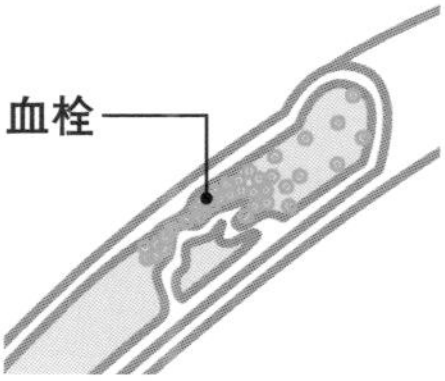

プラークが破れて血栓（血の塊）を生じ、血管が詰まる→**心筋梗塞**

心筋に十分な血液が届かなくなる虚血性心疾患。その代表が
狭心症と心筋梗塞

冠動脈が狭くなったり詰まったりして心筋に十分な血液が行かなくなる病気を「虚血性心疾患」といいます。狭心症は血管の痙攣や動脈硬化（アテローム硬化）によって血管が狭くなり、心筋に必要な酸素が一時的に不足して胸痛などの発作を起こす病気。運動時や興奮時などに起こりやすく、通常は数分から十数分の安静で治まります。心筋梗塞は血管が塞がり、酸素が行かなくなった心筋が壊死する病気で、多くの場合30分以上の発作が続きます。

閉経前はほとんど心配ない。
エストロゲンが動脈硬化を抑えてくれる

閉経前の女性は虚血性心疾患になる心配はほとんどありません。女性ホルモンのエストロゲンに動脈硬化を抑えて血管を守る作用があるからです。更年期以降、エストロゲンの恩恵が失われると、動脈硬化による狭心症や心筋梗塞のリスクは少しずつ増えていきますが、女性の患者数がピークを迎えるのは男性よりも遅めです。ただし、女性は男性よりも喫煙の悪影響を受けやすく、喫煙習慣のある女性の心筋梗塞発症率は非喫煙女性の約8倍といわれています。

エストロゲンが動脈硬化を抑える働き	
直接的作用	血管の最も内側にある内皮細胞での一酸化窒素（血管拡張物質）の産生を促し、平滑筋の緊張を緩ませて **血管を広げる**
	血管平滑筋細胞の増殖を抑制し、**血管が狭くなるのを防ぐ**
間接的作用	LDLコレステロール（悪玉）を減らし、HDLコレステロール（善玉）を増やして **脂質代謝を改善**する
	LDLコレステロールを酸化しにくくし、LDLコレステロールが **血管壁にたまるのを防ぐ**
	冠動脈疾患の危険因子である **内臓脂肪の増加を抑制**する

女性の症状は広範囲に及び診断されにくい

**循環器内科では、心電図、エックス線、超音波などで
心臓の動きや血流を調べる**

心臓の症状で循環器内科を受診すると、下表のような検査が行われます。問診ではわからない原因を突き止めたり命にかかわる心筋梗塞を見逃さないために必要な検査だといえます。また、狭心症は発作時でないと検査結果に表れないため、自動携帯心電計（77ページ）を持ち歩き、発作時に装着して心電図を記録することを勧められるケースもあります。

**女性の症状は胸痛のほかに
おなか、背中、喉など広範囲に表れる**

狭心症や心筋梗塞の症状には性差があります。男性が典型的な胸痛が主であるのに対して、女性は胸の症状以外に腹痛や背部痛、あごや喉の痛み、吐き気や嘔吐など実に多様。そのため診断が遅れることも多くなります。また男性は主に激しい運動やストレスをきっかけに発症しますが、女性は安静時でも起きるという違いがあります。

主な心臓の検査

基本的な検査	安静時心電図	拍動に応じて発生する電気信号をとらえ、不整脈や心臓の異常を調べる
基本的な検査	運動負荷心電図	心臓に負担がかかったときの心電図。特に狭心症の診断に有効
基本的な検査	24時間ホルター心電図	携帯型心電計で24時間の心電図を記録する
基本的な検査	胸部エックス線検査	心臓の大きさや形を調べる
基本的な検査	胸部超音波（エコー）検査	心臓の動きや血液の流れを観察する
精密検査	冠動脈CT検査	静脈から造影剤を注入し冠動脈の状態を撮影する
精密検査	心臓核医学検査	心筋の血流分布を調べる
精密検査	心臓カテーテル検査	カテーテル（細い管）を通して冠動脈に造影剤を注入し、血流や血管の状態を見る
精密検査	心臓MRI検査	冠動脈の狭窄や血栓の有無を調べる。造影剤を使えない人にも行える

この病気に注目！

7割が女性。更年期世代の10人に1人に起こる「微小血管狭心症」

安静時に突然起こる原因不明のさまざまな痛み

微小血管は冠動脈から枝分かれした髪の毛ほどの細い血管で、心臓内部に網の目のように入り込み、心筋に酸素と栄養を補給しています。この微小血管が何らかの原因で痙攣して起こる病気が微小血管狭心症で、次のような症状があります。

夜寝る前やデスクワーク中などの安静時に何の前触れもなく突然、胸やおなか、奥歯、あご、腕や背部などの痛みや吐き気が始まり、みぞおちの痛みや圧迫感、呼吸困難感に襲われる。症状は5分から10分以上続き、たびたび繰り返される——。一般的な狭心症と違って冠動脈に異常は見られず、心臓カテーテル検査にも表れないため診断の難しい病気です。

私（天野）が微小血管狭心症の存在を初めて学会に報告したのは、1980年代初めのことでした。患者の約7割が女性で、更年期女性の10人に1人に起こる、決して珍しくない病気なのですが、今も医療現場で広く知れ渡っているとはいえません。まずはこのような病気があることを知っておき、症状に思い当たるときは女性専門外来の循環器内科の医師にかかるのがよいでしょう。

微小血管狭心症の特徴

原因不明の右のような症状がある	• 胸やみぞおちのあたりの圧迫感や痛み、動悸
	• 喉を締めつけられるような苦しさ、呼吸困難感
胸痛に先駆けて右のような症状が起こることがある	• 奥歯のずきずき感や痛み
	• 吐き気、胃痛、腹痛
	• あごの下から耳の後ろの違和感
	• 腕や背部の痛み、など

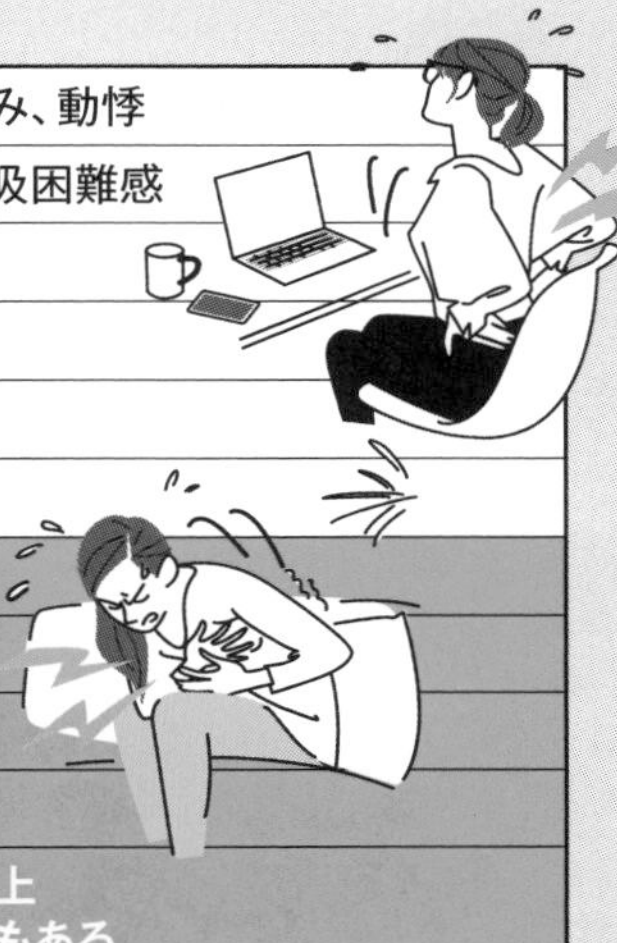

- 安静時に起こることが多い
- 前触れもなく、突然症状が始まる
- いくつかの症状が順番に、または同時に発生する
- 症状は定期的に、または不定期に繰り返し発生する
- 症状は5分くらいで治まる場合が最も多いが、10分以上続いたり、ときには胸痛や胸苦しさが1日以上続くこともある

女性外来オンライン「微小血管狭心症」を参考に作成

動悸・息切れ

ほとんどは心配無用の加齢現象。生活リズムを整え、漢方薬で対処

自律神経の乱れで生じる、いわゆる更年期症状の一つ

激しく動いたわけでもないのに心臓がドキドキと強く、あるいは速く打つのを感じたり、息苦しくなったり。更年期を過ぎると何の前触れもなく動悸や息切れが起きることが増えてきます。また、心電図検査で不整脈が見つかり、ときどき脈が飛ぶのを自覚する人もいるでしょう。

心臓の拍動や呼吸は命に直結するものだけに少しの異変でも心配の種となりますが、重大な病気が隠れているケースはごくまれ。ほとんどの場合、女性ホルモン・エストロゲンの減少が自律神経の乱れを引き起こすために生じる更年期症状の一つと考えられ、ほかの不調を同時に併せ持つことが多くなります。

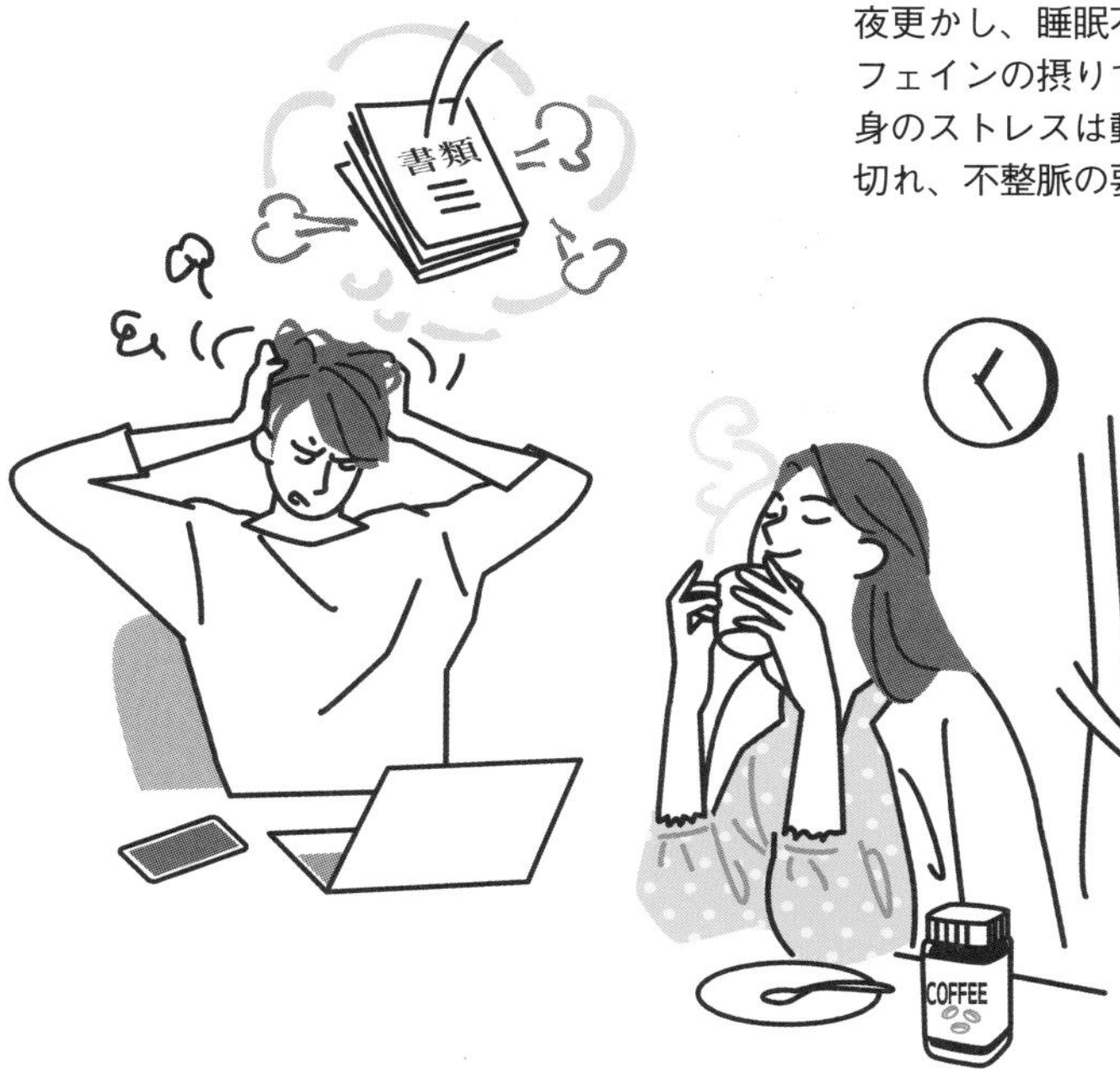

夜更かし、睡眠不足、カフェインの摂りすぎ、心身のストレスは動悸や息切れ、不整脈の要因に。

病気を過度に心配するより生活習慣の見直しを

動悸・息切れを訴える女性の話を聞いてみると、明らかに精神的ストレスが要因と思われることが多く、じっくり話を聞いてもらうだけで気が楽になり症状が治まってくる人もいます。また夜更かしや睡眠不足、不規則な食事など、生活習慣の乱れが自律神経のバランスを崩しているケースも最近増えています。

まれに治療の必要な病気が隠れていることがあり、受診が必要な症状を見逃さないことも大事ですが、やはり基本は「生活習慣の見直し」。生活が整えばやがて、動悸・息切れだけでなく体全体の調子がよくなることを実感できるでしょう。

精神的ストレスも大きな要因

動悸が気になる?
安静時の胸のドキドキはよくある更年期症状

「動悸」はふだん意識しない心臓の拍動を強く、速く感じる症状。「息切れ」はゼーゼーと息が切れて苦しさを感じる症状。いずれも激しい運動の後に体内の酸素不足を補おうとするときや、緊張や興奮状態にあって交感神経が優位のときなどに生じます。更年期以降、安静時にも起きることがありますが、そのほとんどは自律神経失調症状。やがて治まり、特に治療の必要のない場合が大半です。

健診で不整脈といわれた?
脈が飛ぶ「期外収縮」は9割の人に生じています

「不整脈」とは拍動のリズムが遅くなったり速くなったりと不規則になる状態です。通常の脈拍数は毎分60〜100回ですが、50回以下を徐脈、100回以上を頻脈といいます。また、脈が飛ぶ不整脈は「期外収縮」と呼ばれ、健康成人の約9割にみられるごくありふれた症状です。多くはコーヒーなどカフェインを含む飲料やアルコールの摂りすぎ、睡眠不足や過労などのストレスで自律神経が乱れることで生じています。

エストロゲンが減ると増えてくる
女性の動悸・息切れ、不整脈。精神的ストレスも大きな要因

更年期には卵巣機能が低下し、脳の視床下部という場所から「エストロゲンを出せ」と命令されても応えることができません。そのため視床下部は混乱して指令を乱発。周辺にある自律神経の中枢も影響を受けてバランスを崩してしまいます。自律神経は呼吸や心拍、血圧の維持も担っているので、動悸・息切れ、不整脈などの症状が生じるのです。不規則な生活や運動不足、精神的ストレスも自律神経を乱す原因になります。

まれに病気が隠れていることも……。

心臓や甲状腺、肺などの病気の可能性があります

中には心臓や甲状腺、肺などの病気の影響で動悸や息切れが生じていることがあります。下の表のような症状に思い当たるときや、生活習慣の改善や漢方薬でも一向に治まらない場合は受診して検査を受けましょう。また、徐脈と頻脈が長く続いたり、繰り返されるような不整脈のある場合も診察を受け、心臓の病気が隠れていないかを調べる必要があります。

動悸・息切れの原因として考えられる主な病気

●心臓の病気	発作性心房細動、上室性頻拍、微小血管狭心症、冠攣縮性狭心症
●甲状腺の病気	甲状腺機能亢進症（バセドウ病など）、甲状腺機能低下症（橋本病など）
●肺の病気	肺炎、慢性閉塞性肺疾患（COPD）、自然気胸
●血液の病気	高度貧血

動悸・息切れに伴い以下の症状があるときは受診を

- ☐ 咳や痰がおさまらない
- ☐ 「ゼーゼー」「ヒューヒュー」という呼吸音がする
- ☐ 体を少ししか動かしていないのにすぐに息が切れる
- ☐ 呼吸がしにくい
- ☐ 胸が痛い
- ☐ むくみがひどい
- ☐ 倦怠感がある
- ☐ めまいやふらつきがある
- ☐ 冷や汗が出る
- ☐ 失神する

公益財団法人心臓血管研究所付属病院HPを参考に作成

対処法は「1に腹式呼吸、2に漢方薬」

動悸・息切れには 漢方薬がよく効く 市販薬で試すのも1つの方法

動悸・息切れを訴える更年期世代の女性には、漢方薬がよく効きます。まず「不安やイライラなどの精神症状を伴う人には加味逍遙散。気分がふさぎがちで喉や胸がつかえる人には半夏厚朴湯」のどちらかを使い、効かない場合は下表にある第2・第3の選択肢を試します。漢方薬は体全体のバランスを整える作用があり、ほかの不調も同時に和らげる効果が期待できます。日頃から症状が気になる人は、市販の漢方薬を試してみるのもよいでしょう。

鼻から吸って、口から吐く 腹式呼吸をしてみましょう 吐く息に重点を置くのがコツ

自律神経には、体の活動性を高める交感神経とリラックスさせる副交感神経があり、動悸や息切れは交感神経が優位な状態で生じています。このようなとき、副交感神経の働きを高めることのできる簡単な方法が「腹式呼吸」。鼻から息を吸っておなかを膨らませ、口から息を吐いておなかを凹まし、吸う息より吐く息を丁寧に行うのがコツ。自然に気持ちが落ち着き、症状も治まってきます。腹式呼吸はめまいや耳鳴りにも効果的な場合があります。

更年期女性の動悸・息切れに用いる漢方薬

・イライラや不安、のぼせを伴う →	加味逍遙散《かみしょうようさん》
・喉や胸がつかえる感じを伴う、気分がふさぎがちだ →	半夏厚朴湯《はんげこうぼくとう》
＊これらが効かないとき →	柴胡加竜骨牡蠣湯《さいこかりゅうこつぼれいとう》、 桂枝加竜骨牡蠣湯《けいしかりゅうこつぼれいとう》、 柴胡桂枝乾姜湯《さいこけいしかんきょうとう》、炙甘草湯《しゃかんぞうとう》

食事・睡眠・ストレス解消——。
予防の基本は、やはり生活リズムを整えること

動悸を訴える更年期女性は不眠、めまい、耳鳴り、不安感などの症状を併せ持つことが多く、その背景に夜更かし、運動不足、偏食、過剰なダイエットなど生活習慣の乱れや、仕事や介護の負担などが存在しています。避けられないストレスも多い年代ですが、まず食事と睡眠の改善からとりかかりましょう。「夜12時前の就寝、栄養バランスのよい3食」を意識して体の調子を整えることが、運動の意欲にもつながり、心身のストレス軽減の基本にもなります。

動悸が起きたときの心電図を記録できる
診断にも役に立つ「自動携帯心電計」

動悸で受診しても症状が起きている最中でないと心電図でとらえることができません。そこで役に立つのが「自動携帯心電計」。動悸を感じたときに心電図や心拍数を計測・記録できるので、医師に自覚症状のみでなく波形や数値でそのときの状況を伝えることができます。診察だけでは診断の難しいケースに重宝しています。

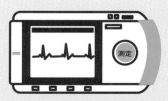

小型で携帯可能。動悸が起きたその場で心電図や心拍数を記録することができる。

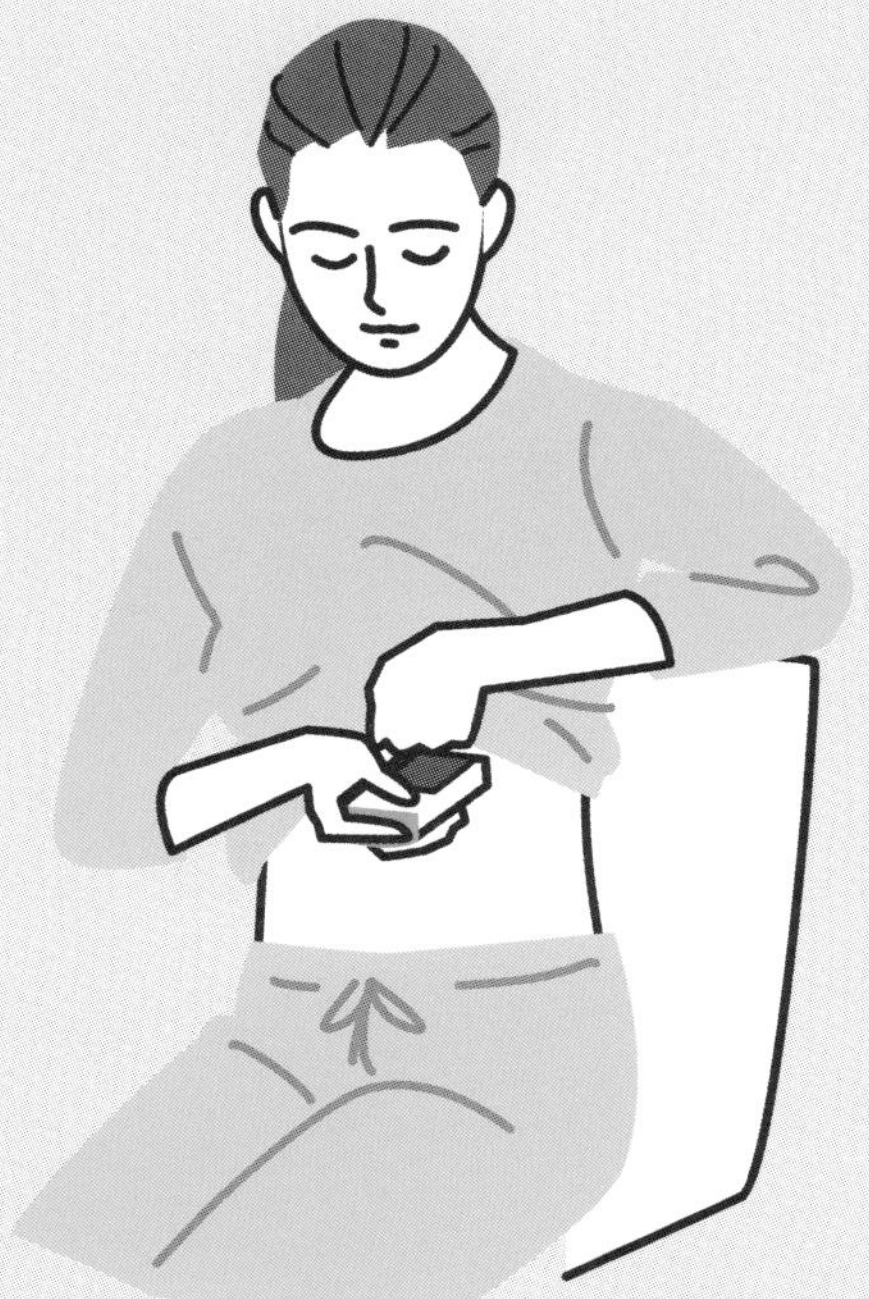

心電計を左乳房の下（心尖部《しんせんぶ》と呼ばれる心臓の下方の先端部。拍動に触れる部分）に当てて計る。

脳卒中

脳梗塞、脳出血、くも膜下出血。健康診断と生活習慣の改善で予防を

女性の脳卒中には女性なりのリスクがある

「脳卒中」と聞くと、後遺症が残り命にかかわる怖い病気といった印象と同時に、男性に多いイメージを持つかたも多いのではないでしょうか。しかし、必ずしもそうではなく、女性には女性なりのリスクがあることを知っておく必要があります。

脳卒中は脳の血管の障害で生じる病気の総称で、脳梗塞、脳出血、くも膜下出血の3種類があります。

閉経前の女性の血管はエストロゲンの作用で守られているため脳梗塞や脳出血は少ないのですが、更年期以降、男女差は徐々に縮まり、高齢になると逆転することに。高齢で発症すると当然、重症化しやすく予後が悪くなります。だからこそ50歳を過ぎた女性には、〝自分の血管は自分で守る〟意識と行動が必要なのです。

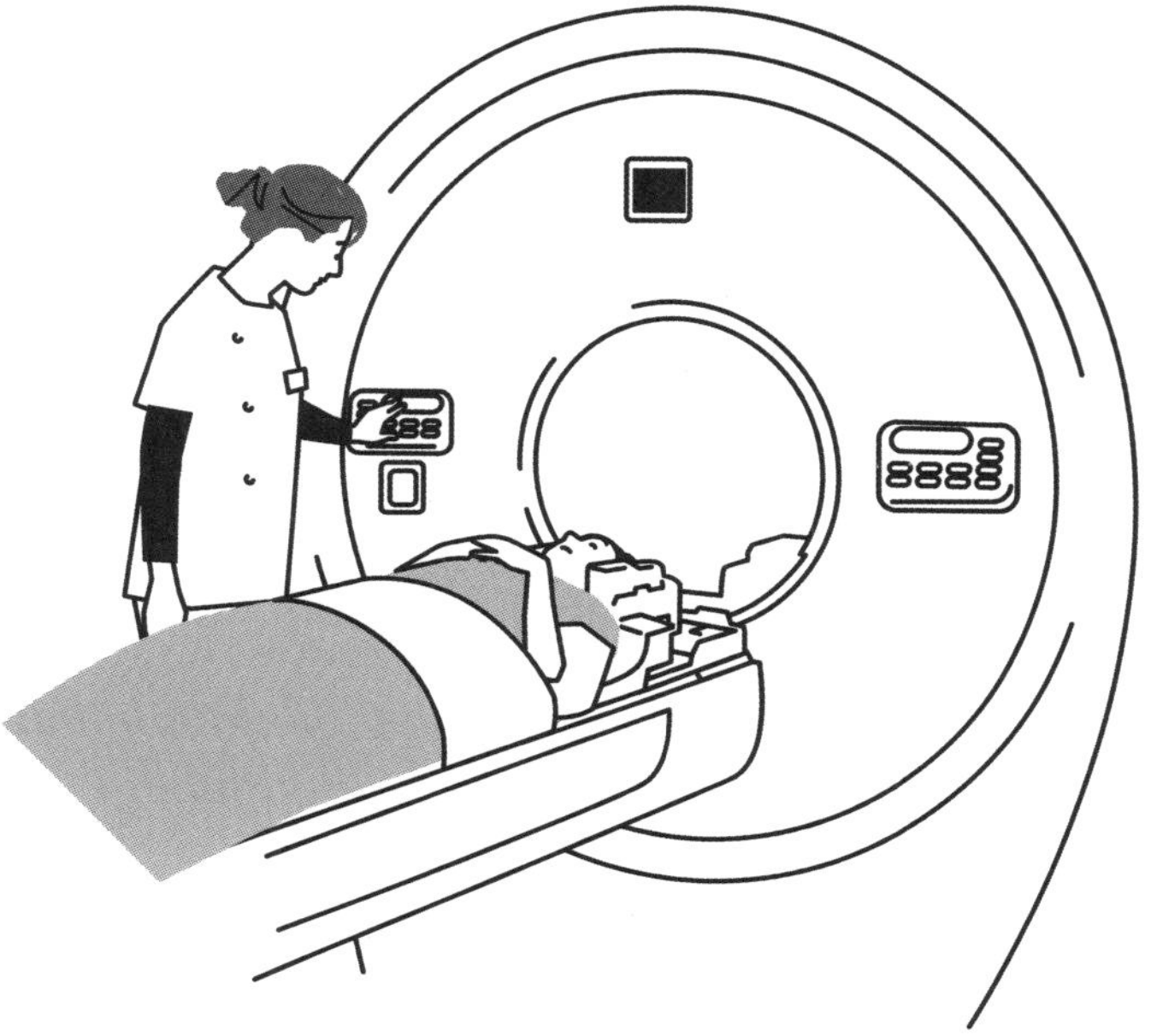

脳卒中は多くの場合、起きるまで無症状。50歳の節目に脳のMRI（断層撮影）検査やMRA（血管撮影）検査を受けて脳の健康状態や未破裂動脈瘤の有無を調べよう。

女性に多いくも膜下出血。将来の健康を左右するのは、今

血管にできた瘤が破裂して起きるくも膜下出血は男性より女性に多く、60代以降の女性の発症率は男性を大きく上回ります（82ページグラフ）。瘤ができるのを防ぐのは難しく、瘤が見つかったら破れないようにコントロールすることが重要です。

脳卒中は何よりも予防が大事。50歳になったら脳の状態も含め全身の健康診断を行い、病気のリスクを洗い出して、生活習慣を見直しましょう。更年期からの暮らし方が20年後、30年後の健康状態を左右することは明らかです。

血管が詰まるタイプと破れるタイプ

脳卒中の3タイプとは——
血管が「詰まる」脳梗塞
血管が「破れる」脳出血と、くも膜下出血

「脳卒中」は1つの病気を指す名称ではなく脳の血管の障害によって生じる病気の総称で、3つのタイプがあります。脳の血管が詰まる「脳梗塞」（下図のようにさらに3つの種類に分かれる）、脳の中の細かい血管が破れて出血する「脳出血」、主に血管にできた瘤（脳動脈瘤）が破れて脳の表面近くに出血する「くも膜下出血」。高齢化に伴って患者数も増えており、処置が遅れると重い後遺症を残したり場合によっては命にかかわることもある怖い病気です。

脳の血管が詰まるか、破れるかで分かれる **脳卒中の3タイプ**

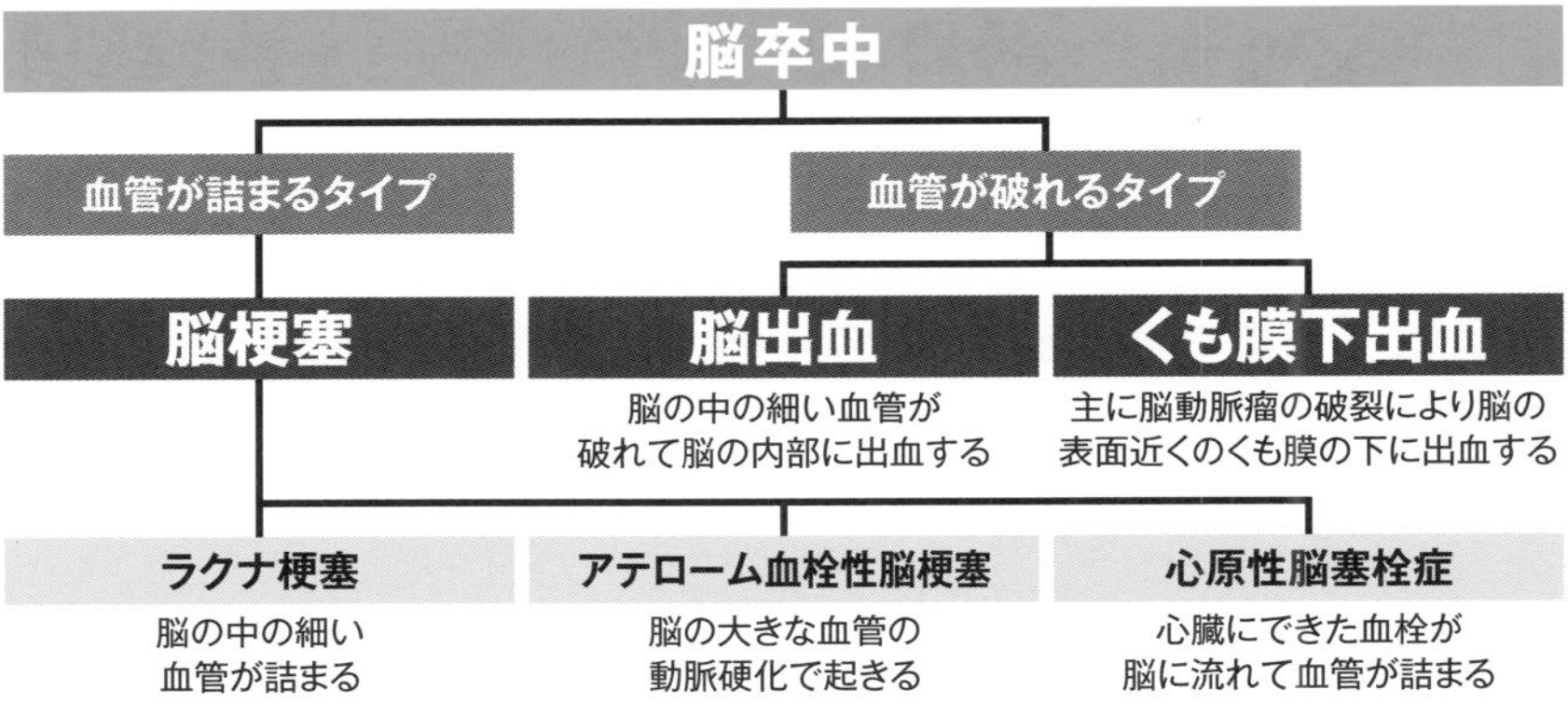

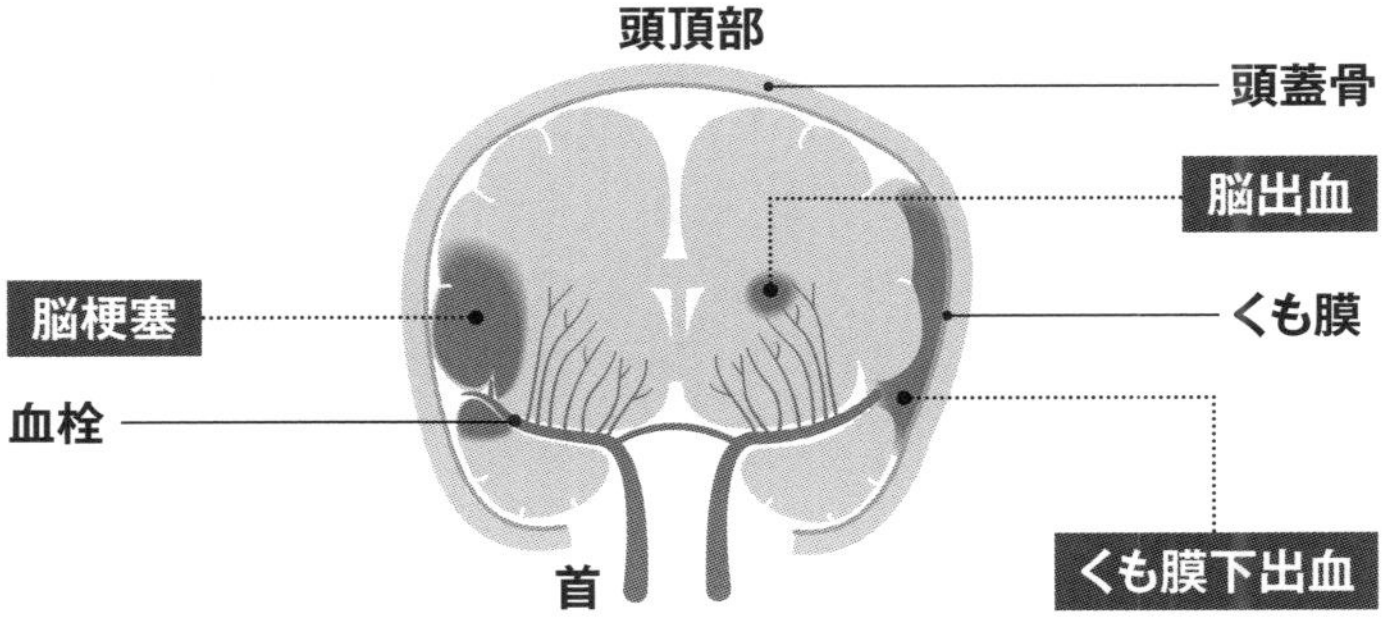

女性の脳卒中発症は 70歳以降がピーク。そのため重症化しやすい

脳梗塞や脳出血の主な原因は動脈硬化や高血圧で、一般に女性より男性に多い病気です。発症年齢には性差があり、男性は50代から、女性は70代から増え始め、年齢が高くなるほど差は小さくなり、80代では女性が男性を上回るとのデータもあります。高齢での発症が多いことは、重症化しやすく発症後の死亡率も高いことを意味します。下図のように女性には生涯を通じてさまざまなリスクがあり、更年期以降は特に血糖値と血圧のコントロールが重要です。

将来の脳卒中予防は 50歳での健康診断と生活習慣の改善から

脳梗塞の主な要因である動脈硬化は、高血圧・糖尿病・脂質異常症などの生活習慣病によって進行します。閉経前の女性は、女性ホルモン・エストロゲンの働きでこれらのリスクから守られていますが、更年期以降は自分自身の心がけで動脈硬化を防がなければなりません。50歳の節目に健康診断を受けて体の状態を総チェックし、リスクに応じて食事や運動など生活習慣の改善にとりかかりましょう。これが将来の脳卒中予防のために今できる最善の方法です。

更年期以降は糖尿病、高血圧など生活習慣病がリスクになる

女性の生涯における脳卒中の危険因子

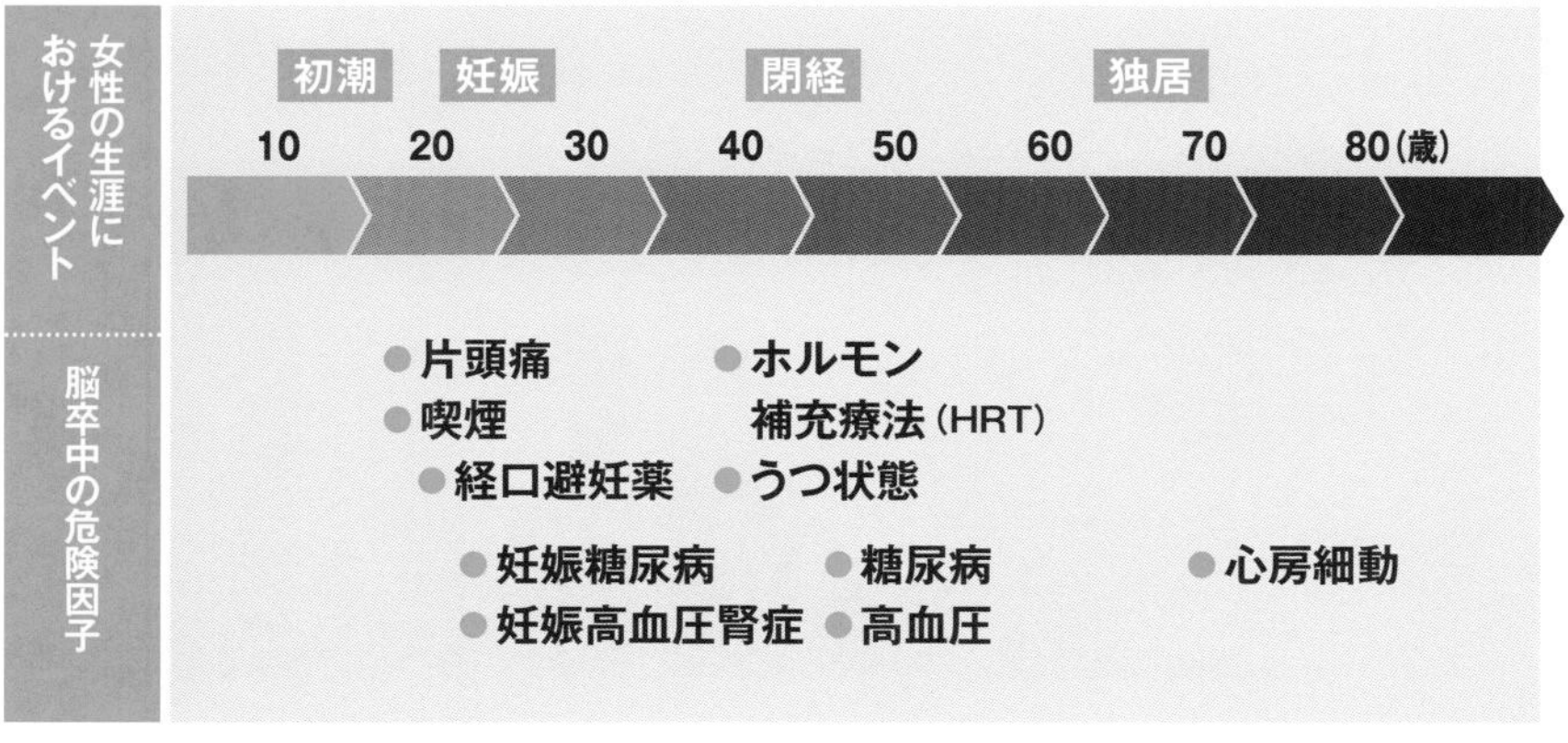

監修 日本脳卒中協会 平野照之(杏林大学)

60歳から増加。女性のくも膜下出血

くも膜下出血の主な原因は 脳動脈瘤の破裂。瘤ができやすい体質がある

くも膜下出血は脳の表面に近いくも膜の下に生じる出血（80ページ下図）で、80～85％は脳の血管にできた瘤（脳動脈瘤）が破裂して起こります。脳卒中の中でも死亡率や重い後遺症を残すリスクの高い病気です。人種的にも日本人は多く（人口10万人あたり22.7人）、血管に瘤のできやすい体質があるため家族に既往歴のある人は特に注意が必要です。典型的な症状は激しい頭痛、意識障害、嘔吐ですが、頭痛をほとんど感じない場合もあります。

女性のくも膜下出血は男性より多い。60歳以降、男性を大きく上回る

脳卒中の中でもくも膜下出血は、女性が特に気をつけなければならない病気です。下の棒グラフが示すように50代まではやや男性が多いのですが、60歳を過ぎると圧倒的に女性が増え、円グラフが表すようにトータルでは男性より女性に多く発症しています。その原因ははっきりわかっていませんが、男女を問わず、家族の病歴のほか高血圧、喫煙、過度の飲酒などが動脈瘤破裂のリスクファクターとされています。

60歳以上の女性の発症は男性を大きく超える **くも膜下出血発症の年齢分布**（男女別）

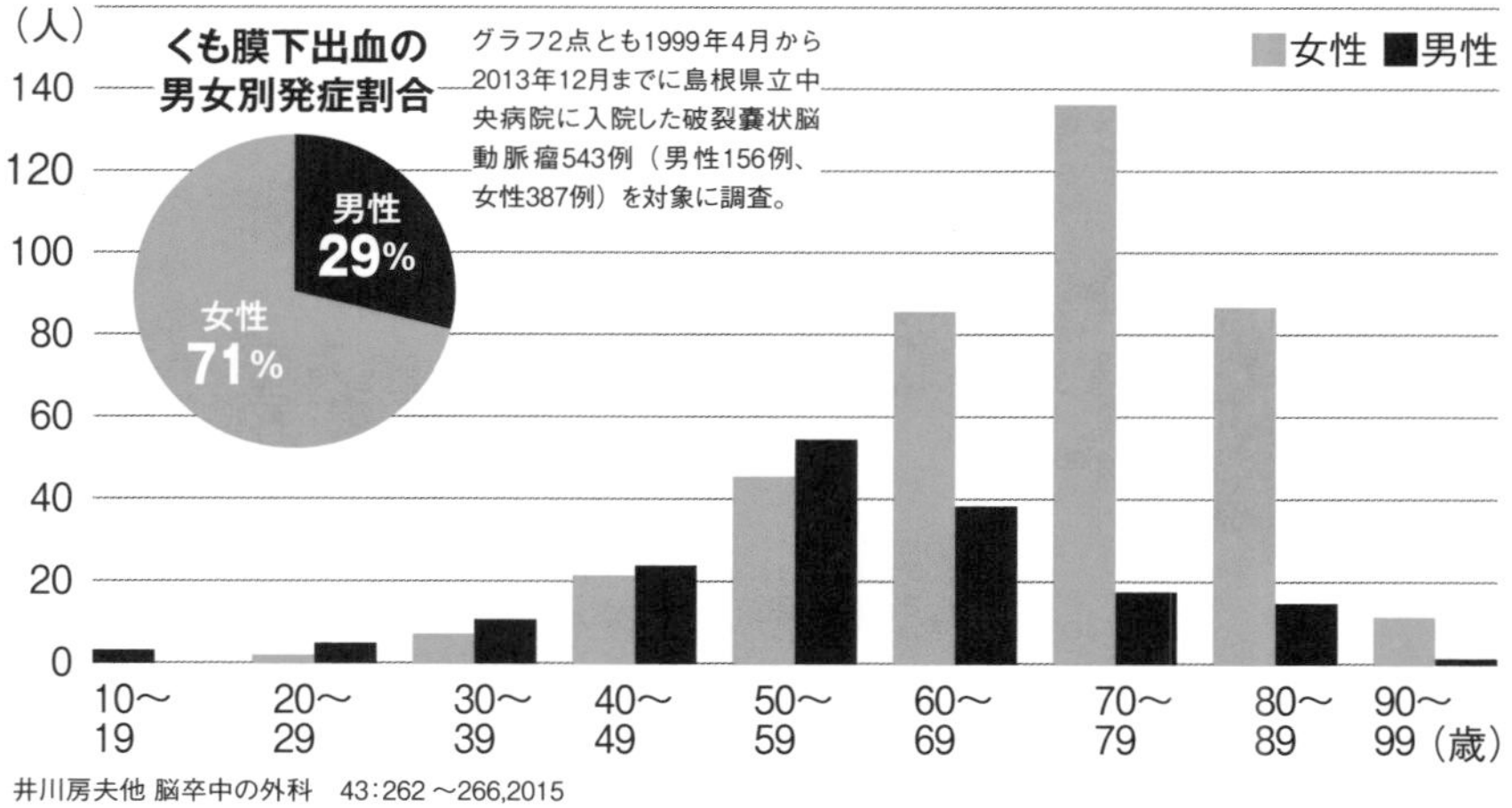

グラフ2点とも1999年4月から2013年12月までに島根県立中央病院に入院した破裂嚢状脳動脈瘤543例（男性156例、女性387例）を対象に調査。

井川房夫他 脳卒中の外科 43：262～266,2015

脳動脈瘤が見つかったら、血圧コントロールと脳MRA検査で経過観察を

くも膜下出血の予防は、何といっても脳動脈瘤を破裂させないこと。脳動脈瘤は破れるまで無症状のため、まず50歳になったら脳のMRA（血管撮影）検査を受けて未破裂動脈瘤（破裂する前の動脈瘤）の有無を調べましょう。見つかった場合、瘤の大きさによって破裂のリスクが異なりますが、医師と相談しながら経過観察を行い、場合によっては手術などの治療が必要になります。自分でできる最も効果的な予防法は血圧コントロールです。

チェックポイント

家族を脳卒中から救うために 覚えておきたい発症のサイン

脳卒中を発症しても迅速に処置を行えば脳のダメージを最小限に抑えられ、命が助かり後遺症も軽くなる可能性が高くなります。

脳卒中のタイプや程度によって症状はさまざまですが、家族など近くにいる人の様子が「おかしい」と感じたときに救急車を呼ぶ判断の目安となるのが下表の「FAST」。いざというときのために覚えておきましょう。

おかしいと思ったら「ACT-FAST（急いで行動）」を

チェックポイント	Face 顔	Arm 腕	Speech 言葉	Time 発症時刻
チェック法	にっこり笑ってもらう。「イー」といってもらう	手のひらを上に向けて両腕を上げてもらう	簡単な言葉をいってもらう（「今日は天気がよい」など）	1つでも当てはまるときは、発症時刻を確認し、一刻も早く119番に電話を
危険なとき	口の片側しか上がらない	片腕が上がらない、または下がっていく	言葉が出てこない、ろれつが回らない	

日本脳卒中協会HPなどを参考に作成

認知症 ❶

80代前半女性の4人に1人が認知症。恐れるより〝正しく知る〟

男性より女性に多い。他人事ではない切実な問題

更年期世代の女性たちにとって最も大きな関心事の一つが認知症ではないでしょうか。女性は男性より認知症になりやすく、「80代前半女性の4人に1人がなる」といった統計に愕然とする人も多いと思います。

認知症は、高齢の親を介護する側の心配事として切実なだけでなく、30年後、40年後の自分自身の問題でもあります。「最近物忘れが増えた。頭の回転が遅くなった」など、更年期特有の症状を「認知症になったのではないか」と勘違いしている女性も少なくないようです。

〝仕方がない病気〟ではない。予防の一歩は正しい知識から

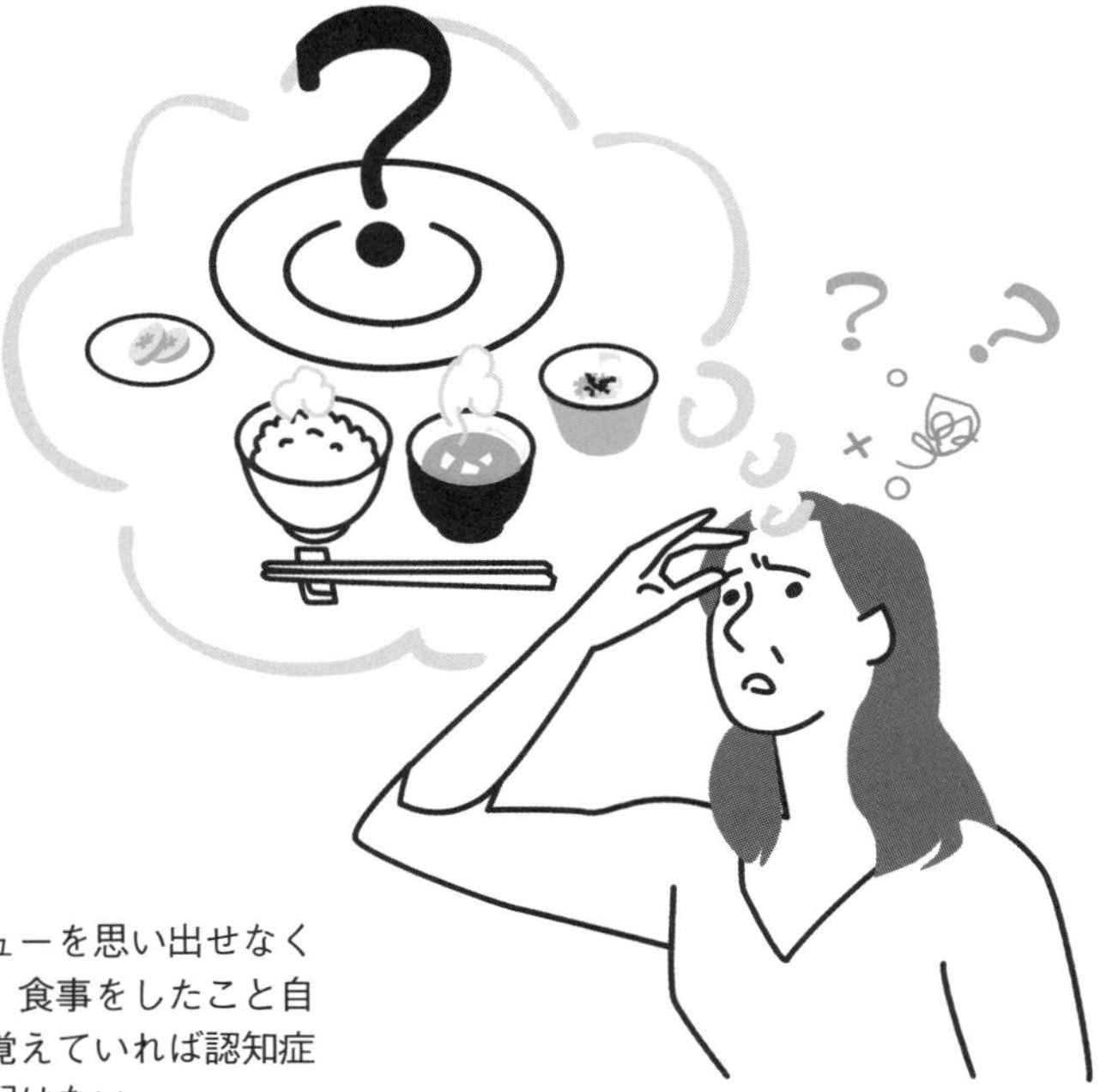

メニューを思い出せなくても、食事をしたこと自体を覚えていれば認知症の心配はない。

認知症は高齢になるにつれ増えることは確かで、家族性の側面もありますが、だからといって決して「なるのは仕方がない」とあきらめる病気ではありません。なぜならいくつかの要因が研究で明らかになり、更年期からの対策でそのリスクを減らし、進行を遅らせることが可能だとわかってきたからです。

認知症にはさまざまな種類があり、原因も症状の現れ方も異なります。まずは認知症とはどのような病気かを知ることから始めましょう。間違った認識を正すことは、認知症の人への理解を深めるためにも、有効な対策を講じるためにも重要なことです。そのうえで、何をしたら予防につながるのか――。具体的な方法は90~97ページで取り上げます。

認知症の7割近くはアルツハイマー型認知症

認知症は〝老いに伴う病気〟。脳細胞が死んだり働かなくなって記憶力や判断力が低下

認知症とは、さまざまな原因で脳の細胞が死んだり働きが悪くなったりして記憶力や判断力の低下などの障害が起こり、社会生活や対人関係に支障が出てくる病気。その状態がおよそ6か月以上続いた場合に診断されます。下のグラフのように加齢とともに増え、女性は80代前半の約4人に1人、80代後半の約半数、90歳以上では約7割の有病率。日本の認知症患者は約600万人(2020年)。2025年には約700万人（65歳以上の5人に1人）になると予測されています。

80代前半女性の4人に1人が認知症に **認知症患者の年齢層別割合**（男女比較）

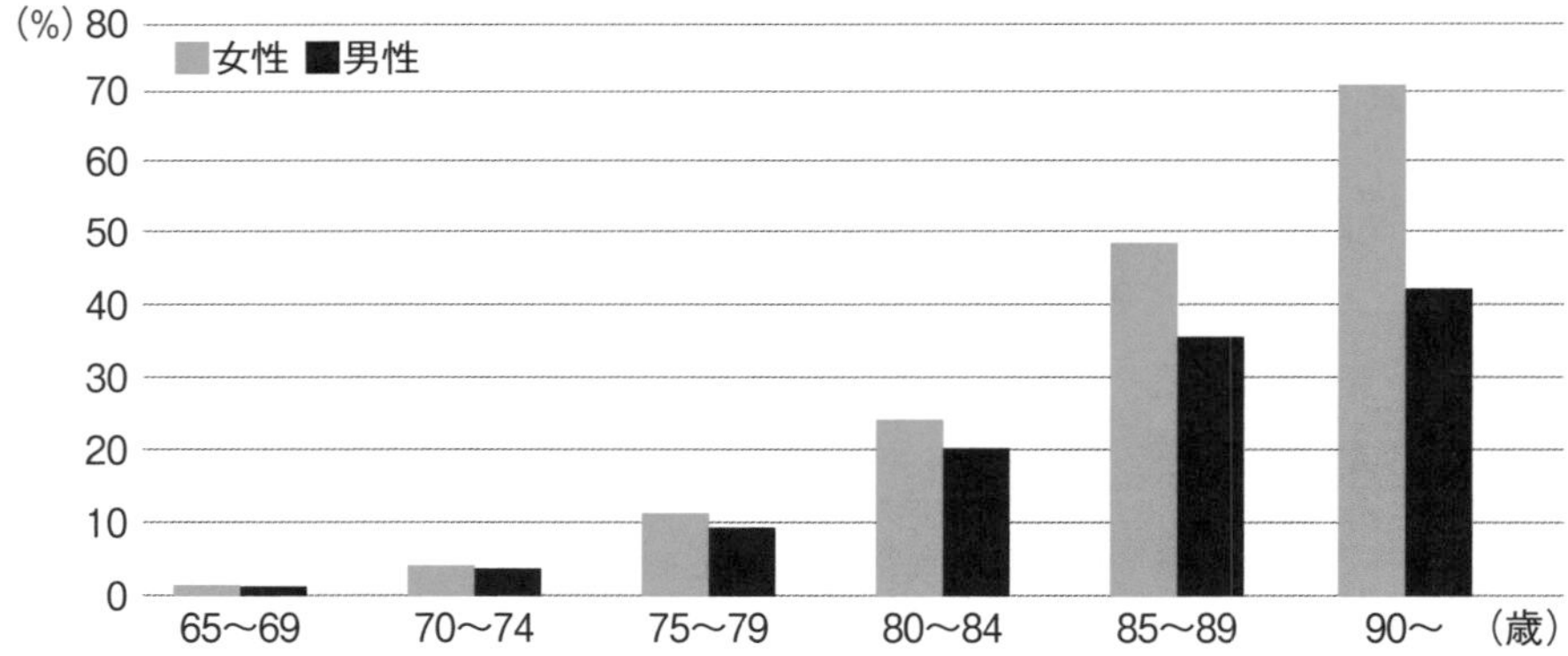

脳が萎縮すると海馬がダメージを受ける **記憶のメカニズムと認知症の物忘れ**

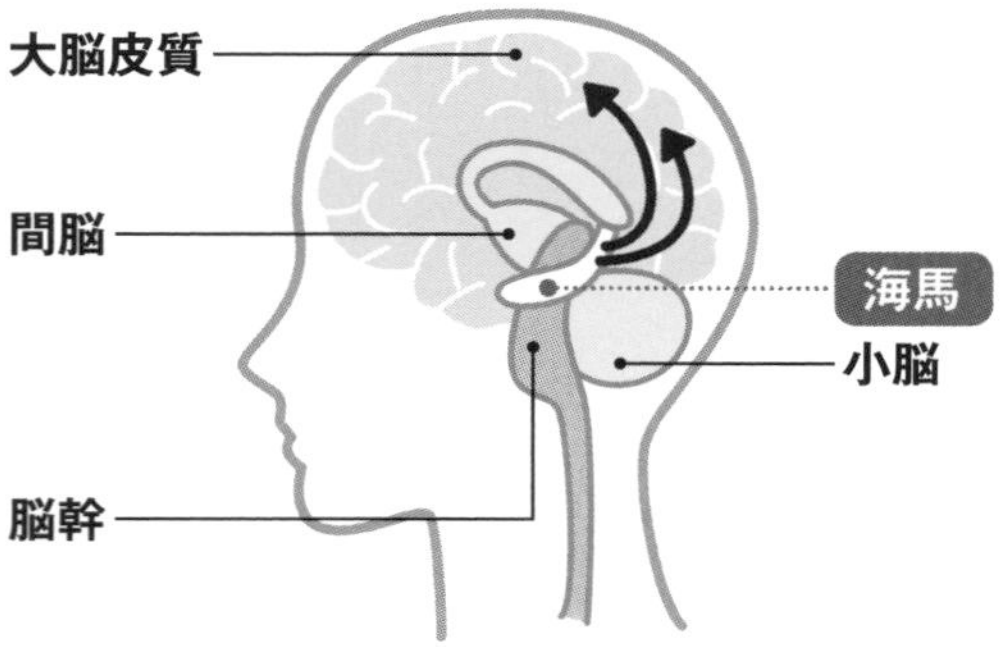

日常的な出来事や勉強して覚えたことは一時的に海馬に保存され（短期記憶）、その後、大脳皮質に送られて情報として刻み込まれる（長期記憶）。脳が萎縮するアルツハイマー型認知症では海馬が真っ先にダメージを受け、昔の出来事は覚えていても新しいことを覚えられなくなる。

原因はさまざま。最も多いのは

脳の一部が萎縮するアルツハイマー型認知症

認知症にはいくつかの種類があり、起こり方も症状も異なります。その中で最も多く全体の7割近くを占めるのが、脳神経に異常が生じて脳の一部が萎縮して起こるアルツハイマー型認知症。物忘れや物事を覚えられないといった典型的な症状は、脳の海馬という器官の細胞の死滅によって起こると考えられています（右ページ下図）。次に多いのが約2割を占める血管性認知症。この2つの認知症を合併している場合も少なくありません。

アルツハイマー型が約7割、血管性が約2割

認知症の内訳

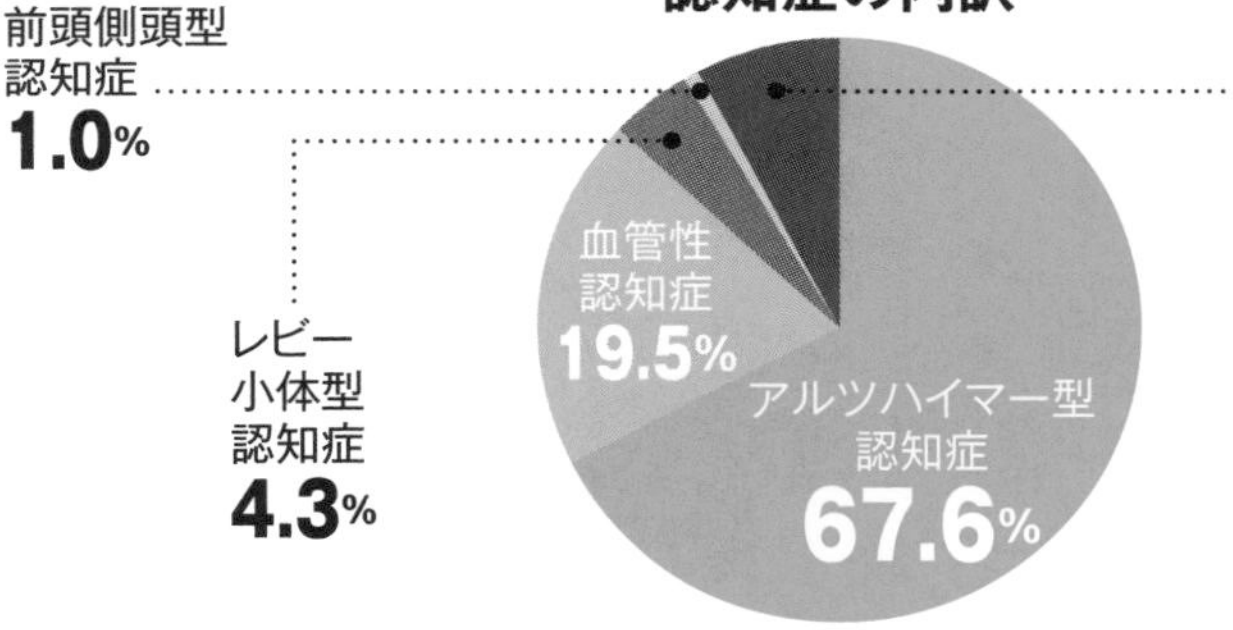

＊その他の内訳／
アルコール性0.4%、
混合型3.3%、
上記以外3.9%

86ページの棒グラフとも
『都市部における認知症有病率と認知症の生活機能障害への対応』
認知症対策総合研究事業
（平成23～24年度）
総合研究報告書をもとに作成

起こり方も症状も異なる **認知症の主な4種類**

主な種類	起こり方	主な症状
アルツハイマー型認知症	脳神経が変性して脳の一部が萎縮していく過程で起こる	物忘れで始まることが多く、ゆっくり進行する
血管性認知症	脳梗塞や脳出血などの脳血管障害によって起こる	障害された部位によって異なり、一部の認知機能は保たれている「まだら認知症」が特徴
レビー小体型認知症	脳内にレビー小体という特殊なたんぱく質がたまり、脳の神経細胞が破壊されて起こる	現実にはないものが見える幻視が起きたり、手足が震えたり歩幅が小刻みになって転びやすくなる（パーキンソン症状）
前頭側頭型認知症	脳の前頭葉や側頭葉で神経細胞が減少し、脳が萎縮して起こる	スムーズに言葉が出てこない、言葉の間違いが多い、感情の抑制が利かなくなる、社会のルールを守れなくなる

更年期の物忘れは、認知症とは違います

症状を正しく理解することが大事。
起こらない人も多い妄想、徘徊、人格の変化

認知症の症状には、ほぼすべての人に起こる「中核症状」と、人によって現れ方が異なる「行動・心理症状」があります（下図）。同じことを何度も聞く、数分前の出来事を忘れる、日付や曜日がわからなくなるなどは典型的な「中核症状」。一方、徘徊や、穏やかだった人が怒りっぽくなる、物を盗まれたと思い込む、抑うつなどは「行動・心理症状」で、誰にでも起こるわけではなく、程度にも個人差があります。

認知症にも性差がある。血管性は男性に多く
アルツハイマー型は女性に多い

認知症患者は男性より女性に多く、特にアルツハイマー型認知症でその差が明らかです。理由は定かではありませんが、女性のほうが高齢者人口が多く平均寿命が長いという背景を統計学的に除いても、女性に発症しやすいという報告が出ています。また症状にも性差があり、男性は感情をコントロールできないために暴力をふるう行為、女性は物を盗まれたと思い込むなどの妄想が現れやすい傾向があるといわれています。

ほぼ全員に起こる「中核症状」と、現れ方が異なる「行動・心理症状」がある
認知症の主な症状

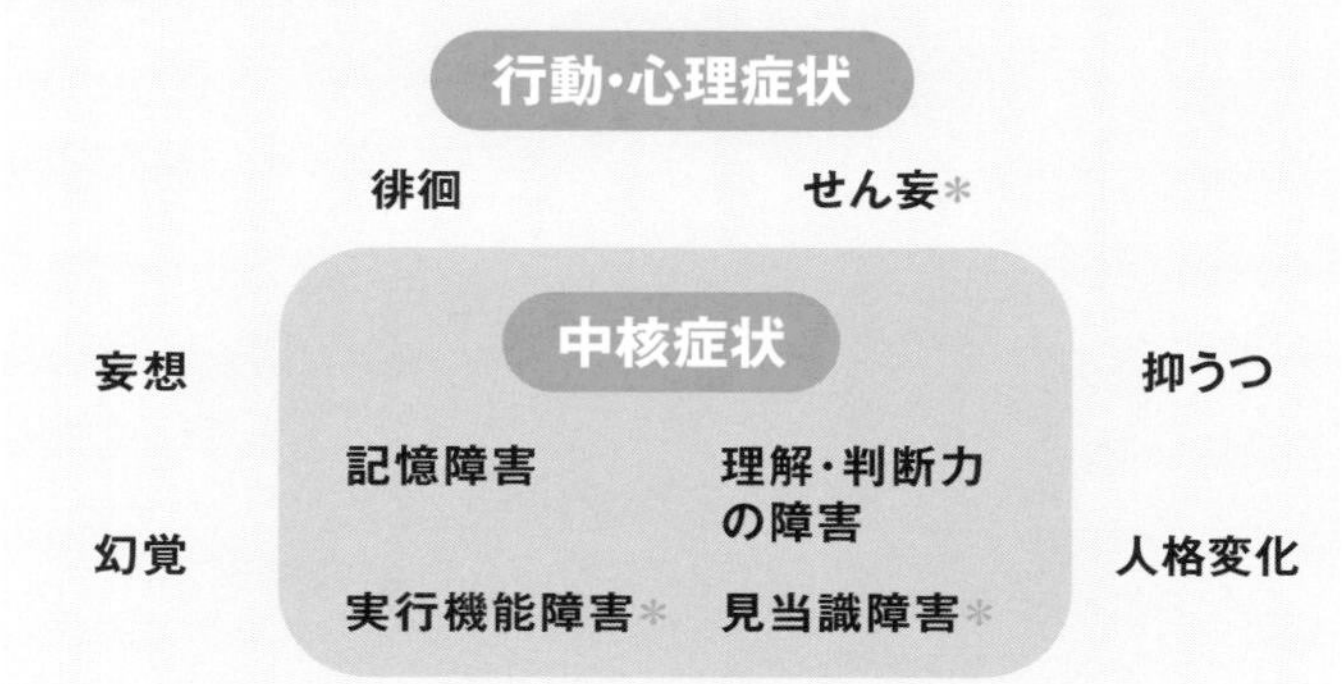

＊せん妄＝落ち着きなく家の中をうろうろする、独り言をつぶやくなど。
＊実行機能障害＝計画や段取りをたてて行動できない。
＊見当識障害＝時間や場所、人との関係がわからなくなる。

全国国民健康保険診療施設協議会「認知症サポーター活動ハンドブック」を参考に作成

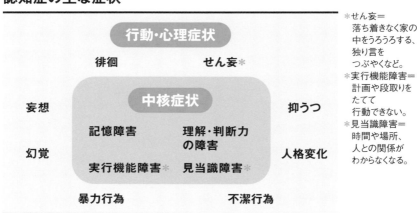

更年期の記憶力低下の原因は

エストロゲン分泌の減少 時期が過ぎれば自然に治まる

女性には記憶力・判断力が急激に落ちる時期が２回あります。認知機能が低下する更年期と認知症を発症する老年期です。前者はエストロゲンの急激な減少というホルモンバランスの乱れが原因です（エストロゲンには記憶を司る神経伝達物質の分泌を増やす、脳の血流を促す、神経細胞を保護する、血管性認知症の原因となる動脈硬化を防ぐなどの働きがある）。多くの場合、更年期を過ぎてホルモンの乱れがなくなると自然に治ります。

物忘れの自覚があれば大丈夫 **更年期の認知機能低下と認知症の違い**

	更年期の認知機能低下	認知症
物忘れの自覚	ある	ない
体験したこと	一部を忘れても体験したこと自体は覚えている（例・朝ごはんのメニューを忘れる）	体験したことすべてを覚えていない（例・朝ごはんを食べたこと自体を忘れる）
症状の進行	１～2年で物忘れの程度が進んでいない	物忘れの程度が年々進んでいく
日常生活への支障	ない	ある

予防効果は定かではない

ホルモン補充療法と認知症

エストロゲンには認知機能の低下を防ぐさまざまな働きがあることから、ホルモン補充療法に認知症予防効果があるかどうかの研究調査が行われてきました。

その結果、閉経直後に開始すればリスクは低下する、高齢になってからの投与は逆にリスクを上げる、治療期間によっても差が出る、などの報告が出ており、見解は定まっていません。

認知症
②

認知症は〝生活習慣病〟。予防のために今、何ができるか

日常生活の改善で４割のリスクを減らせる可能性

２０２０年、イギリスの医学雑誌に12の「認知症発症のリスク要因」が発表されました（92ページ）。認知症の要因のうち６割は不明で４割は修正可能。つまり、日常生活の改善で発症リスクを４割減らせる可能性を明らかにしたのです。

認知症予防には、まず〝認知症は生活習慣病である〟という大前提を頭に入れて行動することが基本です。そのうえで、自分に合った知的活動を楽しみ、社会との交流を維持する——。このような毎日が脳の神経細胞を刺激し、認知機能を長く保つことにつながります。

難聴は放っておかない。子どもの健康教育こそ大事

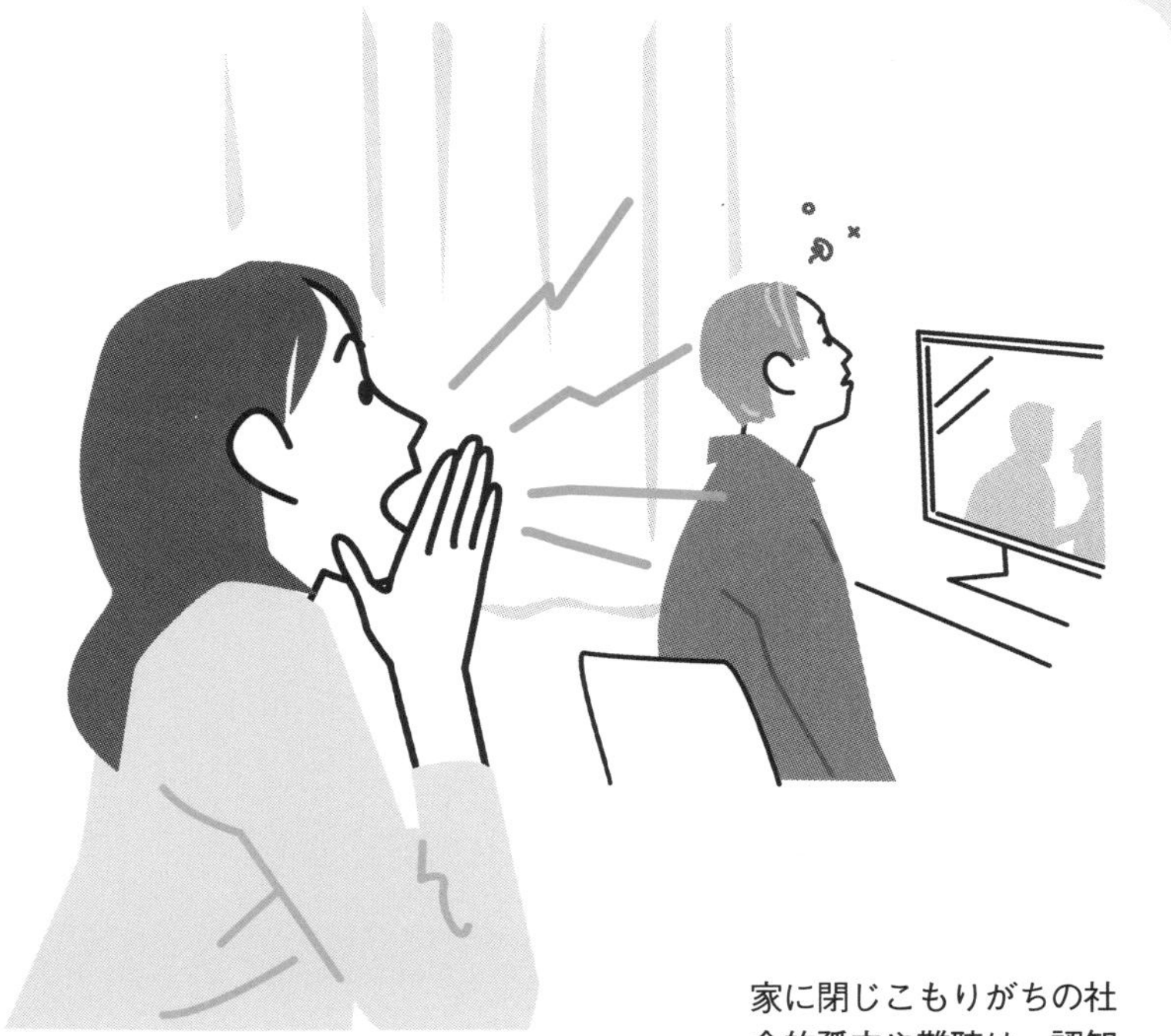

家に閉じこもりがちの社会的孤立や難聴は、認知症のリスクを高める。

特に重要なのが難聴対策。65歳以上の3人に1人ともいわれ、誰にでも起こりうる加齢性難聴が認知症のかなりのリスクになっています。聞こえが悪いと会話がおっくうになり、家に閉じこもり社会から孤立しがちに。耳が遠くなったと感じたら（あるいは家族が気づいたら）、耳鼻咽喉科を受診して早めに補聴器を使うことをおすすめします。

そして、さらに大事なことは子ども世代への健康教育にほかならないと私は考えています。食事・運動・睡眠の大切さを学び、日々の健康管理が当たり前に身につけば、将来の認知症はかなり減るはずです。これこそが大人の私たちにできる、社会的な認知症対策といえるのかもしれません。

研究からわかった認知症のリスク要因

認知症の要因12が明らかに！　中年期から気をつけたい
難聴、頭部外傷、高血圧

2020年、英医学雑誌『Lancet（ランセット）』は認知症の発症要因12項目を明らかにし、生活習慣の改善で認知症の発症リスクが４割下がることを発表しました。若年期、中年期、高齢期の各年代ごとに気をつけるべき項目を明示しています（下図）。更年期世代で特に影響が大きいのは、聴力の低下、頭のケガ、高血圧などの生活習慣病。難聴対策で８㌫、血圧のコントロールで２㌫、発症リスクを抑えられる可能性の目安を示しています。

6割は不明だが、4割は修正可能 **認知症発症のリスク要因**

	年代	要因	割合
修正可能な要因 40%	若年期（～44歳）	教育の機会が少ない	7%
	中年期（45～65歳）	聴力低下	8%
		外傷性脳損傷	3%
		高血圧	2%
		アルコールの過剰摂取	1%
		肥満	1%
	高齢期（66歳～）	喫煙	5%
		うつ病	4%
		社会的孤立	4%
		大気汚染	2%
		運動不足	2%
		糖尿病	1%
不明なリスク 60%			

難聴が大きな要因に。頭部のケガや生活習慣病もハイリスク。

家に閉じこもりがちになり、社会活動や運動量が減ると要注意のサイン。

Lancet.2020 Aug 8:396（10248）:413-446をもとに作成

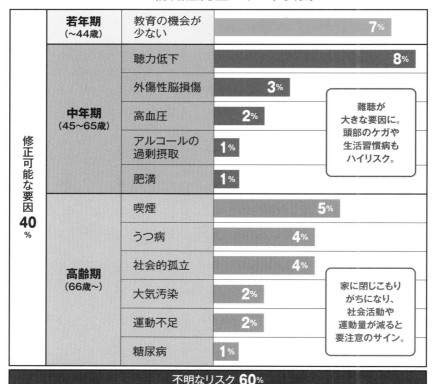

日常生活の活動低下が
社会活動への参加を減らし、認知機能に影響を及ぼす

IROOP（アイループ。認知症発症予防を目的とするインターネット健常者登録システム）に登録された日本人高齢者の大規模データから、認知機能の低下に影響する要因が発表されました。それによると半年後に認知機能が低下した人は、その間、日常生活における活動や社会活動への参加が減り、気分の落ち込みや意欲の低下が生じていたこと、また糖尿病やがんなどの病気、難聴、頭部のケガ、慢性的な痛みがあったと報告しています。

脳が萎縮しても症状が出にくい
「認知の予備力」とは

１０１歳で亡くなる直前まで子どもたちと交流し活動的に働いていたアメリカの修道女を死後解剖したところ、脳の萎縮が進んだアルツハイマー型認知症だったことがわかりました。生前の知的活動が脳の神経回路を豊富にし、死滅した神経細胞の機能を補ったと推測されています。このように損なわれた脳の機能を埋め合わせる働きを「認知の予備力」といい、長年の職業や社会的活動などによって培われた知的機能の高さによって左右されると考えられています。

専門医療を提供し、家族の相談にも対応する
認知症疾患医療センター

認知症疾患医療センターは、診断や症状への対応など専門の認知症医療を提供する機関で、一定の条件を満たした全国の医療機関に設置されています（２０２３年10月現在５０５か所）。本人や家族の相談に乗り、地域との連携も行うなど、医療や介護を受けやすい体制づくりを多方面から支援します。

認定病院は各自治体のホームページに掲載。かかりつけ医や地域包括支援センターの紹介があると受診がスムーズです。

今すぐ実行したい5つの認知症予防策

1 家に閉じこもらない
知的活動で脳に刺激をインプット

外出しなくなった、周囲や社会との交流が減った、誰ともしゃべらない日が珍しくない……。このような生活は脳の機能も運動機能も低下させ、認知症のリスクを明らかに高めます。そうなる前に、日常的に外の世界とつながる知的活動を続け、何かしらの役割を担う居場所を作っておくことが大事です。とはいえ、１人で動き出すのが難しい場合もあります。家に閉じこもりがちな家族や身近な人への働きかけも必要です。

2 バランスよく食べる
特定の栄養素より多様な食材を

青魚に含まれるドコサヘキサエン酸（DHA）、豆製品、乳製品、お茶など、認知機能の維持に効果的とされる栄養素や食材は多くても、これさえ摂っていれば安心という決定的なものはありません。要は、塩分、動物性脂肪、糖質、加工食品をなるべく控え、多様な食材を使った栄養バランスのよい食事を心がけること。献立を考えて食材を揃えたり、新しい料理に挑戦する作業も脳の活性化によい影響を与えます。

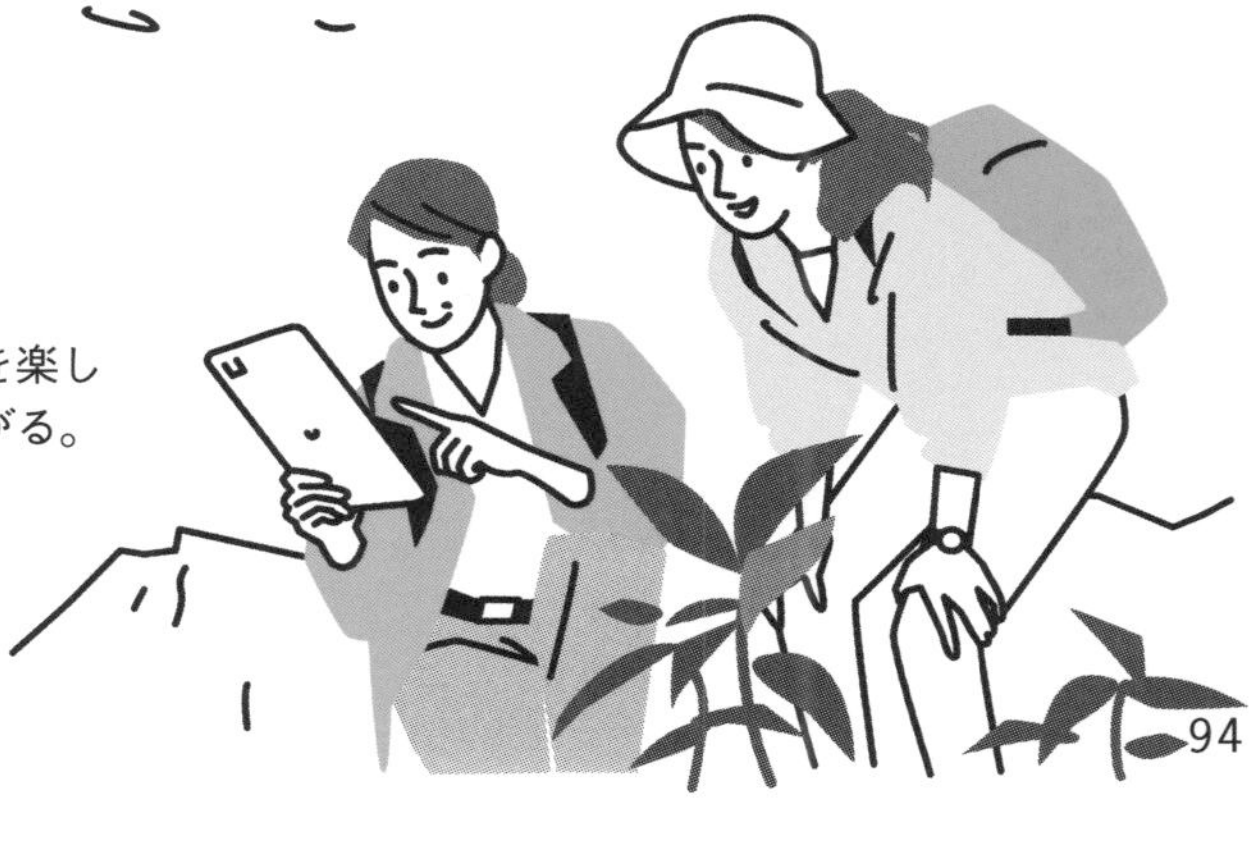

戸外で体を動かし、知的活動を楽しむことは認知症の予防につながる。

3 体を動かし、よく眠る
血を巡らせ、関節をしなやかに

週1回以上の運動習慣がある人は、1回未満の人より40パーセント認知症の発症リスクが低くなるという研究結果があります。運動は認知症の原因となる物質を脳から取り除き、発生を抑制すると考えられています。体を動かすことは脳の血流を促し、骨や筋肉を維持して関節の動きを潤滑にし、心地よい睡眠をもたらします。特別な運動やスポーツをしなくても、家事や買い物など日常的な活動量を増やすのも効果的です。

4 病気を予防·治療する
生活習慣病やうつ病を治しておく

高血圧、糖尿病、肥満など認知症のリスク要因であることが判明している生活習慣病は、まず予防が第一。そして定期的に健康診断を受けて、早期に発見し治療にとりかかりましょう。放っておくと動脈硬化が進み、脳卒中や心疾患を引き起こし、脳血管性認知症の原因にもなります。また、うつ病から認知症になるケースも少なくありません。喫煙はいうまでもなく認知症だけでなく万病のもと。今からでも禁煙を。

5 早めに補聴器を使う
難聴が気になったらまず検査を

認知症のリスクは軽度の難聴で約2倍、中度で3倍、重度で約5倍高まるといわれています。音の情報量が減り脳の活動が低下するだけでなく、社会的孤立を招くことの影響が大きいのです。会話がおっくうになり、人づきあいに消極的になり、社会とのコミュニケーションが減ると認知機能の低下につながります。本人や家族が聞こえが悪いと感じたら、耳鼻咽喉科を受診し、早めに補聴器を使い始めましょう。

COLUMN

コラム 3

早めの対策で認知症に進ませない！

軽度認知障害（MCI）を知っていますか？

●早期発見と早めの対策が何よりも大事

同年代に比べて物忘れの程度がかなり強いけれど日常生活に支障が出るほどではない――。このような正常と認知症の中間の状態を**軽度認知障害（MCI）**といいます。このうち年間約5〜15パーセントが認知症に移行し、**約16〜41パーセントは健常な状態に戻る**とされ、MCIの**早期発見と早めの対策**がいかに重要かがわかります。

MCIの診断には、一般にミニメンタルステート検査（MMSE。国際的な認知症スクリーニングテスト）が行われます。時間や場所、簡単な計算、言語や図形的な能力などに関する全11問のテストで、合計点数によって「正常・軽度認知症疑い・認知症疑い」の3段階を診断します。

通常は医療機関で行うものですが、検査方法や設問はインターネットで検索できますので、家庭で本人の状態を見ながら無理のない範囲で行ってみるとよいでしょう。もしMCIや認知症の兆候が疑われた場合、本人やご家族の心配事や相談には、各自治体の**地域包括支援センター**や**認知症疾患医療センター**（93ページ）が応じています。

●認知機能の維持・改善に何が効果的か

では、何をしたら認知機能の維持や改善が期待できるのでしょうか。MCIの高齢者を対象にしたJ-MINT研究（2019年から国立長寿医療研究センターを中心に実施）では**生活習慣病の管理、運動指導、栄養指導、認知トレーニング**の

認知機能の維持・回復に効果の期待できる「運動・食事・活動」

運動	**●さまざまな運動を、頭も同時に働かせて行う** **有酸素運動**（ウォーキング、ジョギング、水泳など長時間継続して行える運動）とレジスタンストレーニング（スクワットや腹筋など筋肉に負荷をかける運動）を組み合わせる。**コグニサイズ**（足踏み・ウォーキングなど体を使う運動と引き算・しりとりなど頭を使う課題を同時に行う）も効果的。**週に3回以上を半年以上続ける。**
食事	**●多様な食材とメニューを楽しんでいただく** 認知症の進行を抑制することが科学的に証明された特定の食べ物はない。**1日2食以上の食事**（主食・主菜・副菜）を摂り、**多種類の食品**（魚・肉・卵・豆・野菜・果物・乳製品など）を取り入れる。食事量が不足しがちなときは栄養価の高いおやつ（果物・ナッツ・ヨーグルト・チーズ・いも類など）や栄養補助食品を活用。旬の食材を用い、変化に富んだメニューを楽しんでいただく。
活動	**●頭を使う活動、人との交流、外出を習慣に** 読書、パズル、楽器の演奏、ゲームなど**頭を使う活動に週6時間以上取り組む**（ただし負担が大きすぎたり気が進まない活動は逆効果）。**人と会って話すこと**と**電話やメール**でのやりとりを組み合わせて人との交流を保つ。できれば**毎日1回は外出**する。外出は体の機能を維持するだけでなくネガティブな心理状態を抑制する。

『あたまとからだを元気にするMCIハンドブック』国立長寿医療研究センターをもとに作成

4つを同時に実施すると認知機能低下が抑えられ、継続して行うと認知機能の改善やフレイル（身体的・精神的活力が低下した要介護手前の状態）の予防に効果的であることを明らかにしました。ポイントは4つを個別にではなく同時に行うことです。

いくつかの研究から明らかになった「運動・食事・活動」の具体例を表に示しました。94・95ページの認知症予防策と合わせて参考にしてみてください。

多くの自治体が認知症予防に力を入れ、運動や知的活動のプログラムなどを行う**介護予防教室**、本人や家族が集う**認知症カフェ**などのサービスや場を提供しています。広報紙やホームページなどでお住まいの地域の情報を調べてみましょう。

目の病気

白内障、緑内障、ドライアイ。50歳を過ぎたら毎年、眼科検診を

エストロゲン減少もリスクに。更年期以降の女性は注意

加齢とともに増える白内障、緑内障、ドライアイなどの目の病気。調査や研究で、男性より女性の患者数が多く、エストロゲンの減少も要因になるとの結果も出ており、閉経後の女性は特に注意が必要です。

視機能の低下がもたらすのは、文字が読みにくいといった日常生活の不便に止まりません。知的活動や社会参加を妨げて脳の働きに影響を及ぼす、転びやすくなって骨折の危険が高まるなど、健康寿命を伸ばすうえでも大きなネックとなるのです。

生活習慣の改善と眼科検診の両輪で目を守る

がんや認知症に比べて目の健康に無頓着な人は多いのではないでしょうか。多少

部屋の湿度を適度に保つ、パソコン作業中は適宜休憩を取る、目が疲れたらホットアイマスクや蒸しタオルを目に当てるなどでドライアイの予防を。

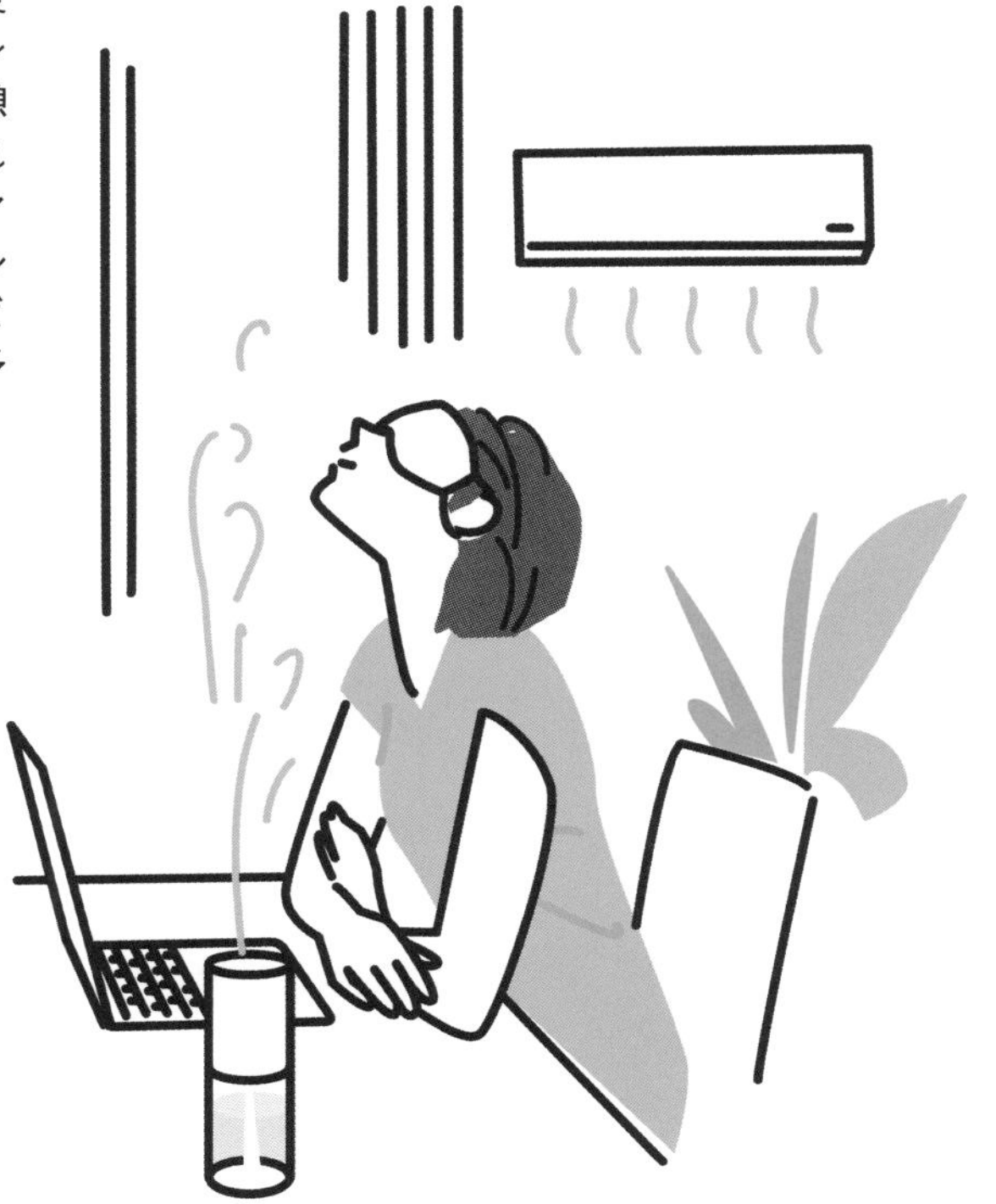

の見えにくさや不快感は「年のせい」と放っておきがちですし、何年も目の検査をしていないという声も聞きます。しかし眼疾患は一般に自覚症状が表れにくいもの。たとえば視野が欠ける緑内障は、初期のうちは気づかないことが多く、眼科検診で見つかり、進行を抑える治療で失明を免れたケースも少なくありません。目の症状の陰に別の病気が隠れていることもあります。

　現代人の生活は目によくない環境要因に溢れています。生活習慣を改善し目に悪影響を与えるリスクを減らす、症状がなくても50歳を過ぎたら年に1度眼科検診を受ける――。クリアな視界を守るために私たちにできるのはこの2つです。

女性に多く、誰もがなりうる3つの目の病気

白内障

水晶体が濁り視力が低下

主な原因は加齢。女性の総患者数は100万人超え

水晶体（外からの光を集めてピントを合わせるレンズの働きをする）の成分であるたんぱく質が酸化して水晶体が濁り、視力が低下する病気が白内障です。加齢とともに増え、総患者数は女性108万6000人、男性62万9000人（『国民衛生の動向2022/2023』）と女性に多く、紫外線や糖尿病なども原因となります。水晶体の中心部から濁る核白内障、周囲から濁る皮質白内障、後ろの部分から濁る後嚢下《こうのうか》白内障などの種類があります。

症　状

- 見えにくい、かすんで見える
- 二重、三重に見える
- 眼鏡やコンタクトレンズの度数が変わる
- まぶしい
- 目が疲れる、頭痛がする　など

目の構造

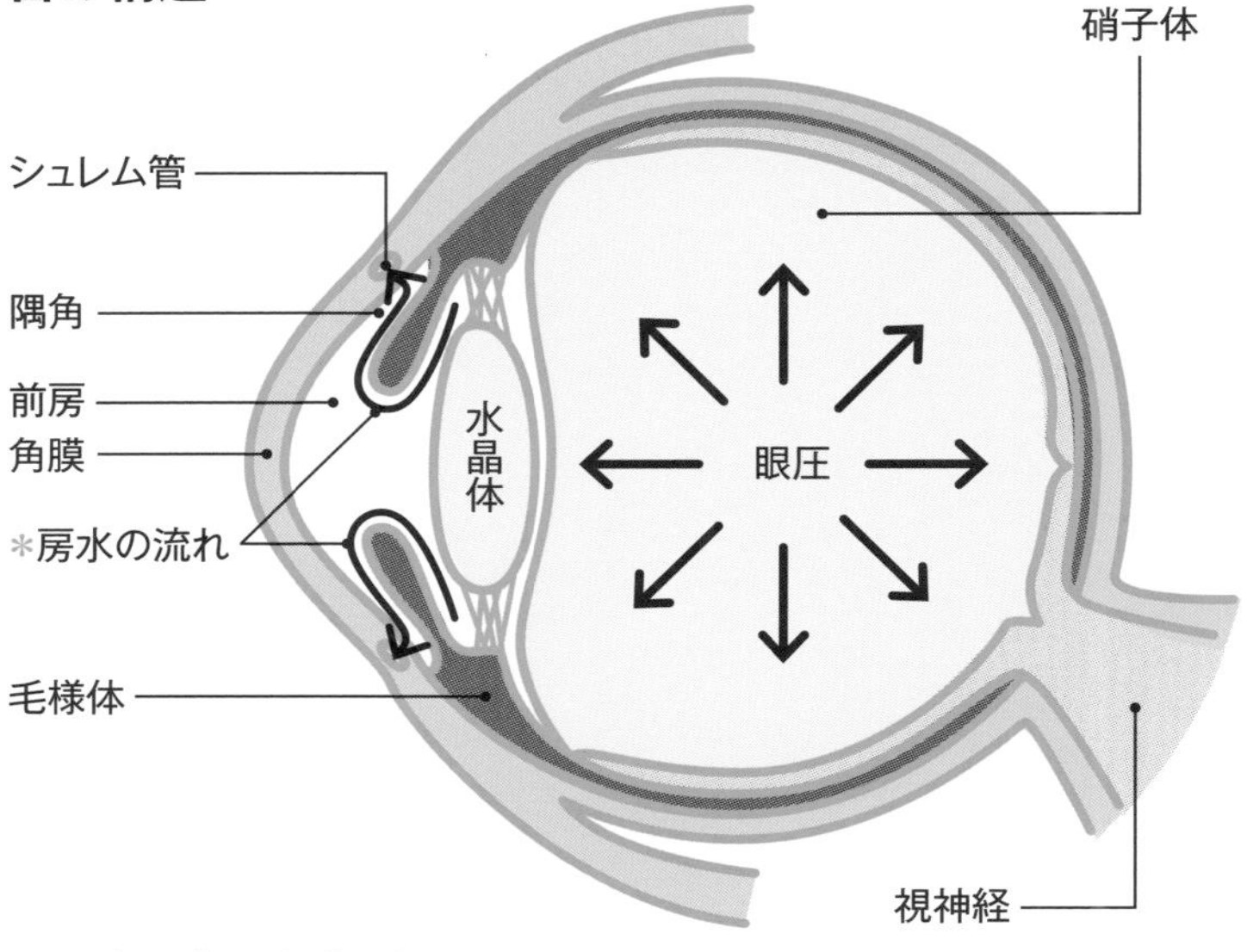

＊目の圧力（眼圧）は角膜と水晶体の間を満たす房水で調整されている。房水は毛様体で作られ、隅角を通って主にシュレム管から排出される。

ドライアイ

女性の目は乾きやすい

加齢、スマホ、コンタクトレンズ、エストロゲンの減少も原因に

涙の量が不足したり、質が変化して涙が瞳に均等に行きわたらなくなる病気がドライアイです。症状は、目が乾く、ゴロゴロするなどで、加齢のほかパソコンやスマホの見過ぎ、コンタクトレンズの使用、ストレスなどが指摘され、エストロゲン不足も関係するといわれています。シェーグレン症候群という自己免疫疾患で目が乾くこともあるので、症状に思い当たるときは放置せず眼科を受診しましょう。

症　状

- 目が乾く
- 目がかすむ
- まぶしい
- 目が疲れる、痛い、ゴロゴロする
- 目が充血する
- 目やにが出る　など

緑内障

視野が少しずつ欠けていく

早期発見・早期治療が大事

40歳以上の20人に1人の有病率

緑内障は何らかの原因で眼圧が上昇し、視神経が障害されて視野が狭くなる病気です（日本人には眼圧が正常な正常眼圧緑内障も多い）。初期に自覚症状はなく、気づいたときは相当進んでいるケースも珍しくなく、障害された視神経は戻りません。40歳以上の5パーセントと有病率が高く、失明原因の第1位である緑内障は、眼科検診による早期発見と点眼薬などで進行を抑える治療が何よりも大事です。

症　状

- 初期では自覚症状はない
- かなり進んでから見えない場所が出現する、視野が狭くなる　など

緑内障の2つの種類

開放隅角緑内障	シュレム管内の線維柱帯が徐々に目詰まりして房水が排出されにくくなり、眼圧が上昇する。ゆっくり進行する慢性の病気。正常眼圧緑内障もこのタイプに分類される
閉塞隅角緑内障	隅角が狭くなり、閉じてしまって房水の流れが妨げられ、眼圧が上昇する。慢性型と急性型がある

生活習慣と眼科検診で目の健康を守る

加齢だけが原因ではない。生活習慣の改善でクリアな視界を保つ

予防が難しく、初期のうちは自覚症状のない緑内障は眼科検診による早期発見が最も重要です。

一方、白内障やドライアイの発症・進行には加齢以外に環境要因が大きく関係しています。紫外線を避けることや、コンタクトレンズ・パソコン・スマホの使い方、部屋の湿度を保つことなどにも注意しましょう。

食事・運動・睡眠を整えストレスを軽減するなど生活習慣の改善も、目の健康維持のための基本です。

白内障

原因

- 加齢
- 紫外線
- 薬物
  （副腎皮質ステロイド、向精神薬など）
- 糖尿病
- 喫煙
- 放射線　など

＊日本白内障学会HPをもとに作成

対策

●生活習慣病の予防

糖尿病、高血圧、高脂血症、心血管系疾患などの病気を予防する。禁煙

●食生活の改善

抗酸化効果の高い野菜や果物を毎日摂取する。
AGE（終末糖化産物。老化の原因物質）を多く含む食品（炭酸飲料、揚げ物、スナック類、バターなど）を摂りすぎない

●紫外線対策

つばの広い帽子や日傘、サングラスを用いる。
紫外線カット効果のあるソフトコンタクトレンズを使う

ドライアイ

原因

- パソコンや
スマホの長時間使用
- 夜型の不規則な生活・
運動不足
- 空気の乾燥
- 加齢
- ストレス
- コンタクトレンズ
の使用
- 薬の副作用
- 目の手術後
- 内科的疾患
（シェーグレン症候群、
スティーブンス・ジョンソン
症候群など）　など

＊ドライアイ研究会HPをもとに作成

対策

●パソコン・スマホの作業中は――

瞬きを意識的に増やす。
1時間に15分は休憩を挟み
画面から離れる。パソコンの
画面の位置を目より下にする
（目を大きく見開かなくて済む）

●部屋の中は――

加湿器で乾燥を防ぐ。
エアコンの風を直接目に当てない

●コンタクトレンズは――

使用中に充血や、目がゴロゴロする
などの症状が出たら外す。
眼鏡と併用して使用時間を短くする

●市販の目薬は――

乱用しない。点眼液に含まれる
防腐剤や刺激物の副作用がある

50歳を過ぎたら無症状でも

年に1回、眼科検診を受けましょう

目の病気は自覚症状が現れにくいことも多く、定期的な眼科検診が重要です。50歳を過ぎたら毎年眼科検診を受けることが重要です。

緑内障、白内障のほか加齢黄斑変性、糖尿病網膜症など重大な病気の多くが検診によって見つかっています。検診では視力検査、眼圧検査、視野検査、眼底検査（視神経や網膜の状態を診る）、細隙灯《さいげきとう》顕微鏡検査（眼球の表面、水晶体、硝子体を調べる）などが行われます。

めまい・耳鳴り・難聴

女性の一生にめまいはつきもの。加齢性難聴は早めに補聴器を

10代も50代も、女性はめまいを起こしやすい

〝女性の一生にめまいはつきもの〟といってよいほど、初経（初潮）を迎えた頃の立ちくらみに始まり、30～40代の月経前症候群や更年期症状など、ホルモンバランスや自律神経の乱れとも関係して女性は年代ごとに異なる要因でめまいを起こしがちです（１０７ページ）。実際、女性外来を担当する多くの医師たちが、多岐にわたる訴えの中でも「めまい、ふらつき」は上位の主訴であると指摘しています。

症状は、体や周囲がぐるぐる回っているように感じる回転性めまい、立ち上がろうとすると体がふわふわする非回転性めまいなどさまざまで表現も人それぞれ。私が更年期に経験したのは、ふわーんと体をどこかに持っていかれるような感覚でした。

めまいはしばしば耳鳴りや難聴を伴います。稀に脳の病気が隠れている場合もあ

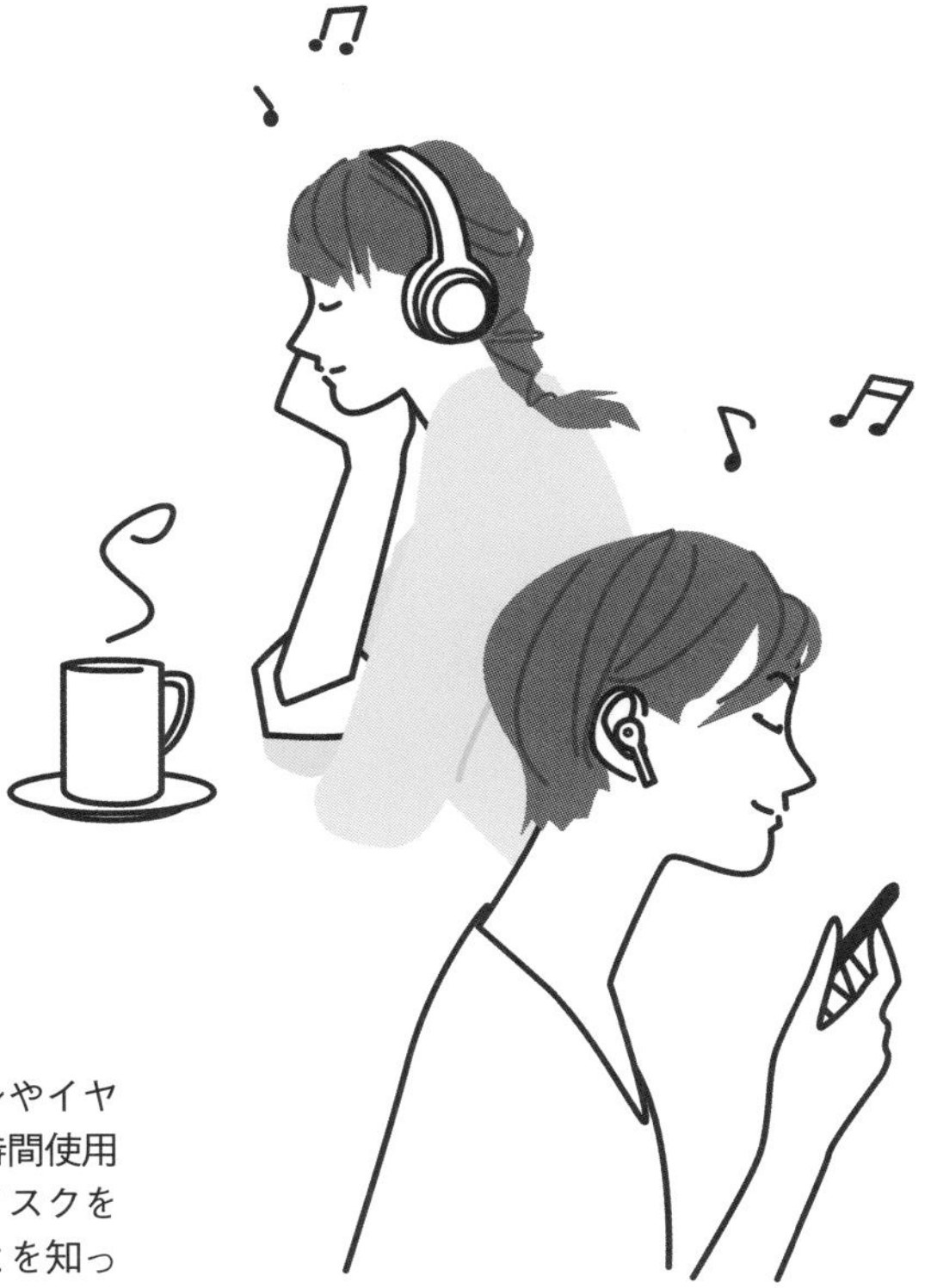

ヘッドホンやイヤホンの長時間使用は難聴のリスクを高めることを知っておきたい。

るのでまずは受診を。よくある症状ほど、油断して病気を見逃さない用心深さが必要です。

中高年だけではなく若者も。難聴のリスクが増えている

加齢性難聴は50歳頃から始まり、65歳以降急増します。自覚しにくいものですが、「テレビの音が大きい」などと指摘されたら軽度の難聴の可能性があります。私の目下の懸念はヘッドホンやイヤホンで四六時中音楽を聴いている若者たちの耳。聴力がダメージを受けていることは研究データからも明らかで、若い世代への働きかけも重要だと考えています。

年代で原因が異なる女性のめまいと耳鳴り

ライフステージごとに生じる、さまざまなめまい・耳鳴り

めまいを訴える女性はどの年代でも男性より多く、年代別に原因は異なります。更年期に生じるめまいの大半は検査で異常の出ない自律神経の乱れによるものです。60歳を過ぎた頃から増えてくるのが良性発作性頭位めまい症で、メニエール病も60代以降起こりやすくなります。

実際はない音が鳴っているように聞こえる耳鳴りは多くが原因不明ですが、高血圧、糖尿病、疲労、ストレス、睡眠不足により悪化することがわかっています。

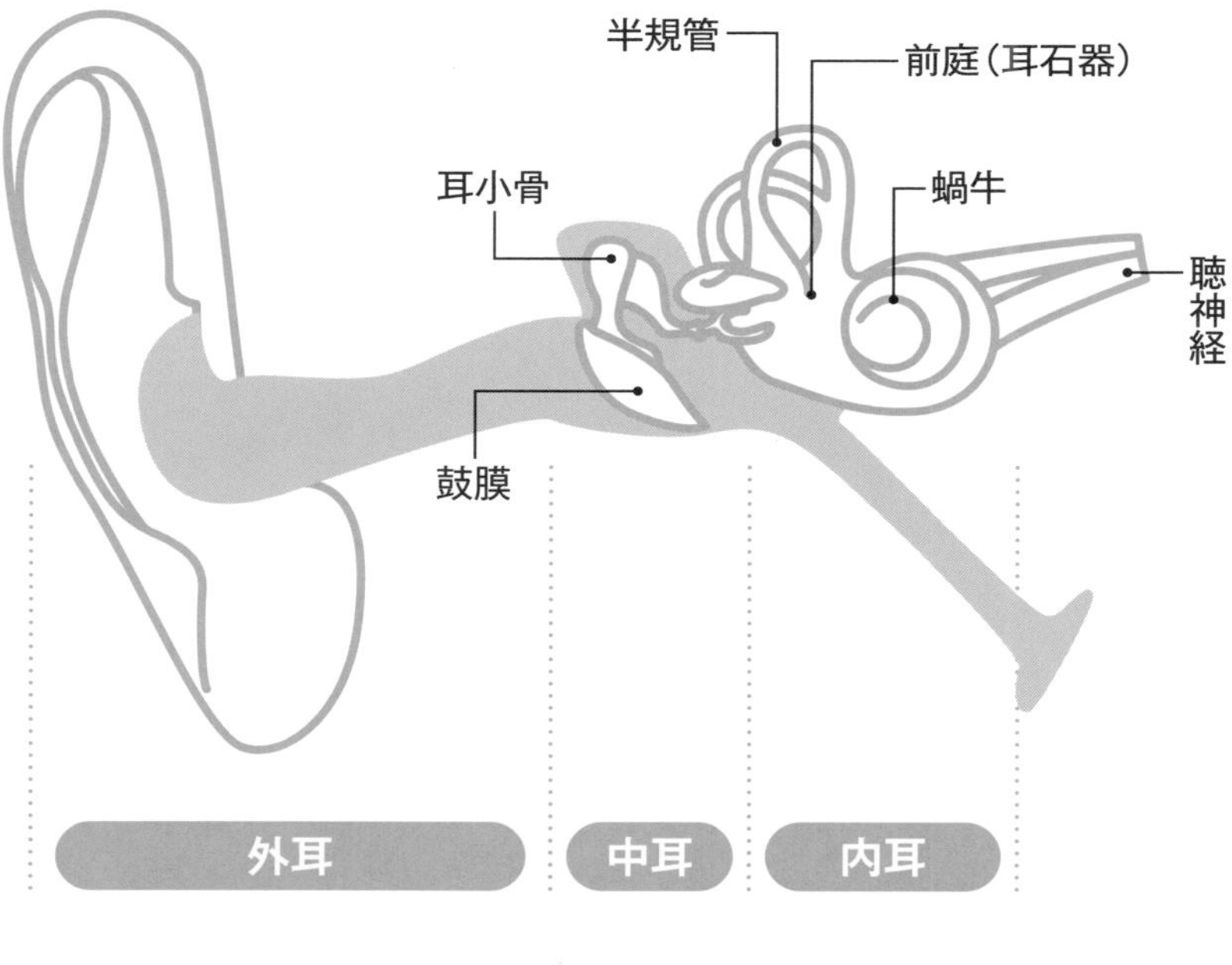

耳の構造　鼓膜の振動は耳小骨を伝って内耳に到達し、電気信号に変換されて聴神経から脳へ伝わり音として認識される。平衡感覚を司る耳石（カルシウムの小粒）は前庭の中の耳石器にある。

女性のライフステージとめまい・耳鳴りを起こす主な病気

年代	ライフステージ		病気	説明
10代	思春期	●初経	起立性低血圧症	急に立ち上がった直後などに血圧が低くなりすぎて目の前が真っ暗になる、いわゆる**立ちくらみ**。思春期特有の**生理的変化、不規則な生活、過度のダイエット**などにより**自律神経が乱れ血圧調整がうまくいかなくなる**ことが原因
20代 30代	性成熟期		月経前症候群（PMS）	**月経の3～10日前にさまざまな精神的・身体的不調**が生じ、月経が始まると治まる病気で、**めまい**も症状の一つ。原因ははっきりしないが、**ホルモンバランスの乱れ**や**セロトニン（脳内神経物質）の不足**などが考えられる
40代	更年期		突発性難聴	**突然耳の聞こえが悪くなり、耳鳴りやめまい**などを伴う原因不明の疾患。40～60歳代の働き盛りに多い。**ストレス、過労、睡眠不足、糖尿病**がリスクとなる
50代	更年期	●閉経	更年期めまい症	更年期症状の一つ。大半が検査をしても特に病的な異常のない**自律神経の乱れ**によるもので、**精神的ストレスや睡眠不足**が関係していることが多い
	老年期		良性発作性頭位めまい症	**寝返りや起床時など頭を動かしたときに生じる回転性めまい**（景色がぐるぐる回る）。数秒から数十秒で治まり、難聴や耳鳴りは伴わない。**平衡感覚を司る耳石がはがれて半規管の中を浮遊**することが原因
60代～	老年期		メニエール病	**難聴、耳鳴り、耳のつまり感など聴覚症状を伴うめまい**を繰り返す病気。意識消失や手足のしびれなど脳の障害による症状を伴うことはない。**内耳のリンパ液が過剰な状態**になり症状が引き起こされるが、誘因として**ストレス**が関係していると考えられる

★めまいには、このほか**脳血管障害、脳腫瘍、小脳出血、高血圧症**など重篤な病気が隠れている場合があります。めまいが長く続くときは病院を受診しましょう。

自覚しにくく誰でもなりうる加齢性難聴

加齢とともに、高音から聞こえにくくなる

加齢性難聴の原因は内耳の中の有毛細胞（音を電気信号に変えて脳に伝える）の損傷。加齢や大音量を長時間聞き続けることで進行し、一度ダメージを受けた細胞は修復されません。高い音や子音から聞き取りにくくなるのが特徴で、電子レンジや体温計の信号音に気づかない、「基地」と「位置」の聞き違いなどが生じます。血流の悪化もリスクとなり、動脈硬化のある人は高音域の聴力が低下しやすいとの研究結果が出ています。早く気づくためにも、ほかの病気（突発性難聴、メニエール病など）との鑑別のためにも定期的に聴力検査を受けましょう。

高齢者は高い音ほど聞き取りにくい **加齢による聴力の変化（女性）**

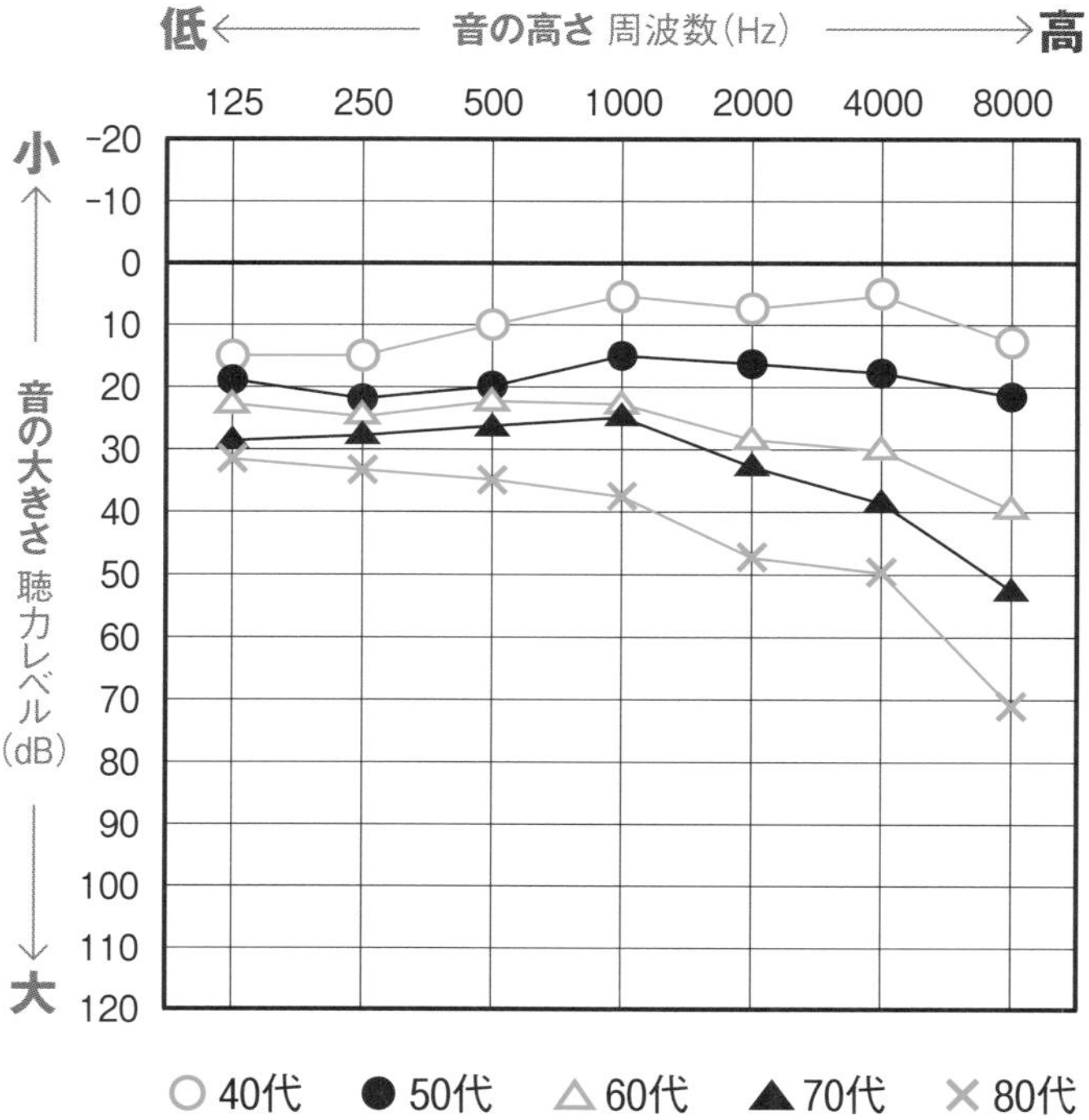

聴力検査の結果は左のようなオージオグラム(聴力図）で示され、その高さの音(横軸）を聞き取ることのできる音の大きさ(縦軸)を表す。この図から、高音域の聴力は60代から低下し始め、高齢になるほど高音は大きな音でないと聞き取れないことが読み取れる。

Audiology Japan 56,269～275,2013より

イヤホン・ヘッドホンの長時間使用に注意
増えている〝騒音性難聴〟

「2016～20年の20代女性の聴力は、2000～04年の40代女性と同程度」という衝撃的な報告が出ました。国立病院機構東京医療センターによると、近年、40代以下の男女ともに、音響によるダメージを最も受けやすい高音域（4000Hz）の聴力が明らかに低下しており、イヤホンやヘッドホンで音楽を聴く環境が影響している可能性が高いとのこと。加齢と大音量が重なると難聴は加速します。音量を小さめにする、長時間聞き続けないなどの注意は全世代の現代人に必要です。

対処法

めまいには漢方薬もよく効く。加齢性難聴には補聴器

めまいの症状別に漢方薬を使い分ける

漢方では、めまいの原因を血虚（血液の循環障害）と水毒（リンパ液や組織間液の滞り）ととらえ、これらを改善する漢方薬を用います。

更年期のめまいによく使うのが苓桂朮甘湯《りょうけいじゅつかんとう》で、動くとくらくらするめまいや立ちくらみによく効きます。ふらっとしたり雲の上を歩いているような感覚のふわふわしためまいには真武湯《しんぶとう》。天気が崩れるときに調子を崩し、頭が重くなる回転性めまいには五苓散《ごれいさん》など。症状によって使い分けます。

耳鳴りの約4割に牛車腎気丸《ごしゃじんきがん》が効くといわれています。また、腹式呼吸が効くこともあるので試してみるとよいでしょう。

難聴対策の基本は生活習慣。補聴器の使用は早めに

大きな音に長時間にさらされないことや血流の悪化を防ぐことは難聴の予防や進行を抑える効果があります。生活習慣の見直しは難聴対策の基本。運動習慣のある人はない人に比べて難聴になりにくいともいわれています。

聞こえの悪さを自覚したり周囲から指摘されたら、早めに耳鼻咽喉科を受診しましょう。自分に合った補聴器を積極的に使うことは、社会活動や生活の質の維持、ひいては認知症予防に有効です。

尿トラブル

尿漏れ、頻尿の予防・改善は1にも2にも骨盤底筋トレーニング

女性は骨盤底が傷みやすく、尿トラブルを起こしやすい

ふとした拍子に尿が漏れてしまう、さっき行ったばかりなのにまたトイレに行きたくなる、排尿時の痛みや残尿感がある——。このような尿の悩みは特に女性に多く、40歳以上の女性の約4割が何らかの尿トラブルを抱えているといいます。

女性は男性に比べて尿道が短いだけでなく、膀胱を支え排尿のコントロールを司る骨盤底筋が出産によってダメージを受け、閉経後の女性ホルモン減少によりさらに傷みやすくなるなど、尿トラブルを起こしがちな条件をいくつも持っているのです。放っておくと症状は悪化し、ＱＯＬを大きく損ねることになります。

セルフケアと治療で尿漏れ・頻尿は治す時代

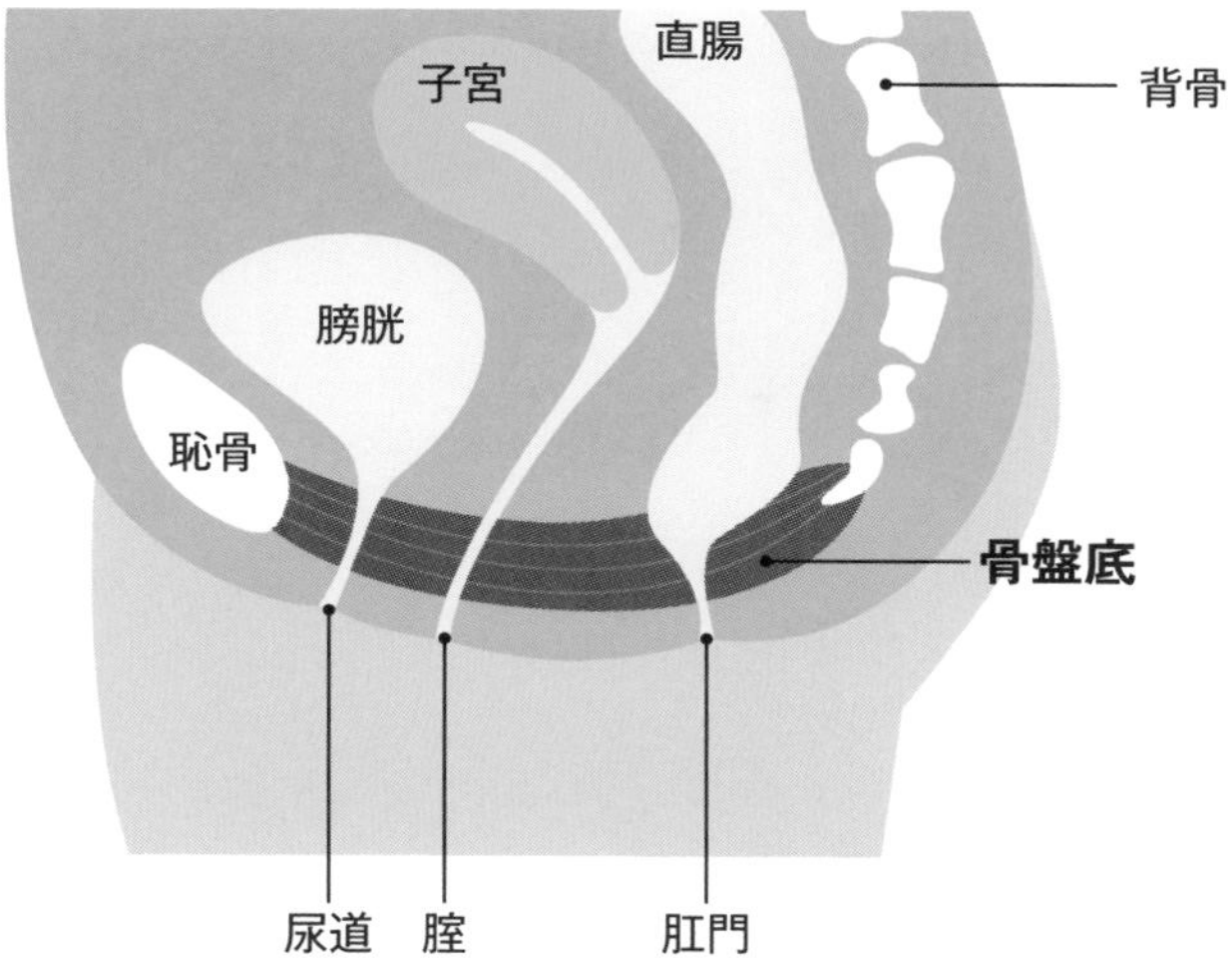

骨盤内の臓器を支え、
排泄をコントロールする骨盤底

膀胱、子宮、直腸は骨盤底というプレートに支えられている。骨盤底が加齢や出産などでダメージを受けると骨盤底筋（骨盤底の筋肉）がゆるみ、尿道がしっかり締まらず尿漏れや頻尿の原因となる。

尿漏れを自覚したらすぐにでも試したいのが「骨盤底筋トレーニング」（114ページ）。膣と肛門を意識して締め骨盤底の筋肉を鍛える運動で、女性の尿失禁治療の第一選択として推奨されています。

セルフケアでよくならなければ女性泌尿器科か内科を受診しましょう。尿検査による病気の鑑別診断も重要です。私が尿漏れ・頻尿によく処方する漢方薬は清心蓮子飲《せいしんれんしいん》。ほかに八《はち》味地黄丸《みじおうがん》、牛車腎気丸《ごしゃじんきがん》、六味丸《ろくみがん》なども使われ、症状や重症度に応じて治療の選択肢は広がっています。今や、尿トラブルのために女性がスポーツや旅行、観劇などの楽しみを我慢する必要など全くないのです。

女性の2大尿トラブル、尿漏れと頻尿

尿漏れ

くしゃみや咳、大笑いなど、おなかに力を入れたとき漏れる
腹圧性尿失禁

女性の尿漏れには主に2つのタイプがあります。約半数を占めるのが、咳やくしゃみ、大笑い、重いものを持ち上げたときなどおなかに力が入った拍子に漏れる「腹圧性尿失禁」。加齢やエストロゲン分泌の低下、出産などで骨盤底（膀胱、子宮、直腸を支え、筋肉の収縮と弛緩で排泄の調節をしているハンモック状のプレート）がダメージを受け、骨盤底筋がゆるみ、尿道口を締める尿道括約筋も弱くなることなどが原因と考えられています。

急に強い尿意が生じてトイレに間に合わず漏れる
切迫性尿失禁

唐突に、抑えられないほどの強い尿意（尿意切迫感）が起こり、トイレに間に合わず漏れてしまうのが「切迫性尿失禁」。蛇口から水を出した瞬間や水の流れる音が引き金になることもあります。外出先でも不意に尿が漏れてしまうためさまざまな活動の妨げとなり、ＱＯＬは大きく下がります。加齢や骨盤底のゆるみが関係していると考えられており、主な原因は過活動膀胱。閉経後は腹圧性と切迫性の両方を併せ持つ混合性尿失禁も増えてきます。

頻尿

一般的な排尿回数は日中4~8回、夜間1回未満。それ以上多いと頻尿

一般に排尿回数は日中４～８回、夜間１回未満が正常とされ、それより多い場合を頻尿といいます。しかし個人差があり、多少回数が多くてもそれによって困ることがなければ特に気にする必要はありません。単に水分の摂りすぎだったり、なかには精神的ストレスによる心因性の場合もありますが、過活動膀胱や膀胱炎、あるいは骨盤底のゆるみにより膀胱、子宮、直腸などが落ちてくる骨盤臓器脱も頻尿の原因となります。

排尿痛や頻尿が
症状の一般的な病気

急性膀胱炎

排尿痛（膀胱への強い刺激症状。特に排尿の終わるときに不快な痛みを伴う）や頻尿、残尿感、血尿を特徴とする急性膀胱炎は、細菌が尿道から膀胱に侵入して起こる感染症で、尿検査を行うと白血球が増えていることがわかります。女性にはごく一般的な病気で、多くの場合、抗生剤治療により数日以内に治ります。発熱を伴うときは腎盂腎炎の合併症が疑われ、注意が必要です。また、膀胱に原因不明の慢性的炎症が生じる間質性膀胱炎でも頻尿や膀胱の痛みを生じます。

切迫性尿失禁や
頻尿の主な原因は

過活動膀胱

膀胱に尿が十分にたまっていなくても自分の意思とは関係なく膀胱が過敏に反応し収縮してしまう病気で、流水音やドアノブに触れたことなどが刺激となって起こることもあります。尿意切迫感を主症状とし、多くの場合、頻尿を伴います。脳血管障害やパーキンソン病などにより脳と膀胱や尿道の筋肉を結ぶ神経回路に障害が生じて起こる神経因性と、出産や加齢などによる骨盤底筋のゆるみや骨盤臓器脱などが原因の非神経因性があります。

女性の尿漏れ・頻尿をもたらす因子

筋肉量の減少

加齢により
骨盤底の筋肉量が減り
尿道の締まりが悪くなる

閉　経

女性ホルモンの減少により
骨盤底筋や
尿道括約筋がゆるくなる

体　質

生まれつき骨盤底が弱い

妊娠・出産

妊娠による体の変化や
出産時の産道への
負荷が骨盤底を傷める

尿漏れ・頻尿は骨盤底筋トレーニングで治す

セルフケアの基本は骨盤底筋トレーニング

女性の尿漏れや頻尿は骨盤底のゆるみが関係しているケースが多く、「骨盤底筋トレーニング」に予防・改善効果があることがわかっています。

トレーニングを行うと骨盤底筋の量が増え、腹圧がかかったときや急に尿意を催したときに骨盤底筋をキュッと締めて尿を止めることができるようになるため、腹圧性尿失禁、過活動膀胱（切迫性尿失禁）のいずれにも有効です。軽症のうちに始め習慣化を。2、3か月続ければ効果を実感できるでしょう。

〈基本の骨盤底筋トレーニング〉

＊おなかに力を入れないように意識しながら行いましょう。
＊各1セット5回。
ライフスタイルに合わせて毎日の生活に取り入れましょう。

座って　電車の座席で、テレビを見ながら……

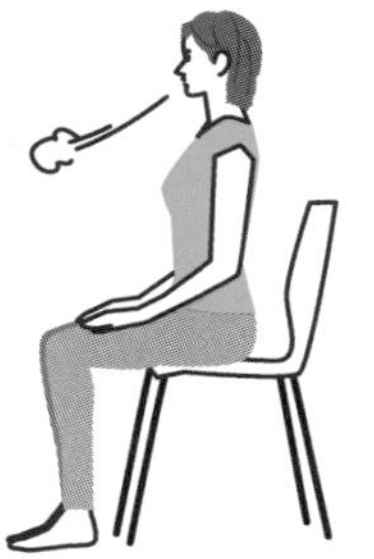

❶姿勢を正して椅子に座る。

❷おなかが動かないように意識しながら、腟と肛門をキュッと締める。

❸息を吐きながら、4、5秒かけて腟と肛門を胃の方向に吸い込むようなイメージで引き締める。

❹息を吸って力を抜き、リラックスする。

寝て　夜寝る前に、朝起きた後に……

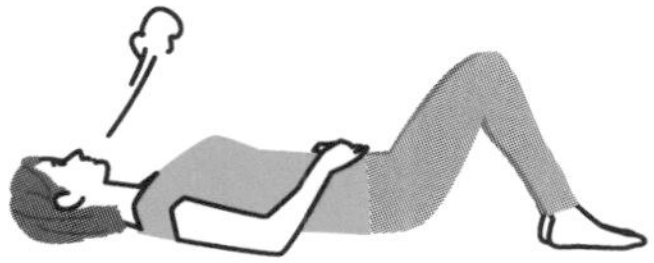

❶あおむけになり、膝を立てる。

❷手をおなかに置き、腹筋や骨盤が動かないように意識しながら、腟と肛門をキュッと締める。

❸息を吐きながら、4、5秒かけて腟と肛門を胃の方向に吸い込むようなイメージで引き締める。

❹息を吸って力を抜き、リラックスする。

立って　家事の合間に……

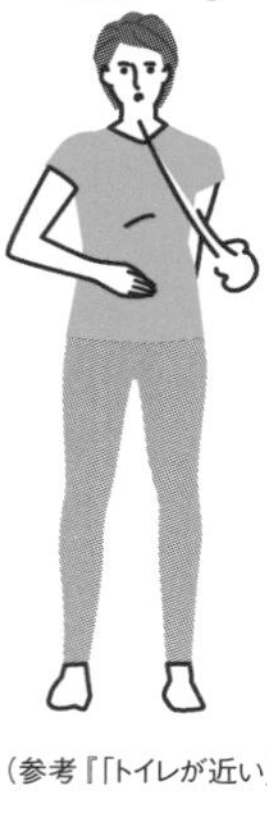

❶背筋を伸ばし、姿勢よく立つ。

❷おなかとおしりに手を当て、おなかとおしりが動かないように意識しながら、腟と肛門をキュッと締める。

❸息を吐きながら、4、5秒かけて腟と肛門を上方向に持ち上げるイメージで引き締める。

❹息を吸って力を抜き、リラックスする。

（参考『「トイレが近い」人のお助けBOOK』監修・関口由紀）

日常的対策

水分の摂り方、膀胱訓練など
尿トラブル改善の生活習慣

コーヒーや炭酸飲料を控え水分を摂りすぎない

頻尿が生活に支障を来す場合は、まず水分を摂りすぎていないかをチェックしましょう。一日の水分摂取量の目安は、特に運動量が多くなければ夏は2《リットル》、春秋は1・5《リットル》、冬は1《リットル》で十分です。夜間頻尿のある人は寝る前3時間は飲むのを控えましょう。

水分補給としての飲料には常温の水かぬるま湯が適しています。カフェインを含む紅茶、コーヒー、緑茶には利尿作用があり、冷たい飲み物や柑橘系のジュース、アルコール飲料、炭酸飲料は膀胱を刺激して夜間尿を増やす原因となります。嗜好品の飲料は1日1、2杯程度に止めておきましょう。

膀胱訓練で尿意を我慢。背筋を伸ばし大股で歩く

骨盤底筋トレーニングに尿意を我慢する膀胱訓練を合わせるとより効果的です。尿が少ししかたまっていない状態で排尿を繰り返すと、膀胱がますます敏感になり頻尿を悪化させるからです。尿意を催したら5分間我慢しましょう。その時間を徐々に長くし、トイレの間隔が2、3時間空くようになれば外出も安心です。

姿勢も重要です。猫背になると骨盤底が水平になって腹圧が直接骨盤底にかかり、尿が漏れやすくなります。背筋を伸ばしおなかを引っ込めたよい姿勢を意識し、さらに大股で歩くと骨盤を支える筋肉も強化されます。

レーザー治療、手術、薬の保険適用など
進歩している治療法

尿漏れ・頻尿には、レーザー治療（粘膜や腟壁の厚みを増やし腟のゆるみや尿失禁を改善する）、より重症なケースには尿道の下にポリプロピレンのテープを移植する手術（TVT手術、TOT手術、TFS手術）があります。これらは侵襲度が少なく日帰り手術の可能な施設も増えています。また、過活動膀胱に対するボトックス膀胱内注入療法（2020年）、間質性膀胱炎に対するジムソ膀胱内注入療法（21年）が保険適用になるなど薬物療法も受けやすくなりました。

取材協力／女性医療クリニックLUNA ネクストステージ 関口由紀先生

メンタルの不調

中高年女性に多い抑うつ、不安症。まずは十分な睡眠の確保から

低くなった受診のハードル。女性外来でも対応可能

メンタルヘルス領域における約20年間の大きな進歩は、心に不調を抱える人が気軽に受診できる窓口が増え、軽症のうちに治療につながりやすい状況になったことです。「○○病院精神科」に行かずとも身近なメンタルクリニックで精神科医の診療を受けられますし、女性外来での漢方薬処方やホルモン補充療法で対応可能なケースも少なくありません。

私の外来にも抑うつや不安症状を訴えるかたが多く訪れます。時間をかけて話を聞き、生活習慣のアドバイスを基本に漢方薬や軽い抗うつ剤の処方、和温療法（乾式サウナ器で全身を温め、血行改善とリラックス効果を促す。136・137ページ）などを行い、専門的治療が必要と判断した場合は精神科医を紹介します。

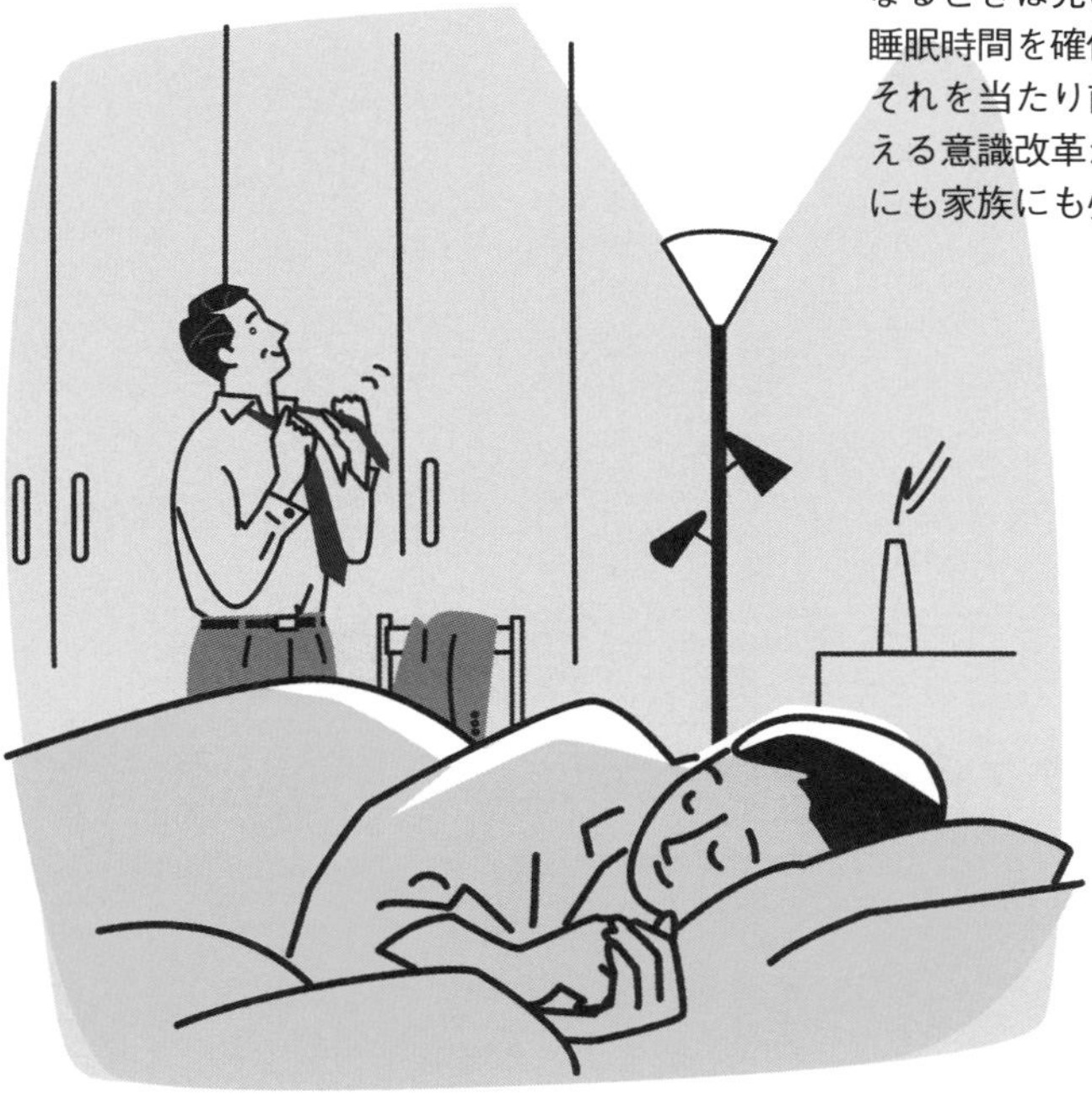

家族の帰宅が深夜になるときは先に寝て睡眠時間を確保する。それを当たり前と考える意識改革が自身にも家族にも必要。

受診時に「どんな症状がいつ頃始まったか。今いちばん困っていることは何か」をメモにまとめて持参されると診療がスムーズに進みます。

自分を労《いたわ》る時間を。睡眠はセルフケアの基本

女性の40~60代は女性ホルモンの変動や低下による体の変化もあり、仕事、家事、介護と求められる役割も増えてストレスフルな年頃。「私がやらなければ」と頑張る女性を周囲が頼り、さらに頑張る悪循環がメンタルの不調を来します。必要なのは自分の体と心を労る時間。まず十分な睡眠を確保しましょう。睡眠は心身のセルフケアの基本です。

年代別・女性のストレスとメンタルの不調

ホルモン変動とストレスで、女性はメンタルを崩しがち

女性はどの年代でも男性よりうつになりやすく（119ページグラフ）、2つの要因が関係しています。一つはホルモンの変動という身体的ストレス。もう一つは女性としての立場や役割などから生じる心理社会的ストレス。後者は時代とともに複雑になり、メンタルへの影響が深刻なケースも増えています。特に更年期は、エストロゲンの低下による自律神経の乱れに家族関係や仕事、介護などの負担が重なり、うつや不安になりやすい年代です。まずこのことを自覚しておきましょう。

女性のライフイベントと起こりやすいメンタルの病気・不調

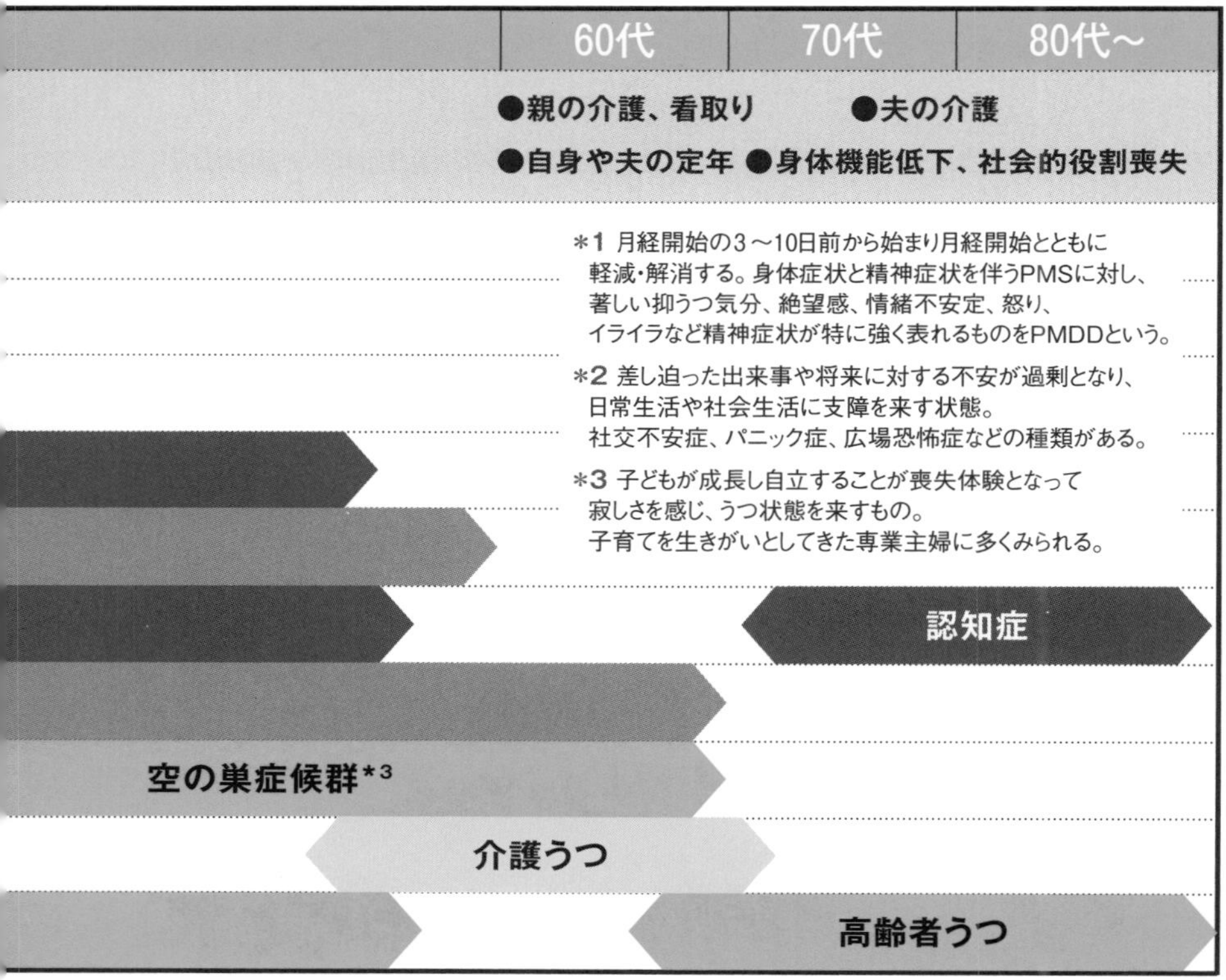

*1 月経開始の3～10日前から始まり月経開始とともに軽減・解消する。身体症状と精神症状を伴うPMSに対し、著しい抑うつ気分、絶望感、情緒不安定、怒り、イライラなど精神症状が特に強く表れるものをPMDDという。

*2 差し迫った出来事や将来に対する不安が過剰となり、日常生活や社会生活に支障を来す状態。社交不安症、パニック症、広場恐怖症などの種類がある。

*3 子どもが成長し自立することが喪失体験となって寂しさを感じ、うつ状態を来すもの。子育てを生きがいとしてきた専業主婦に多くみられる。

生涯を通して女性は男性よりうつになりやすい

気分[感情]障害（うつ病・躁うつ病） 患者数（性別／年代別）

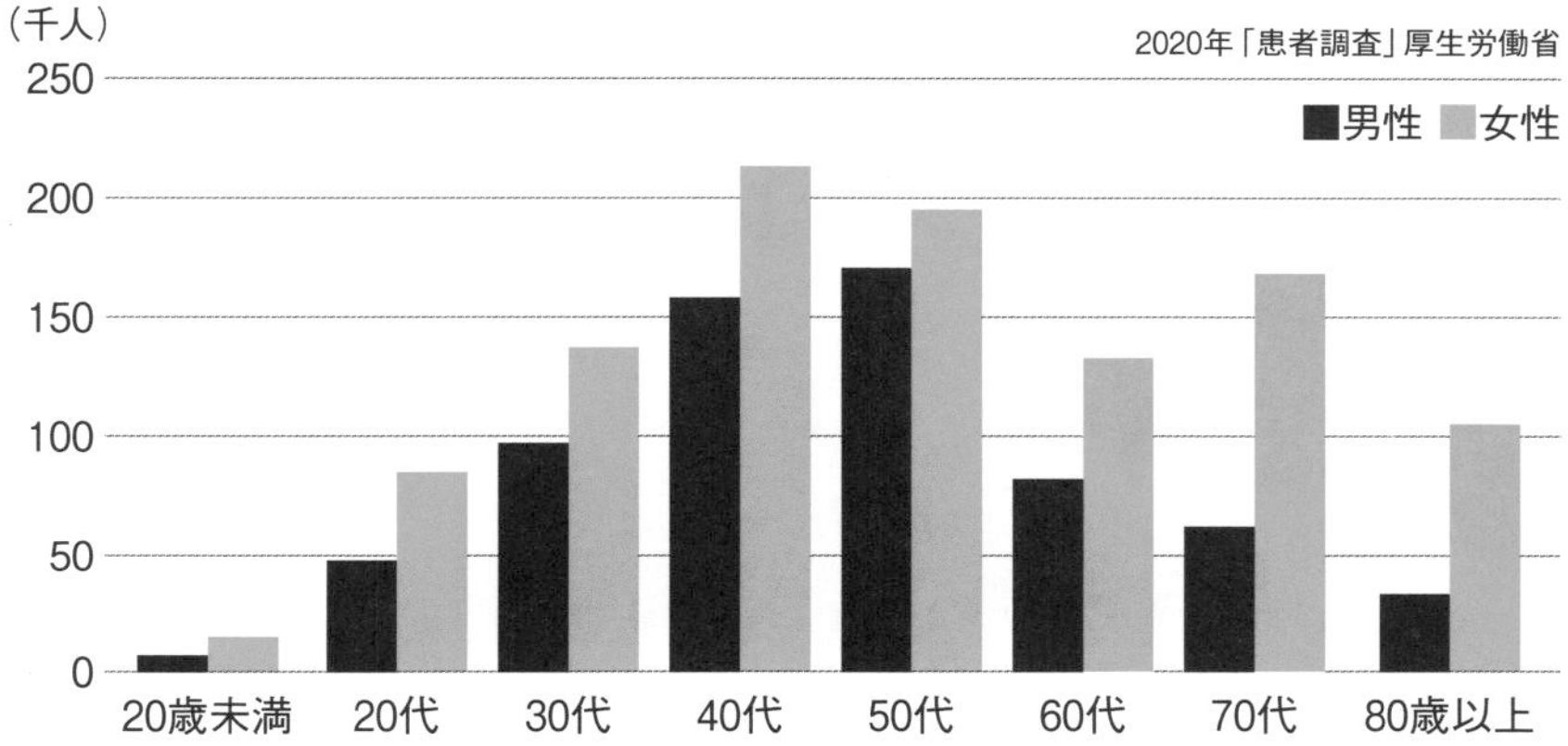

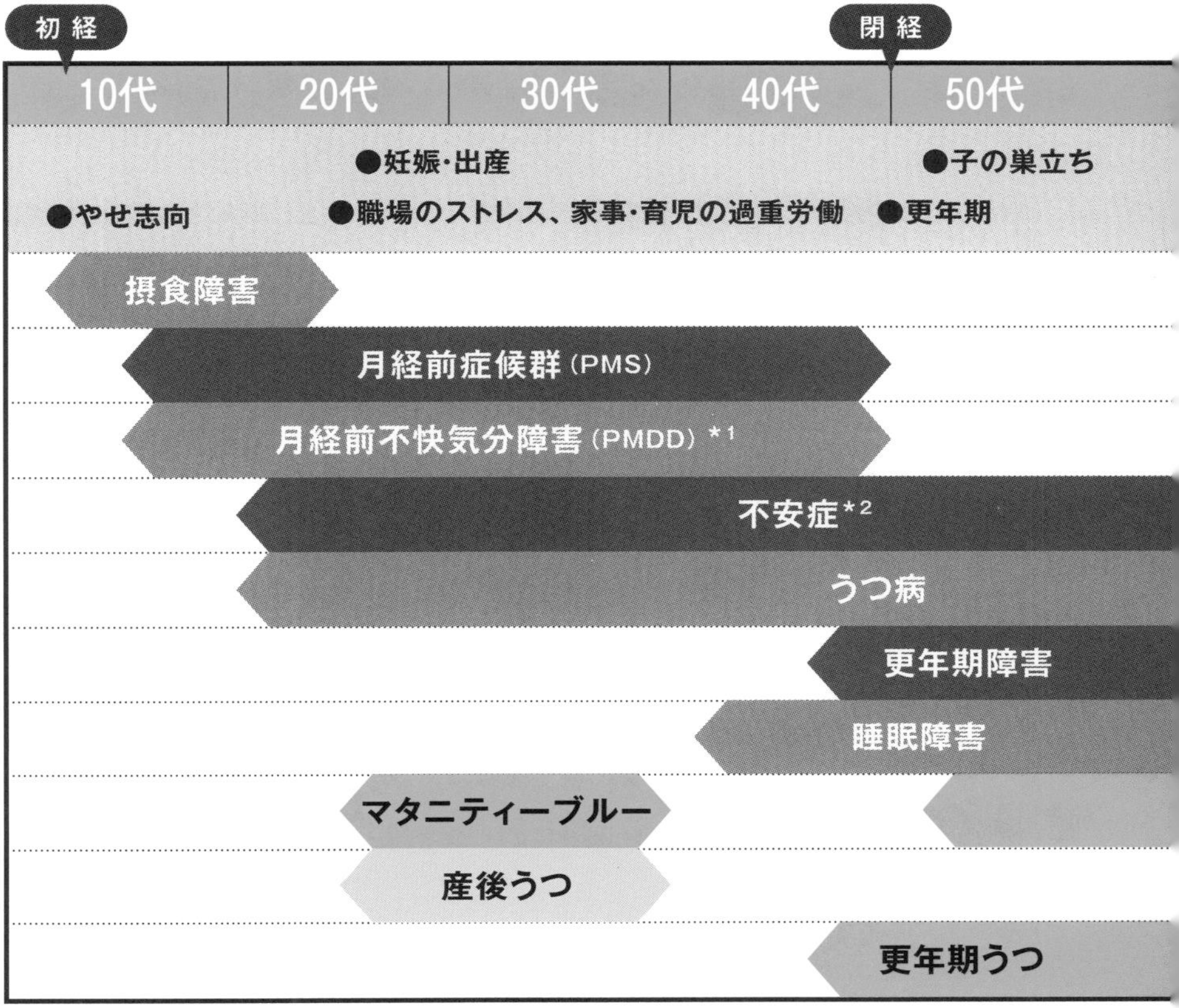

取材協力／若松町こころとひふのクリニック 加茂登志子先生

更年期に多い睡眠障害と介護うつの対策

睡眠障害

安眠は健康の基本。自分自身の生活リズムを優先

十分な睡眠は自律神経を安定させ心身の不調を和らげる効果があります。少なくとも6時間の睡眠を確保しましょう。深部体温が約1度下がると体は入眠モードになります。就寝前のリラックスと上手な体温調整が重要です。

ありがちなのは家族の生活リズムに合わせることで生じる二次的な睡眠障害。40代〜60代女性の睡眠時間は男性より約1時間少ないとのデータがあります。家族間で睡眠の大切さを共有し、帰るまで起きて待つ習慣の見直しを。

対策❶

寝る前にリラックスする

- ホットミルク、ハーブティーなどをゆっくり飲む
- アルコールは睡眠を浅くするので就寝の2時間前まで
- カフェインを含む飲み物は18時以降控える
- 好みの香りのアロマで気分を落ち着ける
- 軽いヨガやストレッチで体をほぐす

対策❷

深部体温を下げる

- 入浴は就寝の1〜2時間前に済ませ、体に熱をためない
- アイス枕で頭を冷やす

対策❸

自分のリズムを優先する

- 家族の深夜帰宅や早朝出勤に無理に合わせない

介護うつ

まずは睡眠時間を確保。介護者として接する努力も必要

責任感が強い人ほど「私が介護しなければ」と無理をしがちです。眠れない、食欲がないなどの症状が現れたら心のSOS。自分一人で抱え込まず、介護サービスや家族の力を借りて、まずは睡眠時間を確保する工夫をしましょう。

しっかりしていた頃の親と現在の姿を比べてしまうとどうしようもなくつらいもの。認知症のメカニズムや症状について勉強し、理解しがたい言動も「病状の一つ」と介護者の視点で客観的にとらえられると心が少し楽になります。

対策❶

介護サービスを利用する

●デイサービス（通所介護）やショートステイ（短期入所生活介護）など介護サービスを活用し、できるだけ身体的・精神的・時間的負担を軽くする

対策❷

睡眠時間を確保する

●最低6時間は睡眠時間の確保を。どうしても眠れない場合は睡眠導入剤を使うのも一つの方法

対策❸

好きなことを楽しむ

●短時間でも趣味や好きなことを楽しみ、ストレスを上手に発散する

対策❹

「介護者」の視点を持つ

●親への敬意を持ちつつ第三者的な介護者の視点で接するよう、気持ちを切り替える努力をする

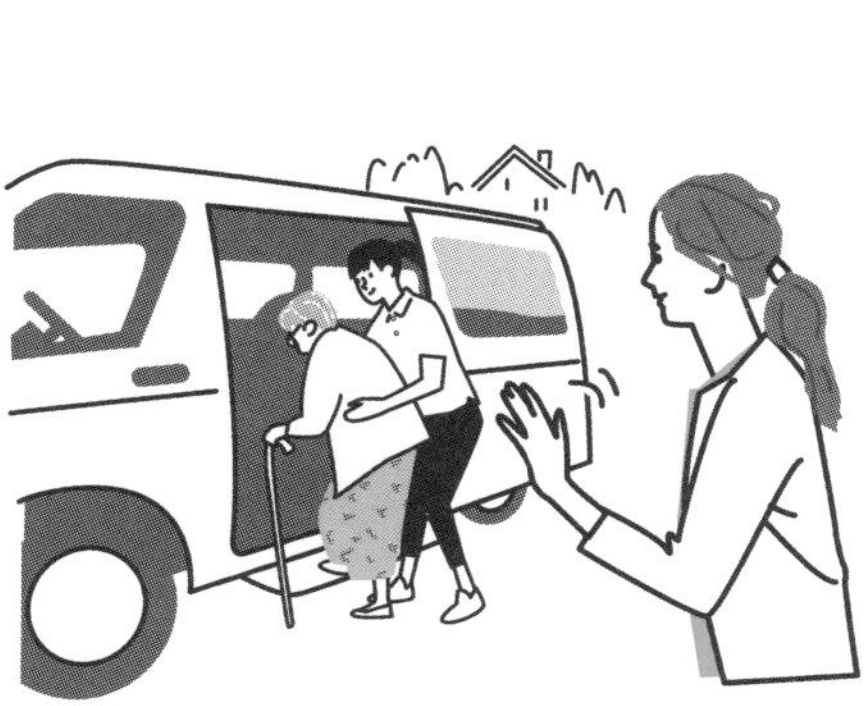

一人で抱え込まず、介護サービスを利用したり周囲の人の力を借りたりして、自分のために使える時間の確保を。

取材協力／若松町こころとひふのクリニック 加茂登志子先生

関節症

動ける体の要は膝関節。手・指の使い過ぎにも注意

"元気で長生き"のために欠かせない関節の健康

日本人女性の平均寿命は87・09歳（令和4年）、健康寿命は75・38歳（令和元年）――約12年の差があります。一方、介護が必要になった理由は上位から認知症、脳血管障害、高齢による衰弱、骨折・転倒、関節疾患。衰弱の背景には筋量の減少（サルコペニア）があり、要介護要因のかなりの部分を運動器（骨と筋肉と関節）疾患が占めています。元気で長く生きるには骨、筋肉とそれらの動きを支える関節の健康が欠かせません。

この度、運動器に関する大規模な疫学調査が行われ、関節症の性差やリスクが明らかになりました。変形性膝関節症は男性より女性に多く、更年期以降増えてきます。閉経によるエストロゲンの減少が関節症の発症にも関係しているのです。治療

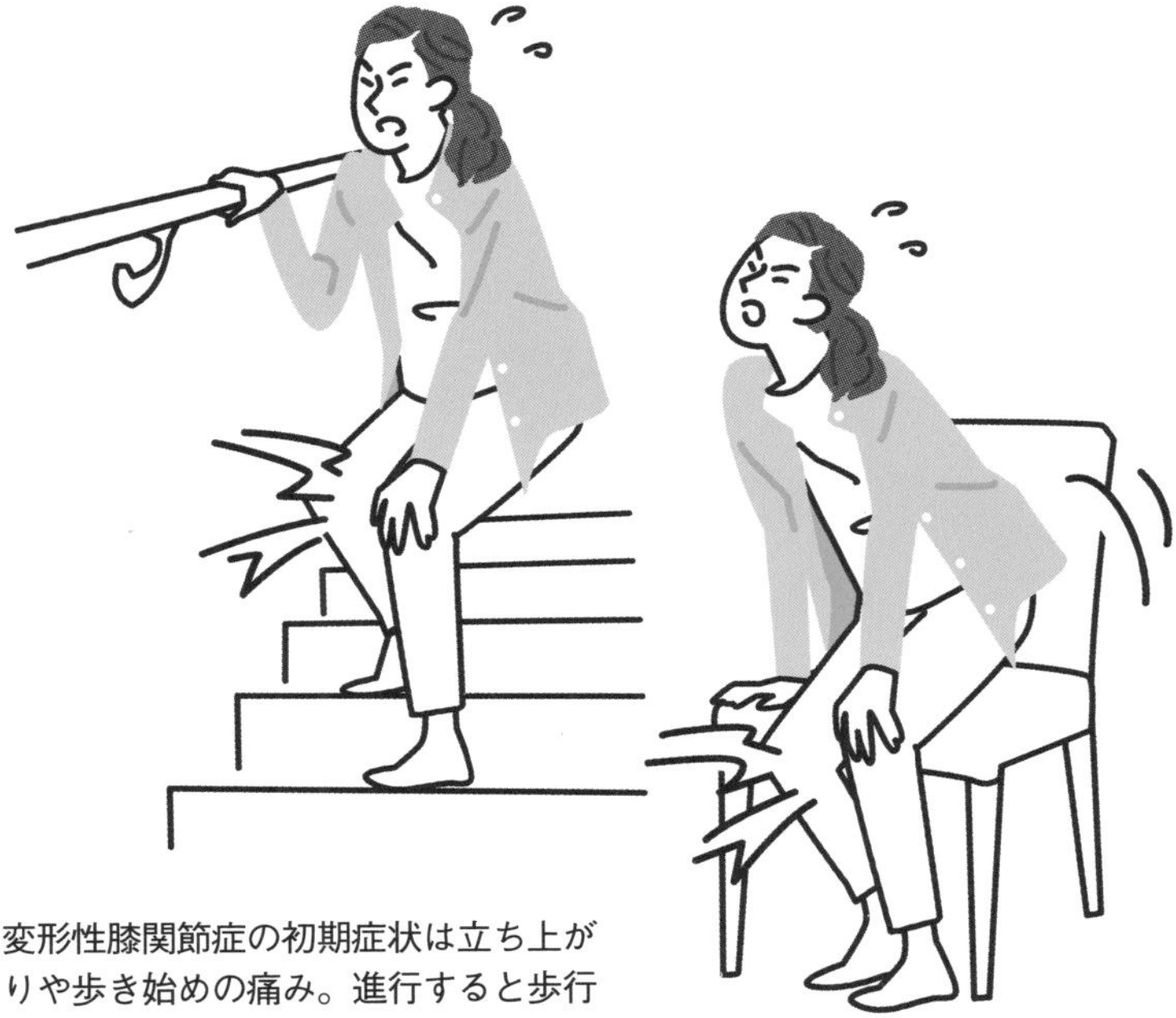

変形性膝関節症の初期症状は立ち上がりや歩き始めの痛み。進行すると歩行時や階段の上り下り時にも痛みを生じ、日常生活の動作に支障が出る。

法に関する新たな動きもあります。「ラジオ波治療」が保険適用になり、薬が十分に効かず手術は適用外だった人も痛みを改善しやすくなりました。

女性のQOLを著しく下げる手・指の痛みやこわばり

膝と同じく更年期以降の女性に頻発するのが手や指の関節症です。日常的に細かな手作業をすることの多い女性にとって手・指の痛みやこわばりはQOLを下げ、趣味の楽しみを奪うことにもなりかねません。

自己免疫疾患の一つで、骨や関節が破壊される関節リウマチとの鑑別も大事。症状が気になるときは早めに整形外科を受診しましょう。

40歳を過ぎた女性の6割以上は「膝が痛い！」

加齢とともに軟骨がすり減る。女性に多い膝の関節症

変形性関節症は、関節と関節の間でクッションの役割をする軟骨が老化とともに弾力を失い、使いすぎによってすり減るなどして関節が変形した状態をさします。

膝、股関節、腰椎などに生じ、中でも女性に多いのは膝の関節症です。大規模調査ROADスタディで40歳以上の女性の6割以上にその所見があることがわかりました。初期には動き始めに痛む程度ですが、やがて歩行中も痛み、階段の昇降や正座が困難になり、変形が目立ち、歩行に支障が出てきます。

女性に多く、加齢とともに増加する **変形性膝関節症の有病率**

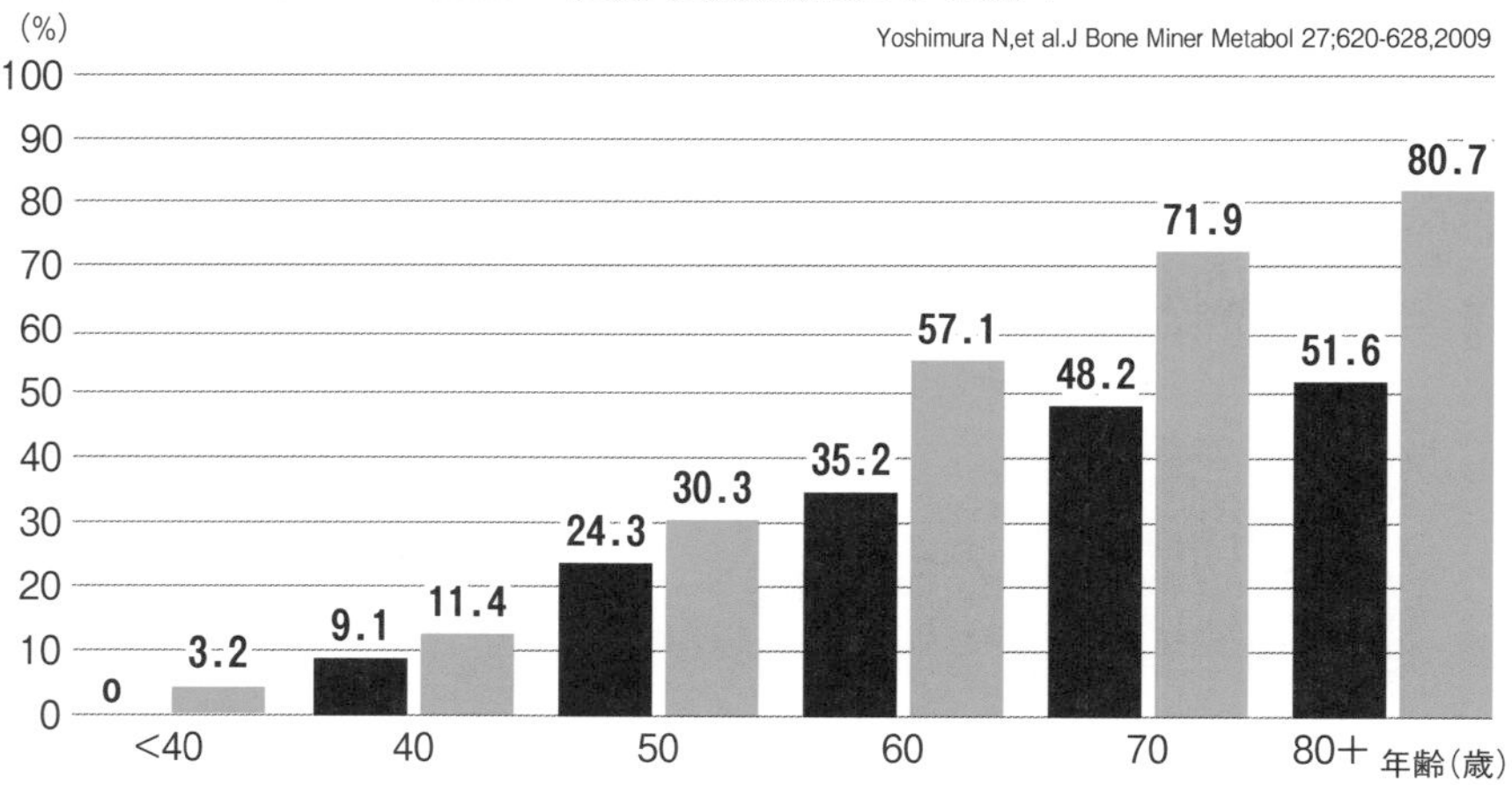

Yoshimura N,et al.J Bone Miner Metabol 27;620-628,2009

世界最大規模の変形性関節症調査ROADスタディとは

変形性関節症や骨粗しょう症など運動器疾患の有病率や危険因子等を明らかにする目的で2005年から19年にかけて都市、山村、漁村の住民を対象に行った疫学調査。総延べ参加者数1万3500人を超える世界最大規模の研究で高齢者の介護予防に生かされています（研究代表者／東京大学医学部附属病院22世紀医療センターロコモ予防学講座特任教授・吉村典子氏）。

大規模調査から明らかになった性差と特徴

変形性膝関節症は女性に多い

●有病率は女性の6割以上、男性の4割以上

レントゲン上で確認される有病率（40歳以上）は男性42.6パーセント、女性62.4パーセント

●推定患者数は女性1670万人、男性860万人

有病率を平成17年度の年齢別人口構成に当てはめた人数

＊一方、変形性腰椎症の有病率は男性の方が高い

有病率（40歳以上）は男性81.5パーセント、女性65.5パーセント
推定患者数は男性1890万人、女性1900万人

●発症のリスクは女性が男性の3倍高く、山村部在住者が都市部在住者の2.6倍高い

●年齢が1歳上がるごとに、発症のリスクは女性のほうが男性より上昇する

●多くの人がいくつかの運動器疾患を合併しており、70歳以上のほとんどの人に何らかの運動器疾患が見られる

なぜ閉経後に多い？ エストロゲンが関節に及ぼす影響

膝の関節症が更年期以降に増えてくる要因に女性ホルモン・エストロゲンの減少が関係しています。エストロゲンは軟骨を構成するコラーゲンの生成にかかわっており、閉経により分泌が減ると軟骨が作られにくくなり痛みを感じやすくなるのです。また、エストロゲン欠乏に伴って筋力が低下し関節の負担が増えることも要因の1つと考えられています。

膝の痛みは我慢せず、対策と治療で軽減を

リスク

「女性・高齢」だけじゃない

変形性膝関節症のさまざまなリスク要因

ＲＯＡＤスタディでは体格、栄養、生活習慣などと変形性膝関節症の関連についても調べられ、女性・高齢以外のリスク要因が明らかになりました。それによるとＢＭＩ（体格指数）が高い、1日のビタミンK摂取量が低い、日常的にあるいは職業的に立つ・歩く・坂を上る・重い物を持つ動作が多い、などの結果が出ています。

興味深いのは、肥満だけでなく高血圧、脂質異常、糖代謝異常などメタボの病態と変形性膝関節症の発生率の高さが関連していること。さらに、軽度の認知症も運動不足から過体重、高血圧の要因となり発症の危険度を高めることが指摘されています。

ROADスタディから読み取る
変形性膝関節症ハイリスク者の特徴

性別	女性
年齢	高齢
体格	高BMI（体重過多）
動作	長時間立つ、長い距離を歩く、坂を上る、重い物を持つなど
栄養	ビタミンK不足
その他	メタボの病態や認知症との関連

治療法

痛みを我慢していた人に朗報

新たに保険適用になった「ラジオ波治療」とは

変形性膝関節症の治療法には、膝を支える大腿四頭筋を鍛える運動療法、消炎鎮痛剤やヒアルロン酸の関節内注射など痛み止めの薬物療法、手術療法（骨切り術、人工膝関節置換術）があります。

２０２３年6月、末梢神経ラジオ波焼灼療法（ラジオ波治療）が新たに保険適用になりました。膝関節に電極のついた細い針を刺してラジオ波（高周波の電磁波）を流し、痛みを伝える神経を遮断する方法です。

日帰り手術が可能で体への負担が軽いのが利点。関節の変形が軽度だったり基礎疾患があるなどの理由で手術の適用外だけれど、薬物療法では効果が不十分で痛みを我慢している人にも朗報です。

加齢や使いすぎが主な原因。「手と指の関節症」

部位と症状

更年期以降に増えてくる手・指の痛み、腫れ、しびれ

関節リウマチとの鑑別も重要

手・指の関節症も女性に多く更年期以降、増えてきます。主な原因は加齢と使いすぎ。日常的な手・指の負担をできるだけ減らすよう心がけましょう。治療法には装具による患部の固定、痛み止めの薬や注射、手術などがあります。

症状の似ているものに関節リウマチがあります。関節を包む滑膜に炎症が起きて痛みや変形が生じる原因不明の自己免疫疾患で、朝起きたときのこわばりが特徴。鑑別のためにも手の症状が出たら早めに整形外科を受診しましょう。

起こる部位と症状はさまざま

更年期女性に多い主な手指の関節症

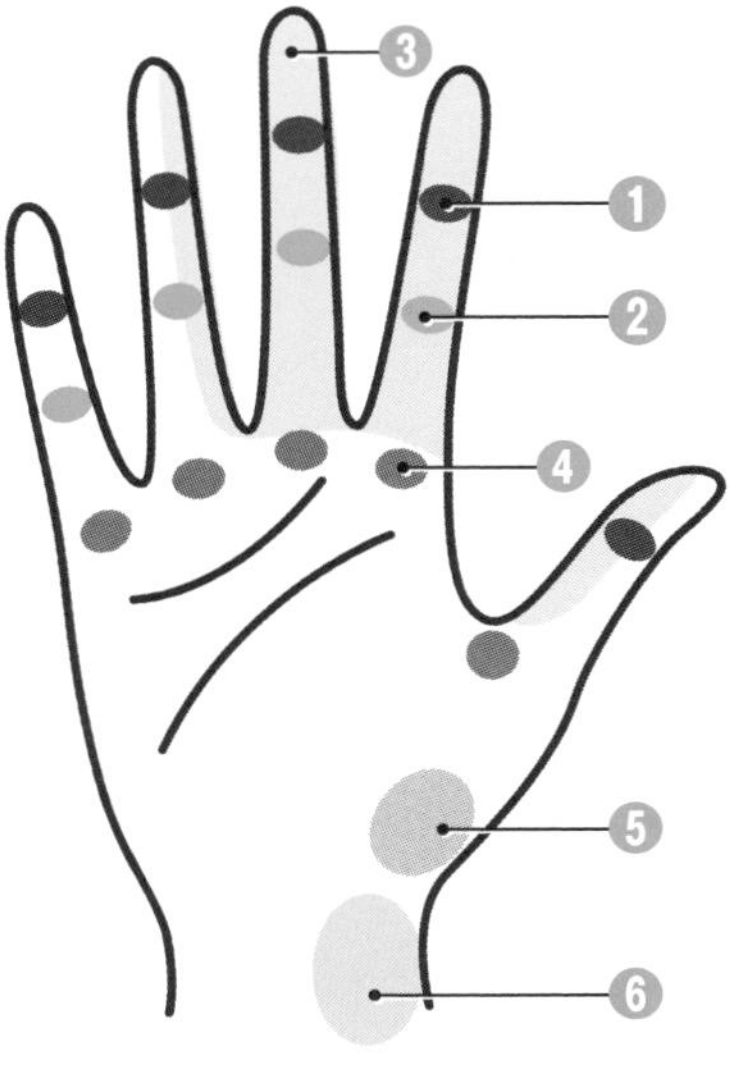

❶ヘバーデン結節

第1関節が赤く腫れる、曲がる、痛むなどで動きが悪くなる原因不明の変形性関節症。40代以降の女性で手をよく使う人に多い。

❷ブシャール結節

ヘバーデン結節と同様の症状が第2関節に生じる。

❸手根管症候群

人差し指、中指を中心にしびれ、痛みが出る。親指、薬指に生じることもある。手首にある手根管というトンネル内で神経が圧迫されることで起こる。

❹ばね指（弾発指）

指の付け根に痛み、違和感、腫れが起こり、指を伸ばそうとするとひっかかったりカクンと跳ねる現象が起きる。

❺母指CM関節症

親指の付け根を押さえたり親指に力を入れたりすると痛みが出る。関節軟骨のすり減りによって起こり、進行すると腫れ、親指が開きにくくなる。

❻ドケルバン病（狭窄性腱鞘炎）

手首の親指側に腫れと痛みが生じる。親指を伸ばしたり広げたりする働きの腱が、腱鞘（腱が通るトンネル）の部分で炎症を起こし、腱の動きが妨げられる。

参考　日本整形外科学会HP、日本手外科学会HP

女性医療に
欠かせない
漢方薬

〝心身一如《しんしんいちにょ》〟の考え方で多様な症状を和らげる

西洋医学の足りないところを漢方薬で補う両輪の医療

私が女性外来を始めたきっかけは私自身の更年期体験でした。次々と襲ってくる強烈な倦怠感、足の裏のしびれ、冷え——。産婦人科を受診しても有効な解決策は何も得られません。女性医療の遅れに愕然とし、自分で女性外来をつくるしかないと決意しました。

そこで気づいたのは女性には不定愁訴、特にメンタルの不調が多いこと。病気そのものをターゲットとする西洋医学ではカバーしきれず、対処法を考えていたとき思い出したのが漢方の基本理念〝心身一如（心と体はつながっている）〟でした。

漢方薬を試してみると予想以上の手応えがあり、西洋医学の足りないところを漢方で補う両輪の医療こそ女性には必要と確信したのです。

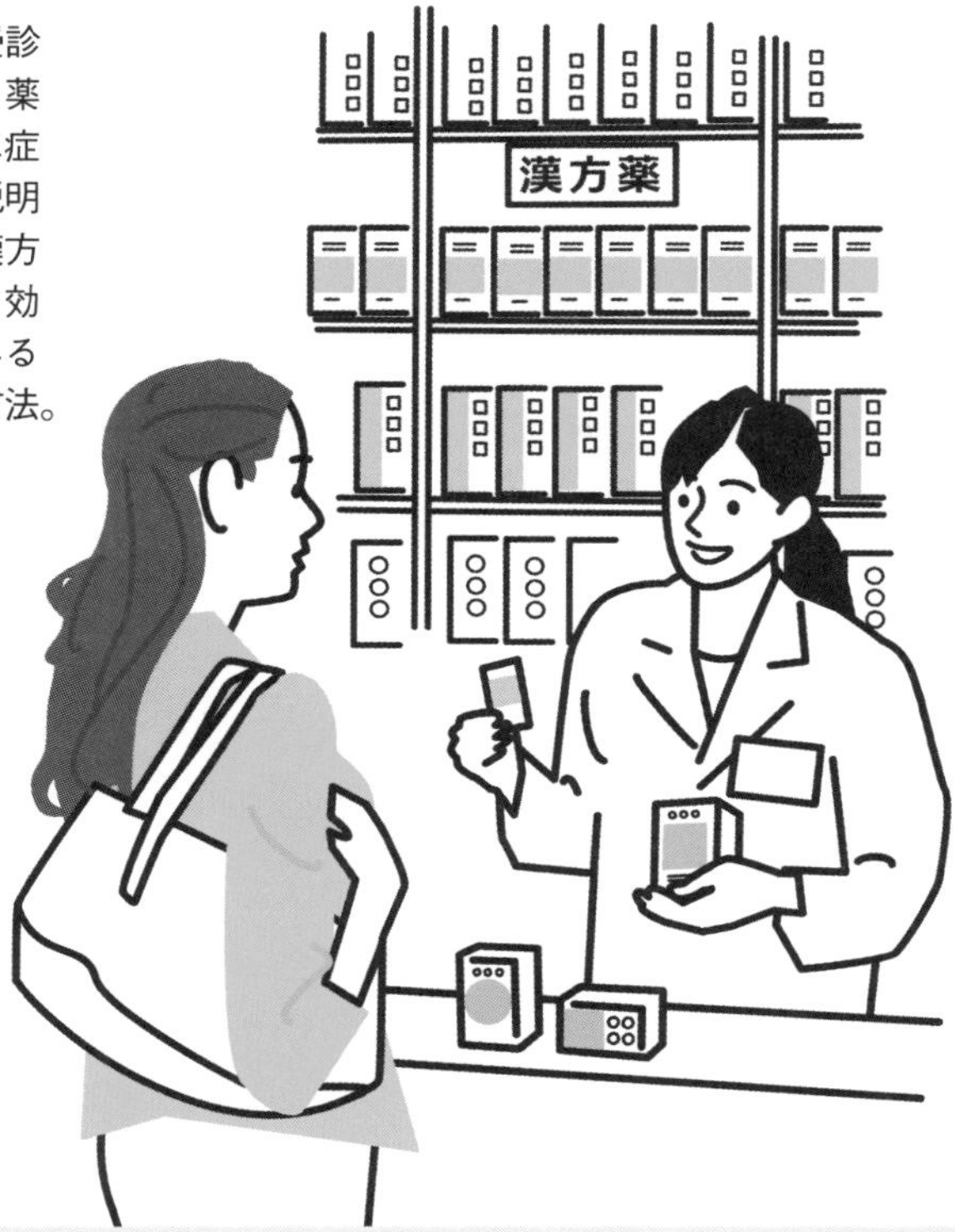

医療機関を受診する以外に、薬局の薬剤師に症状や体質を説明して市販の漢方薬を購入し、効果を試してみるのも一つの方法。

漢方に興味を持つことは、すなわち自分を知ること

漢方では古来より「女の病は男に比して十倍治し難し」といわれ、女性の症状が複雑で治し難いが故に研究が進み、処方も発達しました。性差はもとより体質や性格、生活環境も考慮する漢方の考え方は、まさに「傾聴と共感」を基本にその人全体をみる女性医療のコンセプトと一致します。

女性が知っておきたい漢方の知識と月経関連や更年期の症状に使われる漢方薬についてお伝えします。漢方に興味を持つと、自分自身の心と体に自然に目が向きます。これこそ、すこやかな人生を送るための基本姿勢だと私は思うのです。

心身の不調を「気血水」「虚実」「五臓」でとらえる

「証」をつかむ診断法

検査の数値や画像をもとに診断する西洋医学と異なり、漢方では脈診、腹診、舌診、問診のほか顔色や全身の様子を目で観察する、声を聞く、臭いをかぐなど感覚で得た情報によって診断します。「気血水」「虚実」「五臓」など独自のものさしを基準に体質や症状をとらえ、得られた「証」をもとに、漢方薬を処方するのです。

植物など天然素材の生薬を原料とする漢方薬は概して体に優しく種類も豊富で、体質改善の働きをするため、症状が多岐にわたる更年期症状や月経関連症状に効果を発揮しています。

気血水

漢方では3つの基本物質「気血水《きけつすい》」が体を構成すると考えます。これらが過不足なく、バランスよく、滞りなく流れている状態が健康で、変調が生じると病気になるととらえるのです。女性に生じやすい「気血水」の変調と主な症状を表に示しました。

気	生体を巡っているエネルギー	気滞	気が滞っている	● 朝起きられない	● 気分が落ち込む	● 頭に何かのっているように感じる
		気逆	気が逆流する	● 冷えのぼせ*	● 動悸がする	● 顔が赤くなる
		気虚	気が足りない	● 体がだるい	● 力が出ない	● 食欲がない
血	血液とその働き	血虚	血が不足している	● 髪が細い、髪が抜けやすい	● 顔色が青白い	● 皮膚がカサカサする
		瘀血《おけつ》	血が滞っている	● 月経困難症がある	● 過多月経がある	● くまができやすい
水	生体内にある無色の液体とその働き	水毒	水が滞っている	● 朝に顔がむくむ、手がこわばる	● 夕方になると足がむくむ	● 体が重い感じがする

*手足は冷えているのに上半身や顔は熱くなる状態

漢方薬の原料は多種類の生薬

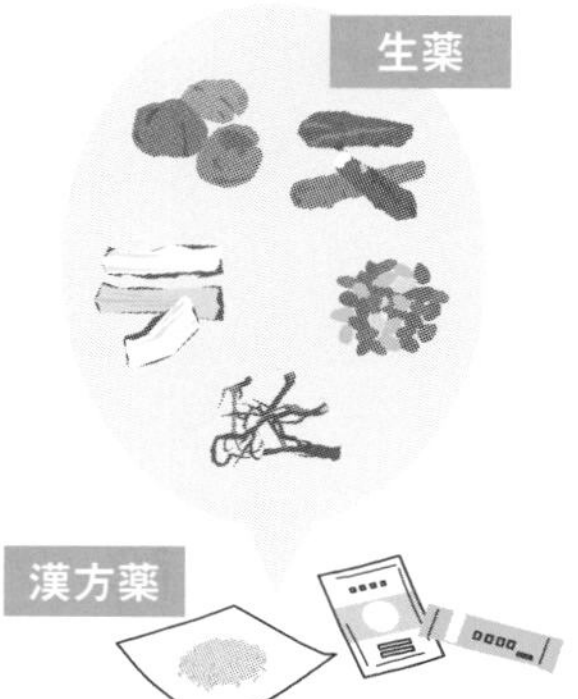

漢方薬は生薬を何種類か組み合わせて作られる。生薬の主な原料は植物の根、皮、果実、種子など薬効成分のある天然素材で、それらを乾燥させ細かくして調合する。

五臓

肝　心　脾
肺　腎

西洋医学における肝臓、心臓などの臓器と同義ではなく、体の機能を含む広い概念です。更年期の女性が特に注目したいのは成長・発育・生殖を司る「腎」。加齢現象は「腎虚」(腎のエネルギーが不足した状態)と呼ばれています。

虚実

病気の原因と抵抗力（生命力）のせめぎ合いを「虚実」という概念で表します。

虚

- 不足の意味
- 虚証は体力が低下し病気への抵抗力が衰えている状態

実

- 充実の意味
- 実証は体力があり病気と闘う力がある状態

月経関連の症状改善にも役立つ漢方薬

同じ病名でも漢方薬には体質や症状によって異なる選択肢があります。

月経困難症

●主な原因は瘀血

月経時に下腹部痛のほか頭痛、吐き気、胃痛、便秘、不眠などの症状が起こり、社会生活に支障をきたす病気。ベースにあるのは瘀血。瘀血にどのような気血水の変調が絡んでいるかによって漢方薬を選択します。

- のぼせやニキビを伴う（瘀血が主）→**桂枝茯苓丸《けいしぶくりょうがん》**
- 色白でむくみやすい、冷えを伴う（瘀血＋水毒）→**当帰芍薬散《とうきしゃくやくさん》**
- 不定愁訴が多い、冷えのぼせを伴う（瘀血＋気逆）→**加味逍遙散《かみしょうようさん》**

月経前症候群（PMS）

●瘀血に気逆が絡んだ状態

月経の3～10日前から腹痛、イライラ、憂うつなど精神的・身体的症状が起こり、月経が始まると軽くなる病気。ベースにあるのは瘀血と気逆。加味《かみ》逍遙散《しょうようさん》を用い、効果が不十分であれば以下の漢方薬を処方します。

- イライラ感が強く、甘いものが食べたくなる→**桃核承気湯《とうかくじょうきとう》**
- ストレスが強く、胃痛がある→**安中散《あんちゅうさん》**
- ストレスが強く、気持ちが落ち込む→**香蘇散《こうそさん》**

参考／『女性外来のための漢方処方ガイド』（じほう刊）

心と体の更年期症状を軽くする漢方薬

漢方薬は選択肢が豊富

　更年期症状のベースに腎虚と気逆（130・131ページ）があります。症状全般に使われる一般的な漢方薬は「三大処方」と呼ばれ、体質によって次のように使い分けます。実証（がっちりした体型で体力があり胃腸が丈夫なタイプ）には桂枝茯苓丸《けいしぶくりょうがん》、虚証（筋肉が少なく疲れやすく冷えの多いタイプ）には当《とう》帰芍薬散《きしゃくやくさん》、どちらにも偏らない中間証には加味逍遙散《かみしょうようさん》。

　また下表に示すように、心身の不調に細かく注目して症状別に漢方薬を選択する方法もあります。効果を試しながら、その人に合う漢方薬を選んでいきます。

漢方薬選択のための更年期症状チェックリスト

思い当たる症状に○をつけましょう。Aは更年期の一般的な症状です。
それ以外にB ～Fのどの項目に○がついたかが、漢方薬選択の目安となります。

1	冷えのぼせがある		A	11	頭痛がある		D
2	動悸がする		A	12	関節痛がある		D
3	顔が赤くなる		A	13	唇が乾燥する		E
4	発作的に頭痛がする		A	14	手のほてりがある		E
5	手足に汗をかきやすい		A	15	四肢のしびれ、ほてりがある		F
6	物事に驚きやすい		A	16	腰痛がある		F
7	症状がたくさんある		B	17	夜間頻尿がある		F
8	一つの症状が特に気になる		C	18	性欲減退がある		F
9	のぼせ・めまいがある		C	19	耳鳴りがある		F
10	腰から太腿にかけて冷えがある		D	20	かかとやふくらはぎの痛みがある		F

＊あなたに合いそうな漢方薬は――

A+B 加味逍遙散《かみしょうようさん》、A+C 女神散《にょしんさん》、A+D 五積散《ごしゃくさん》、
A+E 温経湯《うんけいとう》、A+F 八味地黄丸《はちみじおうがん》または六味丸《ろくみがん》

参考／『女性外来のための漢方処方ガイド』（じほう刊）

天野流〝とっておき〟漢方薬処方

漢方薬には体質改善にゆっくり効果を表すものも多くありますが、
特定の症状にピンポイントで働くものもあります。
驚くほどの効果を発揮することがある
いくつかの〝特効薬〟をご紹介します。

足の痙攣、こむらがえり →芍薬甘草湯《しゃくやくかんぞうとう》

「筋肉の急な痙攣を和らげるので山登りには必携の漢方薬ともいわれています。尿管結石、胆管結石にも効く便利な薬です」

熱中症、二日酔い、下痢・嘔吐 →五苓散《ごれいさん》

「水毒の特効薬です。特に子どもが水を飲んでも嘔吐してしまうような風邪をひいたときにもよく使います」

イライラが強い、怒りを抑えられない →抑肝散《よくかんさん》

「興奮しやすく怒りっぽかったり、神経過敏で落ち着きのないときに気持ちを鎮める漢方薬としてよく使います」

頭痛、しゃっくり →呉茱萸湯《ごしゅゆとう》

「片頭痛でも緊張性頭痛でも種類を問わず頭痛全般に効くので重宝しています。しゃっくりも止まるので驚きました」

COLUMN

コラム 4

医師の働き方改革は、患者の意識改革

診療時間を賢く有効に使うには

●家族の「健康ファイル」を準備。問診票はあらかじめ記入

「医師の働き方改革」（２０２４年から実施）では長時間労働解消のため、医師の時間外労働の上限が原則年間９６０時間（三次救急医療機関や規模の大きな二次救急医療機関などは年間１８６０時間）までと規定されました。これにより医師が患者1人の診療に費やせる時間が減ることになり、**患者側の意識改革**も必要だといえます。

医師の立場でいうと、きちんと準備をして受診される方は診療時間を有効に使っています。次に示すように、必ず聞かれる健康情報や症状の経緯はあらかじめまとめておいて持参すると、より重要な事柄に多くの時間を割くことができます。

- **家族全員の「健康ファイル」**を用意しておく。今までの健康診断の結果票、お薬手帳、健康情報（既往歴、服薬歴、たばこやアルコールの摂取状況、家族歴、アレルギーの有無など）を記入したものを家族全員分ファイルし、受診時に持参する。急病の場合、本人の意識がなくても必要な情報を医師に伝えることができる。
- **問診票をダウンロード**できる場合はあらかじめ記入して持参する。特に気になる症状は、いつからどこにどのような症状があり、どう変化したかを時系列で簡潔に書いて持参する。言葉で説明するより正確に伝わりやすい。

第3章

ルポ・全国女性外来を訪ねて

埼玉

全国・女性外来を訪ねて❶

静風荘病院 女性内科・女性外来

天野恵子先生

性差医療の知識と経験、自らの体験を生かして
養生を基本に、漢方薬や和温療法で対応

不定愁訴、微小血管狭心症など女性の多種多様な症状に対応

性差医療と女性医療のパイオニア・天野恵子先生が診療を担当する静風荘病院の女性内科・女性外来。更年期の不定愁訴のほか、循環器内科医の天野先生が専門とする微小血管狭心症や筋痛性脳脊髄炎（慢性疲労症候群）など一般の内科では診断や治療の難しい症状に悩む女性たちも多く訪れます。

症状に応じて漢方薬やホルモン補充療法などを用いますが、切り札となるのが和温療法。40〜60度に設定された乾式サウナ器で体を芯から温める治療法です。深部体温が上がると全身の血液循環が促され、更年期症状緩和のほか動脈硬化の抑制、認知症予防、がん手術後の疼痛緩和や再発予防、抑うつ気分の軽減など幅広い効果が期待されています。「いずれも健康寿命を延ばすために欠かせないことばかり。和温

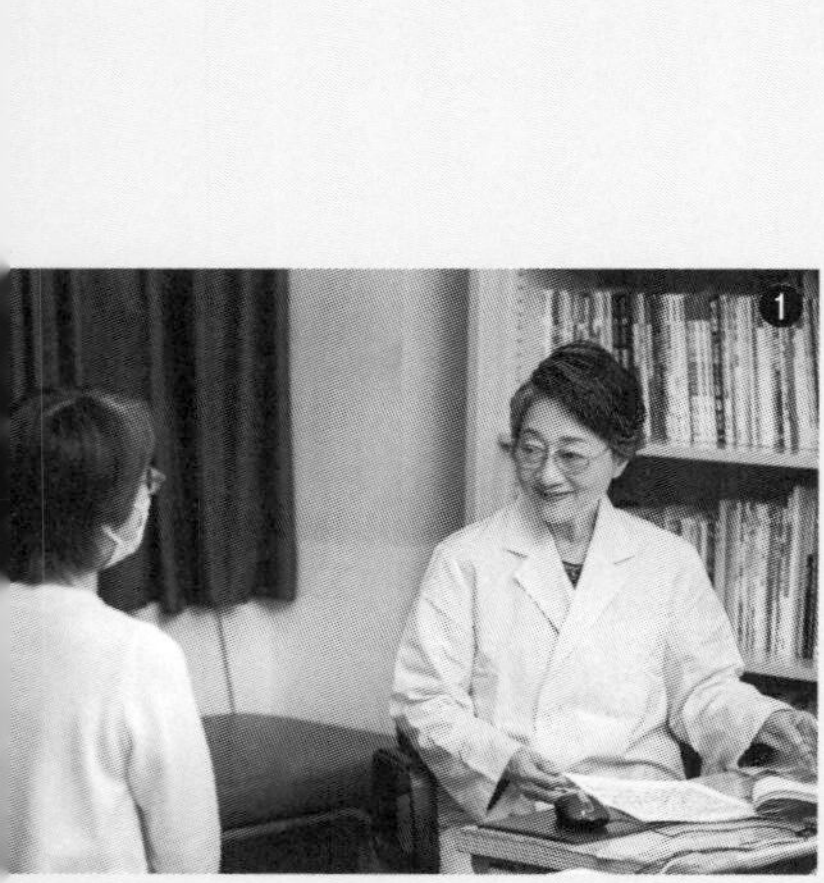

❶天野先生の診察は完全予約制。初診時には病歴や生活習慣、症状などを記入した用紙（HPからダウンロード）を持参する。❷ 40〜60度に設定した乾式サウナ器の中で全身を15分温める和温療法。深部体温が0.5〜1.0度上昇し血流が促される。❸その後、毛布で体を包んで30分ベッドで休み、保温効果を持続させる。

療法はまさに高齢化社会に最適な治療法なのです」。

実体験に基づいて伝える説得力のある養生法

健康によいとされることは自ら何でも試し、効果を実感したら長く続けるのが天野先生流。その成果を診療にも生かし、入浴や野菜スープ（51ページ）などの生活習慣で病気を防ぐ養生の大切さを伝えます。

「バスタイムはシャワーだけでなく毎日40～41度の湯に15分間、首までしっかり浸かること。体が温まるとヒートショックプロテイン（細胞の損傷を防ぐたんぱく質）が増え、免疫力アップやアンチエイジングの効果があるといわれています。私は80歳を越えましたが、おかげさまで風邪で寝込んだことは今までに2回しかありません」。実体験に基づく天野先生の言葉は説得力に溢れています。

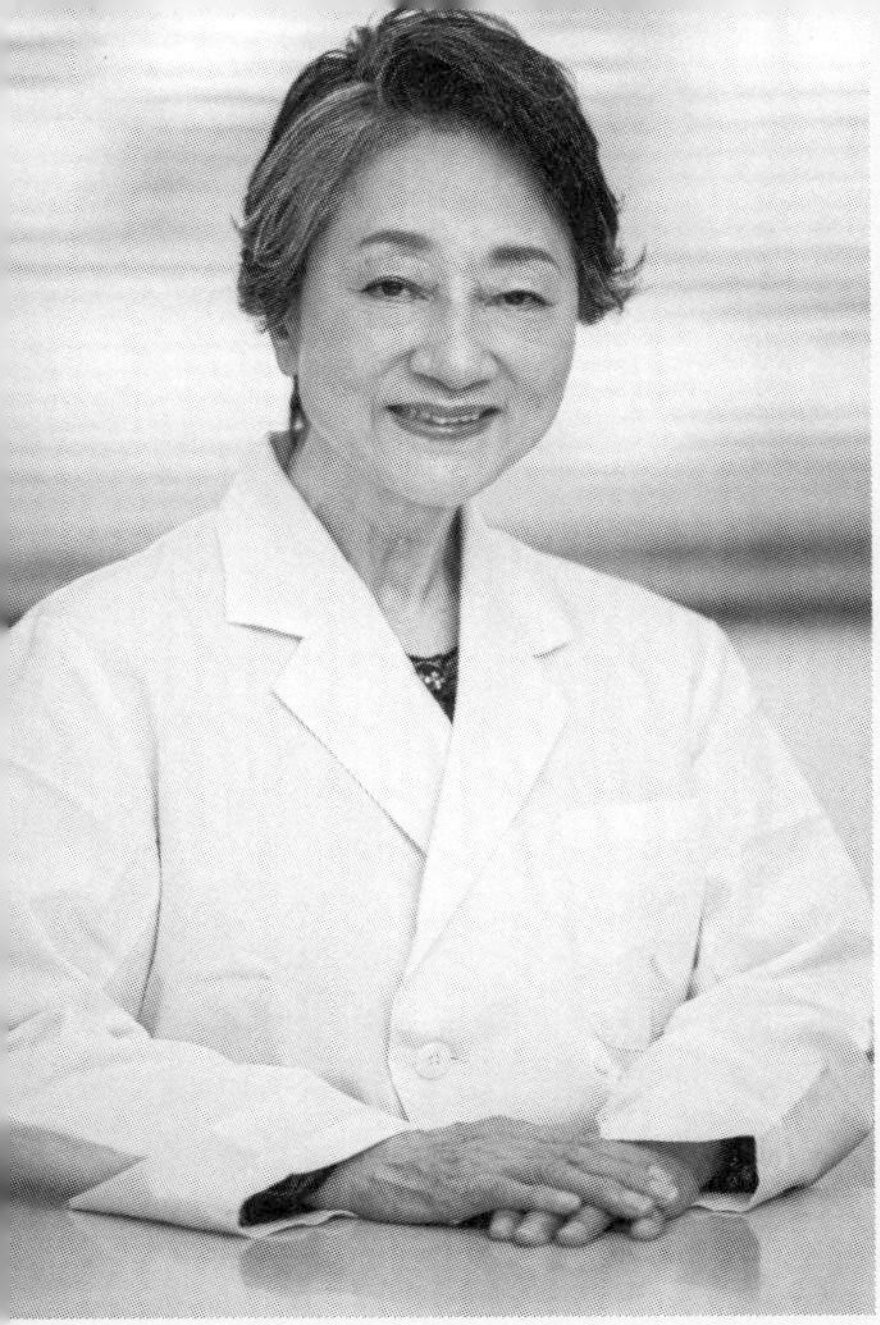

あまの・けいこ●1942年生まれ。67年東京大学医学部卒業。専門は循環器内科。東京大学講師、東京水産大学（現・東京海洋大学）教授を経て2002年千葉県立東金病院副院長兼千葉県衛生研究所所長。09年より静風荘病院にて女性外来を開始。日本性差医学・医療学会理事、NPO法人性差医療情報ネットワーク理事長。

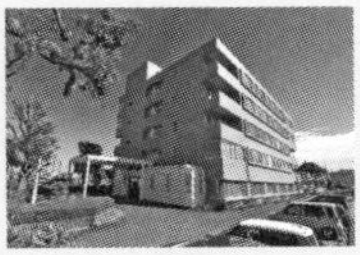

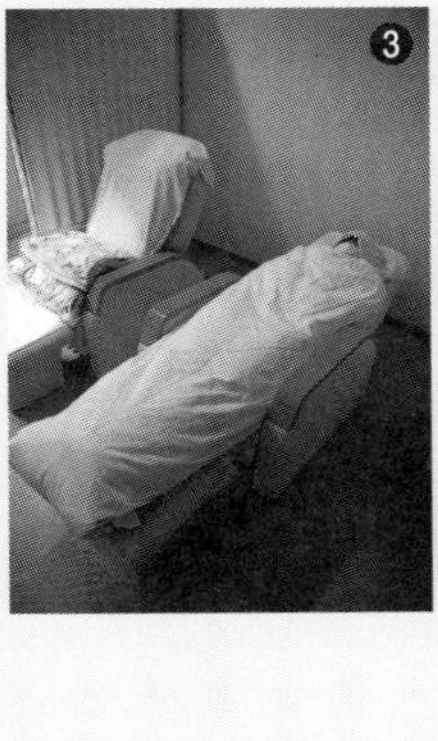
3

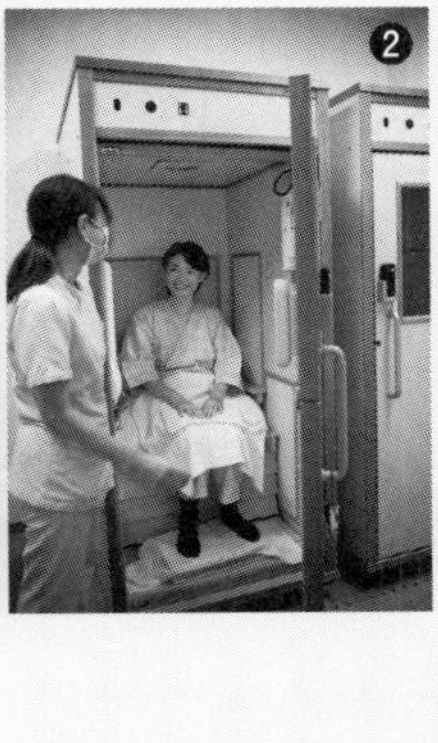
2

静風荘病院

埼玉県新座市堀ノ内1-9-28
☎048（477）7300（代表）
https://seifuso.or.jp/

全国・女性外来を訪ねて❷

時計台記念病院 女性診療科

藤井美穂先生

尿漏れや骨盤臓器脱に悩む女性たちの〝最後の砦〟
高度な手術と再発予防で充実した人生を

難易度の高い手術と再発率の低さが評判

膀胱、直腸、子宮などを支える骨盤底筋の損傷やゆるみで生じる尿失禁・骨盤臓器脱。加齢や経腟分娩、便秘、肥満などがリスクとなり40代の発症も珍しくありません。進行すると外出も楽しめない、椅子に座れないなど生活の質が著しく損なわれます。主治医に「うちでは手術ができない」と見放されたり、手術を受けても完治せず再発するケースも多くみられます。

「ここはそんな女性たちの〝最後の砦〟。社交性を失い、家にひきこもりがちだったかたが当院で手術を受けて本来の日常を取り戻し、〝これから第二の人生を楽しみます〟と涙ながらに握手を求めてくれます」（藤井美穂先生）

状態に応じて治療法や手術法を選択しますが、特に骨盤臓器脱の再発率が低く技術的難易度の高い「ロボット支

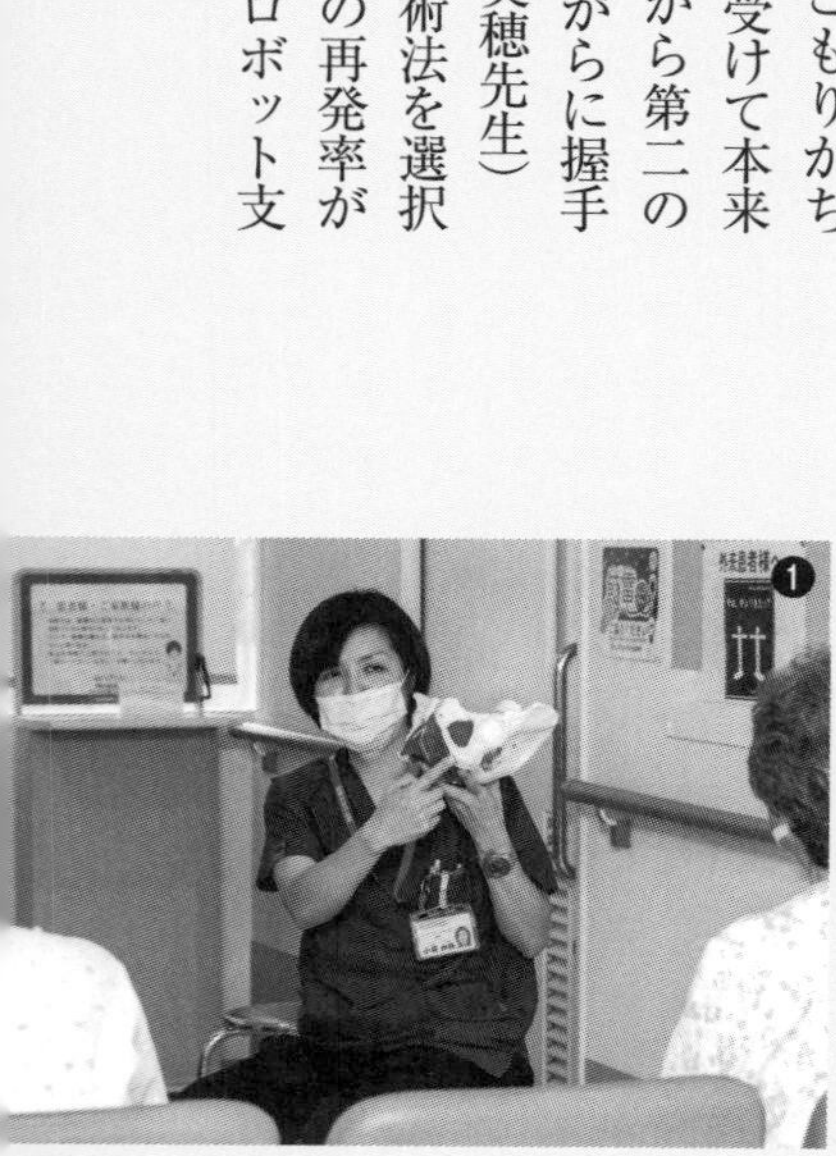

❶専門知識を持つ理学療法士が手術後の患者に模型を示しながら骨盤底筋体操を指導する。❷便秘対策や骨盤底筋体操のパンフレット、排尿日誌などを用いて進行予防や再発防止のセルフケア指導にも力を入れる。❸特殊なクッションで腟口から骨盤底を押し上げて保持する装具。骨盤臓器脱の予防や治療に用いる。

援下仙骨腟固定術」も安心して任せられる病院として、道内外から高い評価を得ています。

便秘対策や骨盤底筋体操も。充実した日常生活の指導

また、各専門家がチームで連携し、治療だけでなく日常生活での再発予防に力を入れている点も大きな特徴です。管理栄養士が肥満や便秘対策のポイントを教え、理学療法士が骨盤底筋体操を指導します。さらに院内認定看護師は生活上の注意指導や精神的サポートを行い、退院後も電話で患者の様子や経過をフォローします。

「再発を過度に恐れてやりたいことを我慢するのは本末転倒ではないかと私は考えます。医療は各人の充実した人生を支援するためにあるのですから、患者さんには生き生きと過ごしてほしい。大丈夫、万が一再発しても私たちがなんとかします」

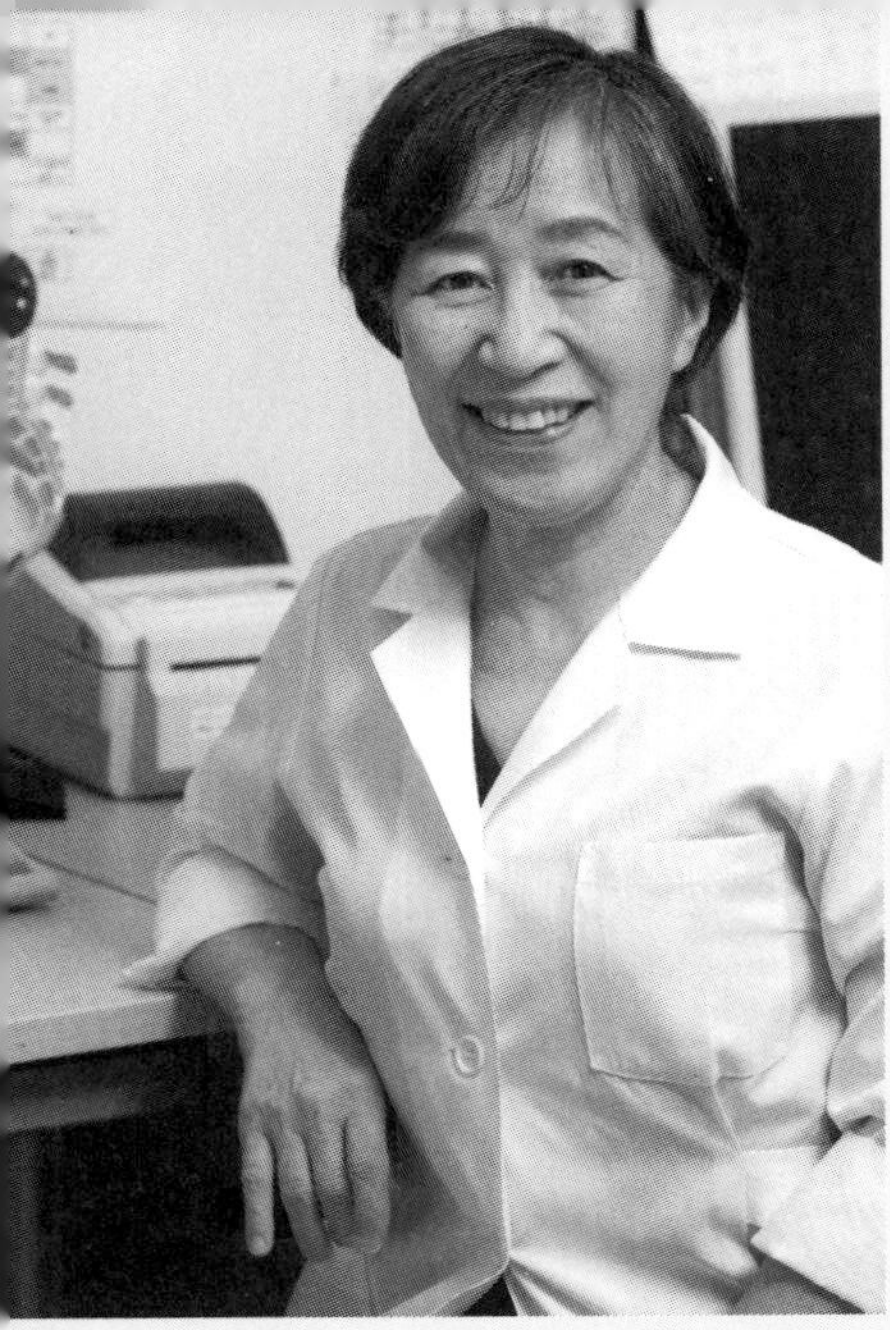

ふじい・みほ●時計台記念病院院長。1981年札幌医科大学医学部卒業。同大学附属病院産婦人科などを経て2007年時計台記念病院女性総合診察センター長、20年より同部長。ＮＰＯ法人性差医療情報ネットワーク副理事長。専門分野は婦人科学、生殖内分泌学、思春期学、子宮内膜症、内視鏡下手術、性器脱・尿失禁手術。

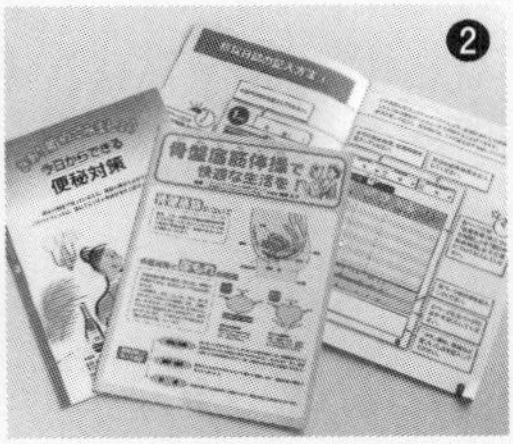

❷

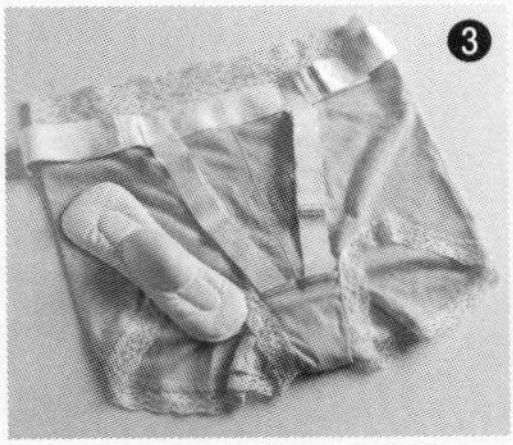

❸

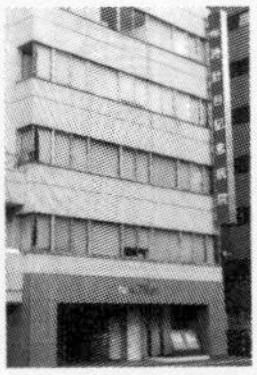

時計台記念病院

北海道札幌市中央区
北1条東1-2-3
☎011（251）1221（代表）
http://www.tokeidaihosp.or.jp/

全国・女性外来を訪ねて❸

ソフィア北円山クリニック

福井里佳先生

女性医師の働きやすさが患者の安心を生む
丁寧な診療を心がけ、本人の希望を尊重

納得して決められるよう選択肢を幅広く示す

2021年6月開業のソフィア北円山《きたまるやま》クリニック。乳腺外科、婦人科、内科、小児科、眼科を備え、診療にあたるのはすべて女性医師。同性として症状や生活上の悩みに共感できる強みを生かし、本人の希望を尊重する丁寧な診療を心がけています。

「たとえば乳がんの治療法は幅広く、日進月歩。ガイドラインどおりに一つの道に導くのではなく、検査や手術の内容、薬で様子を見る方法などの選択肢をリスクも含めて説明します。〝納得するまで何回でも聞いてください。直前でも変更できますよ〟と伝えながら、患者さんご自身の意向を重視して進めていきます」（福井里佳先生）

検査や治療に苦痛はつきものですが、医師や看護師との関係性を良好に保つことで医療へのマイナスイメージを払拭で

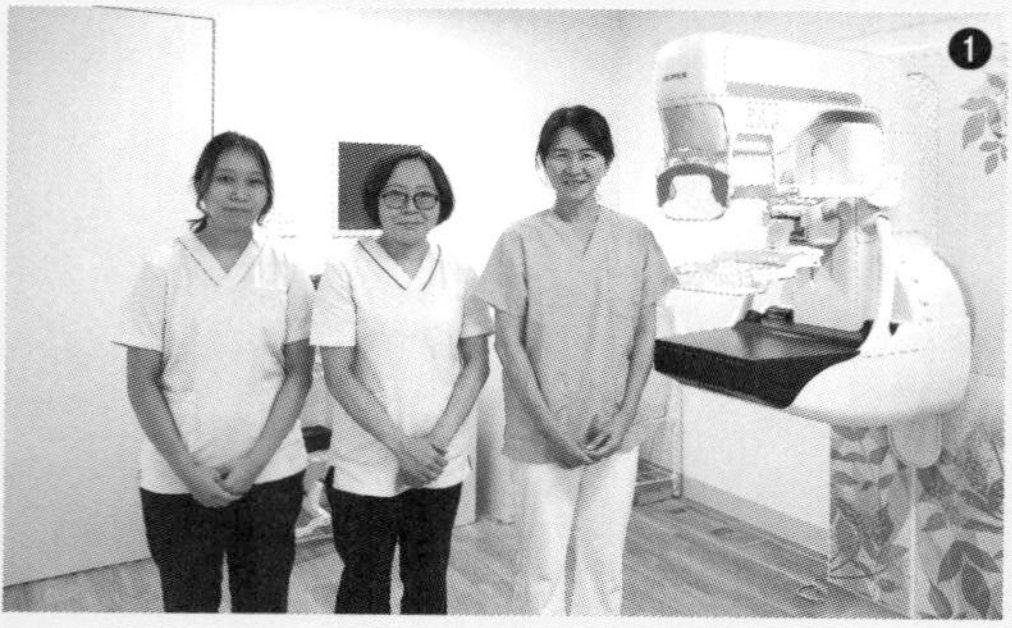

❶マンモグラフィ装置の前で福井先生（右）と放射線技師のお二人。スタッフが女性なので患者の緊張も和らぐ。❷婦人科外来でコンチネンスアドバイザーと排尿機能検査士の資格を持つ看護師が骨盤底筋体操を指導する。❸総合案内から待合室を見る。広々とした空間も魅力。

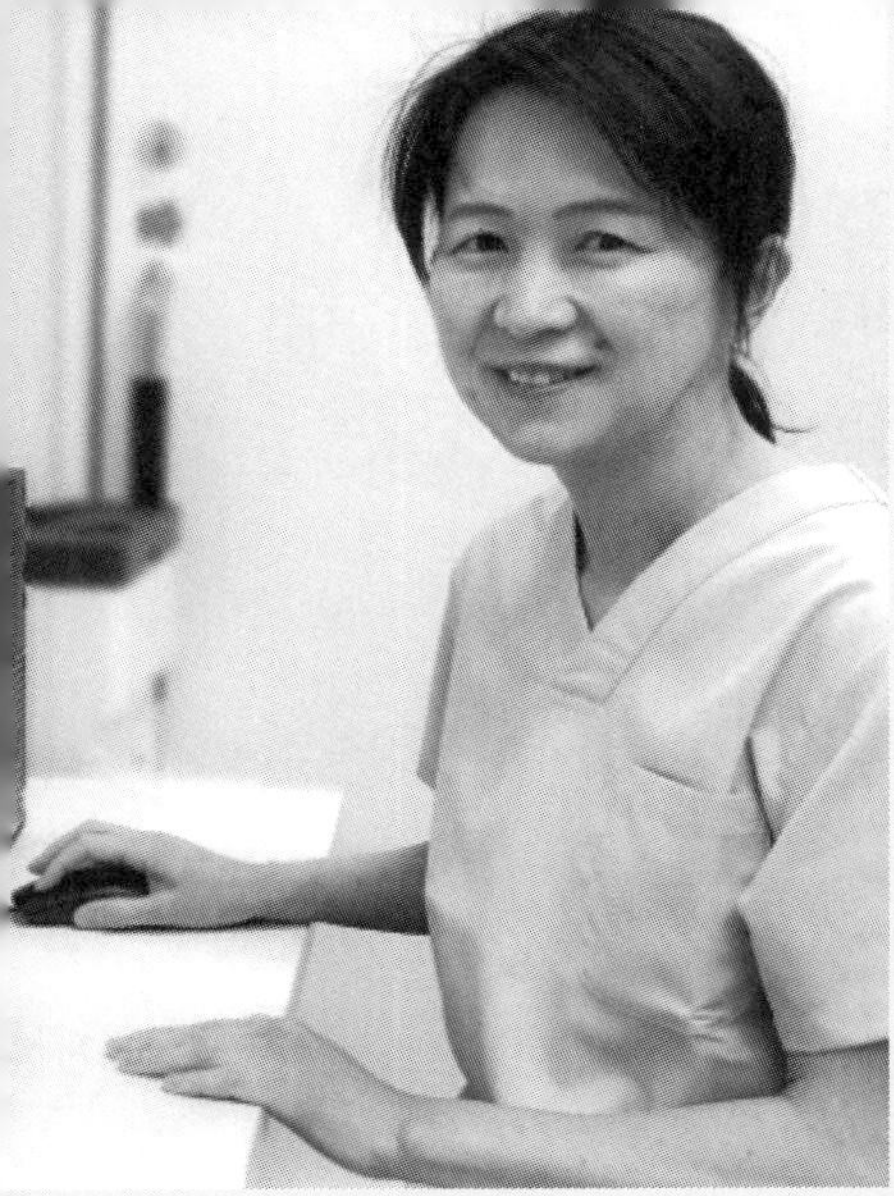

きると福井先生はいいます。乳がん検診や子宮がん検診も幅広い内容と料金設定で提示し、患者自身が納得してコースを選び、継続して受けやすいように工夫しています。

電子カルテを活用して スタッフ全員が患者を把握

一方で福井先生が目指すのは女性医師が継続して働ける職場。「患者さんとの信頼関係を築き、医師が家庭の都合で休んだり担当する診療日が限られたりすることへの理解も得たい」とし、それを補うのが電子カルテ。医師、看護師、放射線技師、事務員など多職種がそれぞれの視点で情報を書き込み、主治医以外でも患者の状況を把握できるシステムを構築しています。

「医師の時間的・精神的余裕が質の高い医療の提供につながり、患者さんの安心感となって回復を後押しする――。そんな流れが生まれています」

ふくい・りか●1997年札幌医科大学医学部卒業。癌研究会附属病院乳腺外科、札幌里塚病院外科、新札幌恵愛会病院、新札幌豊和会病院、時計台記念病院等を経て、2021年6月ソフィア北円山クリニック開院と同時に所長となる。日本外科学会指導医、外科専門医、日本乳癌学会専門医など。診療に生かすべく、心理療法（ゲシュタルト療法）を勉強中。

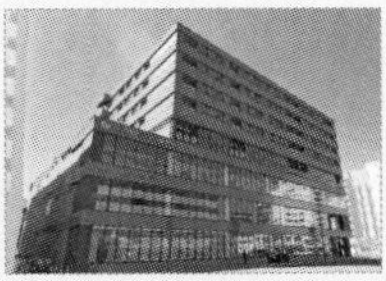

ソフィア北円山クリニック

北海道札幌市中央区北4条西18-8-1
プレミアムガーデン北円山3階
☎011（624）8370
http://sophia-kclinic.jp/
＊手術、抗がん剤治療、MRI検査等は同じ社会医療法人カレスサッポロの時計台記念病院を紹介している。

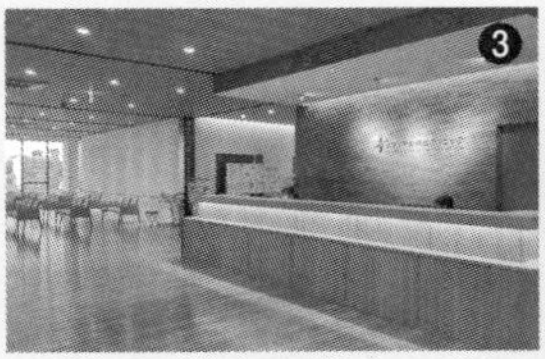

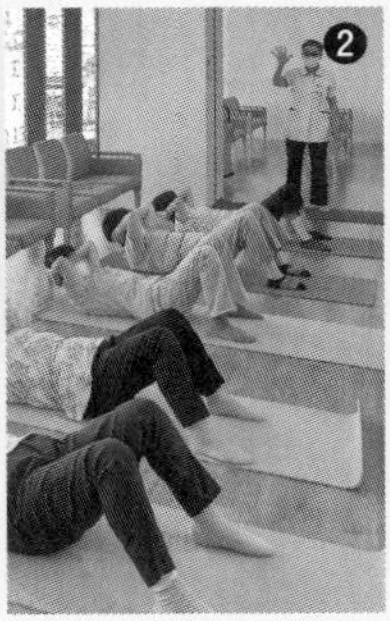

写真提供／ソフィア北円山クリニック

全国・女性外来を訪ねて④

福島県立医科大学附属病院 性差医療センター 小宮ひろみ先生

患者の話をよく聞き、漢方を駆使 専門医が連携して検査・治療にあたる

語りにじっくり耳を傾け 原因を一緒に探していく

2008年に女性専門外来から機能強化して再スタートした性差医療センター。婦人科医の小宮ひろみ先生を中心に婦人科、心身医療科、内科、外科、歯科口腔外科の医師が携わり、診察から治療まで対応するワンストップの体制をとっています。

特徴は、最初に30分ほど時間をかけてカウンセリングを行うこと。その後、各専門医が連携して検査・治療にあたります。女性専門外来の受診者はメンタルに不安を抱えている人が多いとの研究結果から、小宮先生はジェンダーと心を考慮した医療の提供に女性専門外来の存在意義があるのではないかと考えたのです。診察室では患者さんの語りに耳を傾ける傾聴を心がけ、症状につながる問題を探します。

「家庭や仕事のことを語りながら頭が

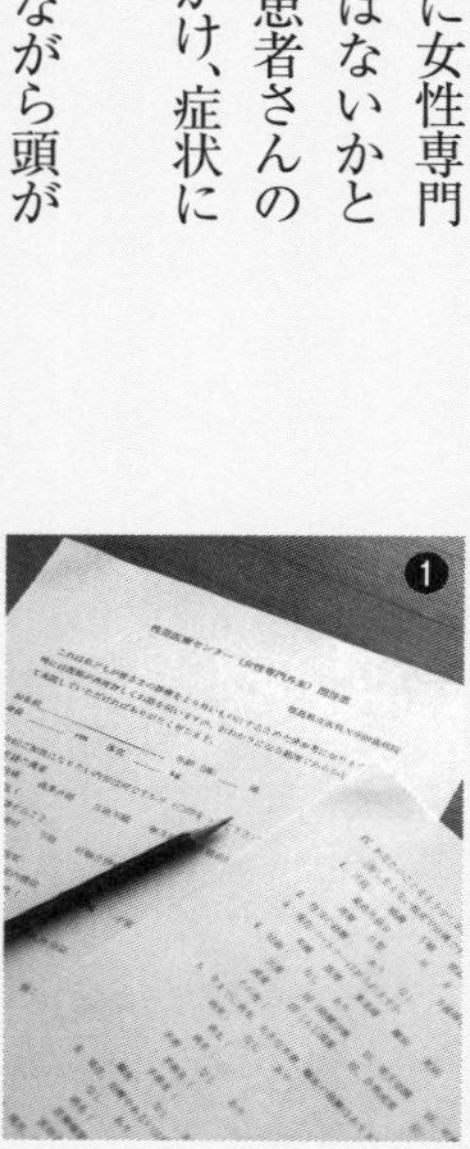

❶予約後に郵送される問診票にあらかじめ記入して持参する。カウンセリングではこの内容をもとに患者の話に耳を傾ける。❷脈診、腹診、舌診など漢方的な診断方法は欠かせない。❸柔らかな色味で、リラックスして話しやすい温かな雰囲気を心がけた診察室。

整理されて、患者さんご自身で原因に気づくこともよくあり、その後の治療経過によい影響を及ぼしています」

漢方薬は心身の不調に効果的。ホルモン補充療法も駆使

もう一つの特徴が漢方です。2000年近く前に書かれた中国の古典医学書には男女別の記述が随所に見られ、当時すでに性差医療が行われていたことがわかります。

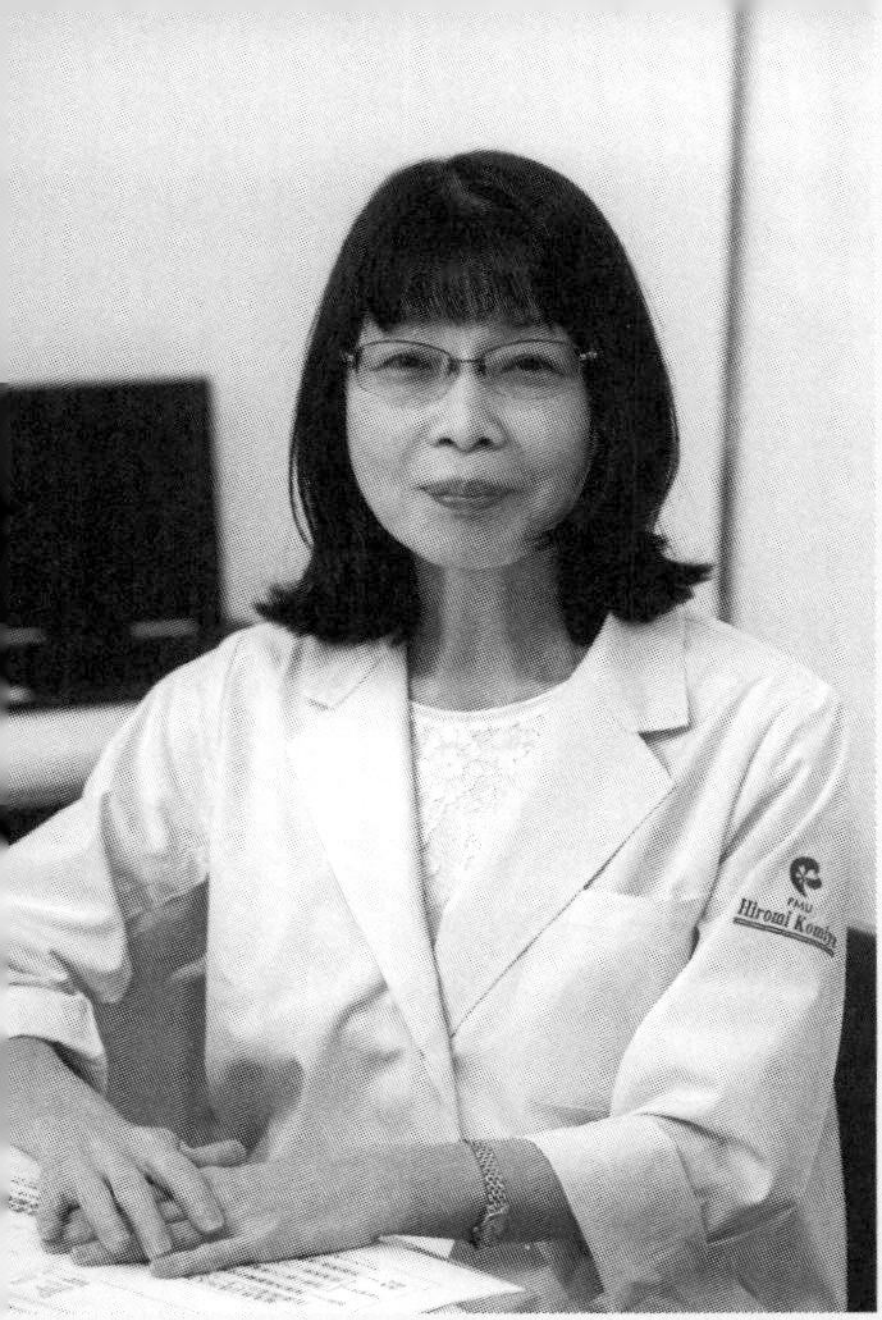

こみや・ひろみ●1986年山形大学医学部卒業。2004年開設の女性専門外来（08年性差医療センターとなる）を率い、17年より教授。専門は生殖内分泌、性差医療、漢方医療、女性医学。思春期から高齢者まで全世代の女性を対象に性差を考慮した細やかな全人的医療を提供し患者からの信頼も厚い。

実際、心身一如《しんしんいちにょ》（心と体は一体である）をベースとする漢方は、全身に及ぶ更年期症状や自律神経の乱れによるメンタルの不調などに効果的な女性向きの医療だといえます。患者の希望を尊重し、漢方薬やホルモン補充療法を駆使し経過をみていきます。

「ここでなければ治らない患者さんがおられることは確かです。今後も共感してくれる仲間を増やし、センターの充実を目指していきたいと考えます」

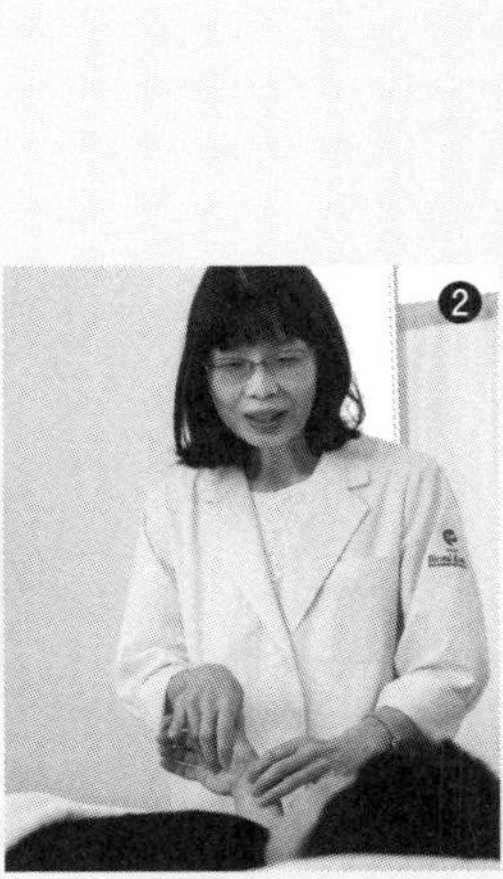

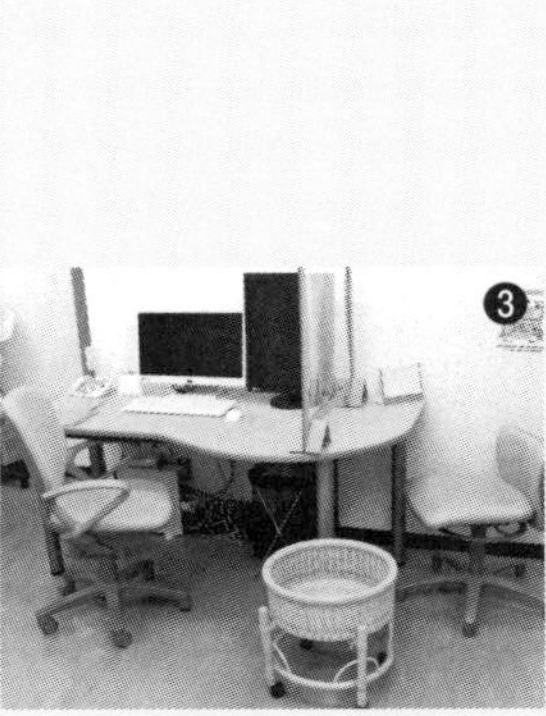

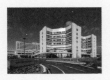

写真提供・撮影協力／福島県立医科大学

福島県立医科大学附属病院

福島市光が丘1番地
☎024（547）1111（代表）
https://www.fmu.ac.jp/byoin/

全国・女性外来を訪ねて❺

順天堂大学医学部附属浦安病院 女性専用クリニック

栗原由美子先生

最先端医療とのスムーズな連携も大学病院の強み

症状改善のカギは、漢方薬と〝話すこと〟

診断名のつかない不調や複数の症状を漢方薬で

開設は2002年。担当する3人の医師、看護師、受付事務員が全員女性であることと、大学病院の最先端医療とスムーズに連携できること、両方の安心感を兼ね備えた女性外来です。

患者の半数以上が複数の医療機関を経て、ここに辿り着くといいます。「イライラする、疲れやすい、不眠、便秘、頭痛など不調が多い、診断名がつかない――。一般外来では解消しにくい症状にも有効な一手となるのが漢方薬です」（栗原由美子先生）。

漢方薬は体のバランスを整え、一つの薬でいくつもの症状を改善。たとえば半夏厚朴湯《はんげこうぼくとう》は不安、不眠、動悸、胸痛、喘息など。五苓散《ごれいさん》はむくみ、頭痛、消化器症状、熱中症など。基本的には鎮痛剤や睡眠導入剤は使わず、漢方薬で対応可能だといいます。

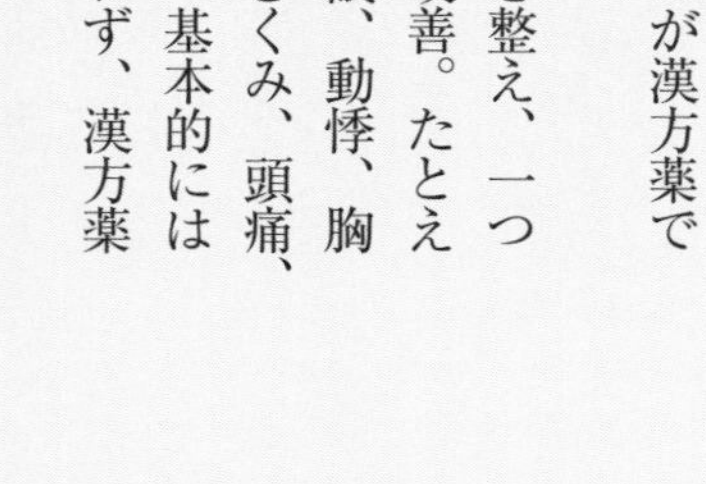

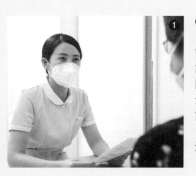

❶「何でも遠慮なくお話しください」。医師の初回診察前に、専任の看護師が問診票をもとにじっくり話を聞く。❷栗原先生が患者に渡すために作った漢方薬の説明書き。❸腹診や脈診など漢方的手法で診察を行い、漢方薬処方の決め手とする。

医師と看護師が問診。話の中にも解決の糸口

もう一つ、重要なウエイトを占めるのが問診です。初診時には先に専任の看護師が約30分話を聞き、医師が診察の中でさらに耳を傾ける2段階で対応。初診患者の5・6パーセントが話だけで満足したとのデータが、存分に話すことの有効性を物語っています。

「何気ない会話から解決の糸口が見つかることもあります。複数の医療機関で検査をしてもわからなかった体調不良の背景にペットの世話による不眠があるとわかり、漢方薬処方と併せて家族に協力してもらうようアドバイスをしたところ、症状が改善したケースもありました」

循環器内科医の栗原先生は、女性に多く、心電図や画像検査で異常の出ない微小血管狭心症の治療にも力を入れています。

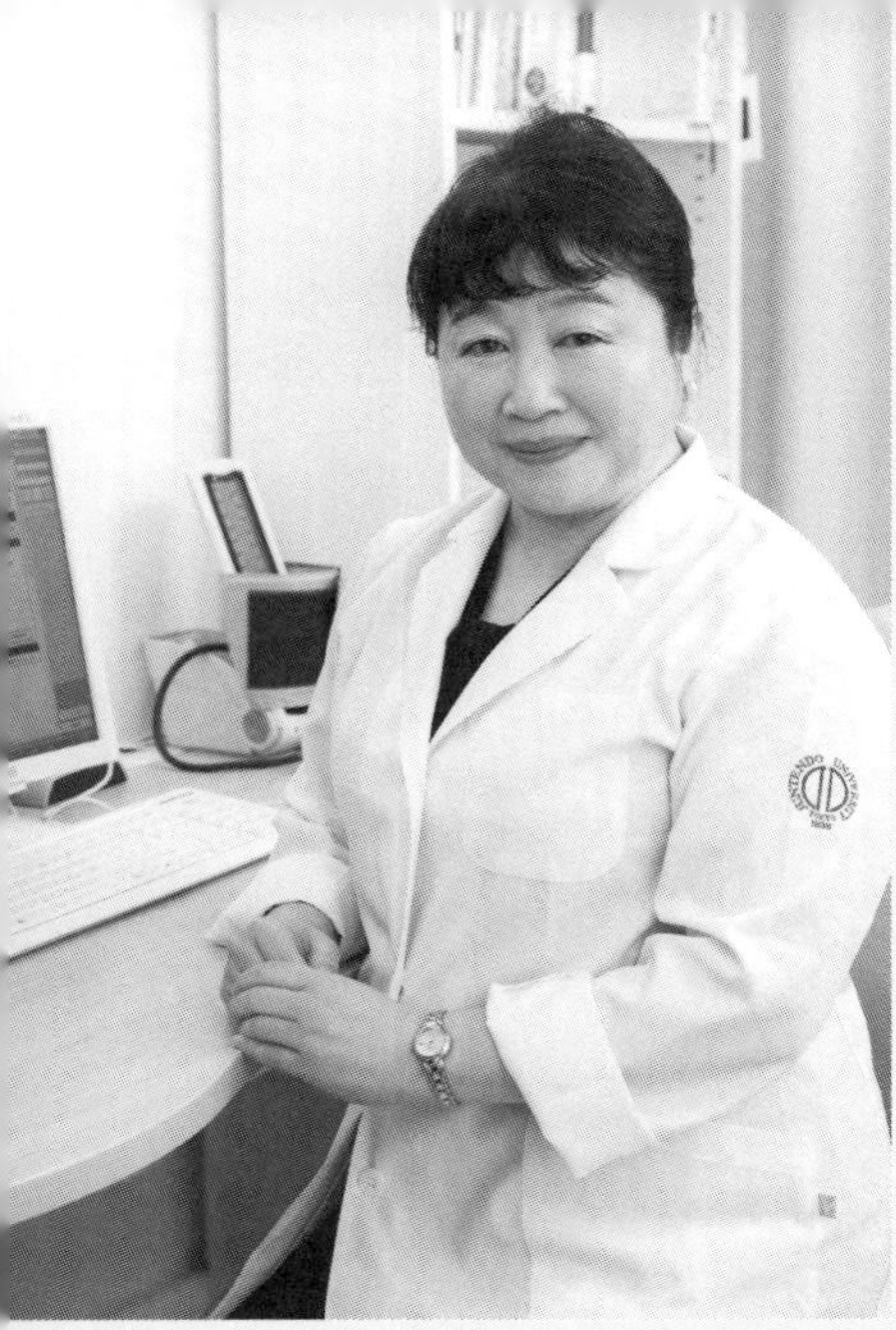

くりはら・ゆみこ●順天堂大学医学研究科漢方先端臨床医学准教授。順天堂大学医学部卒業。ハーバード大学関連病院での循環器疾患研究で博士号を取得。2007年より当クリニック（水曜）、22年10月より天野恵子先生の後任として松戸市立総合医療センター女性特別外来（木曜）を担当。循環器専門医、漢方専門医・指導医、総合内科専門医。

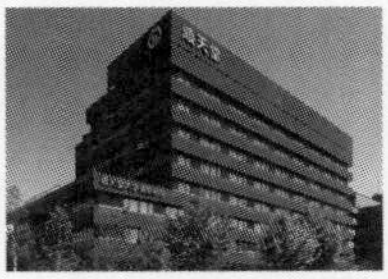

順天堂大学医学部附属浦安病院

千葉県浦安市富岡2-1-1
☎047（353）3111（代表）
https://www.hosp-urayasu.juntendo.ac.jp/

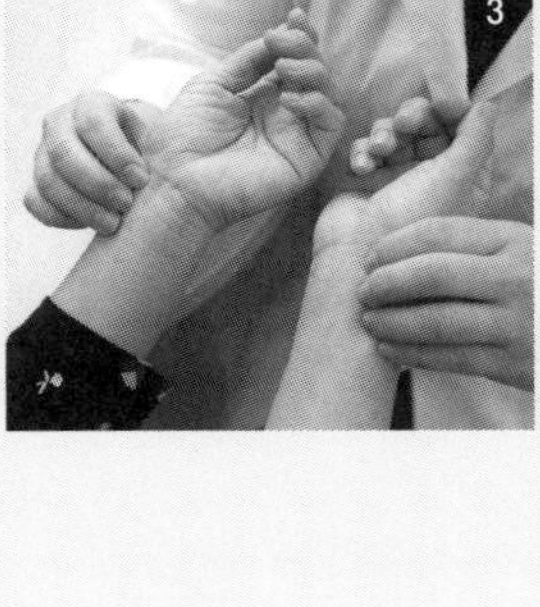

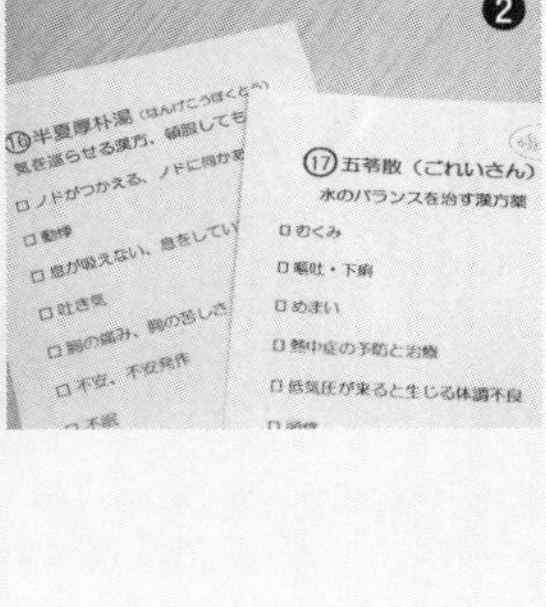

東京

全国・女性外来を訪ねて❻

アットホーム表参道クリニック 女性総合外来 宮尾益理子先生

老年医学をベースに漢方、栄養指導、理学療法も駆使
高い専門的クオリティで全人的に支える

将来のリスクを見越し、生活も含め全人的に診る

老年医学をベースに性差医学、糖尿病、内分泌代謝、骨粗しょう症など数々の専門領域を持つ宮尾益理子先生は、いわば〝専門外来の集合体〟。症状の改善だけでなくこの先起こりそうな病気のリスクを多方面から予測し、予防策を一緒に考えながら、患者の将来に責任を持つ全人的診療を心がけています。

初診時には身体所見、血液検査、心電図、レントゲンに加えて体組成、必要に応じてホルモン状態の評価、骨密度（DXA《デキサ》法）、脈波などの検査を行い、数種類の問診票を活用。診療では生活全般に広げて話に耳を傾けます。

「更年期世代の女性は介護や仕事、家庭で多くの役割を抱え、完璧にできて当たり前と考えがち。でも若いときと同じペースでは動けません。問題点を整理し、優先順位をつけて解決策を

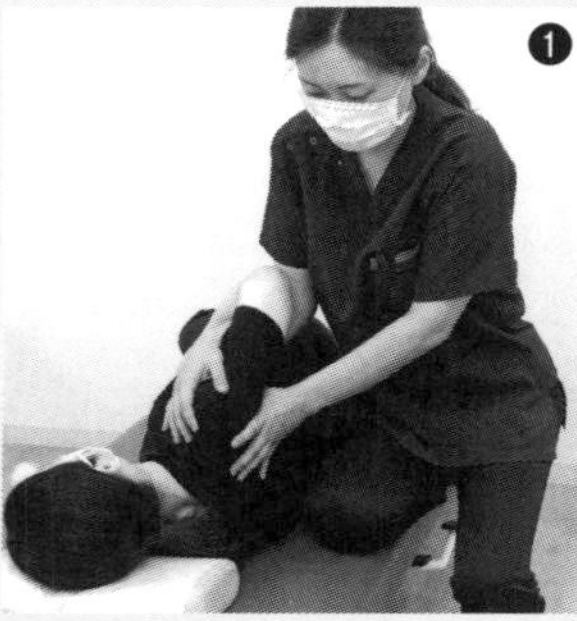

❶理学療法も更年期症状の緩和に効果的だ。❷管理栄養士による食事指導、栄養補助食品の案内など栄養指導も充実。❸高濃度ビタミンCなどの点滴（自費診療）やプラセンタ注射（一部保険診療）などを行う点滴コーナー。

探っていきます」

漢方薬で症状を緩和し、栄養指導で要介護予防も

症状緩和に欠かせない漢方薬は女性外来受診者の約8割に処方し、管理栄養士による栄養指導にも力を入れています。「骨粗しょう症やサルコペニア（筋肉量の減少と筋力の低下）の予防には、バランスのよい食生活と運動習慣を獲得して体重も脂肪も適正に保つことが大切です」。

肩こりや腰痛、肩や膝の痛みなどの骨・関節疾患も院内の整形外科で専門的診療や理学療法を受けられるのが大きなメリットです。遅延型アレルギーや腸内細菌の検査、サプリメントなど科学的根拠に基づく手段を積極的に導入する宮尾先生。

「女性たちにずっと笑顔でいてほしい。そのために外来診療でできることは何でも取り入れたいと考えています」

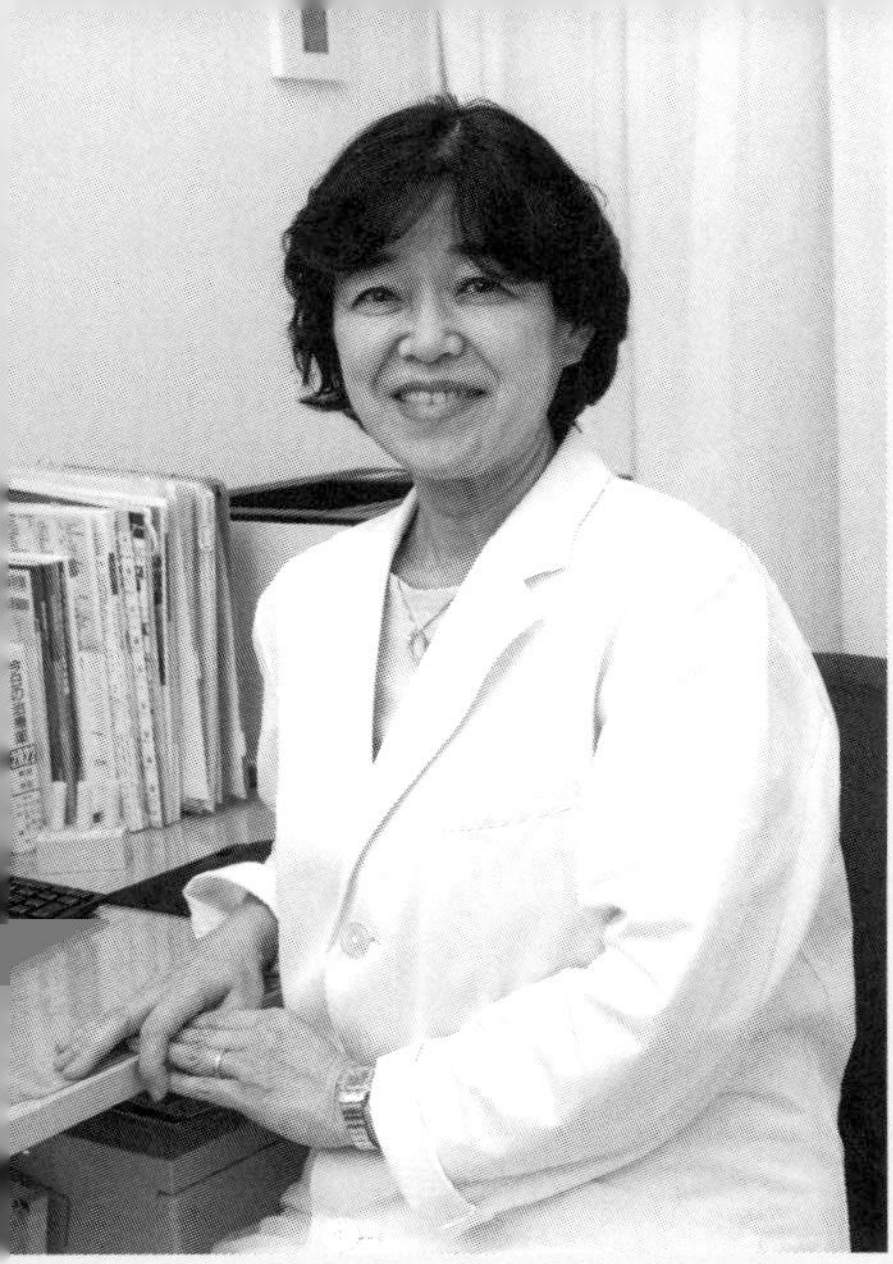

みやお・まりこ●東京大学大学院加齢医学講座修了。同大学医学部附属病院老年病科、関東中央病院代謝内分泌科、同院健康管理センターを経て2018年よりアットホーム表参道クリニック副院長。03年東大病院に女性総合外来を開設し、現在も隔週で診療に携わる（再診のみ）。専門は内科、老年医学、糖尿病、骨粗しょう症、内分泌、性差医学、漢方、抗加齢医学など。

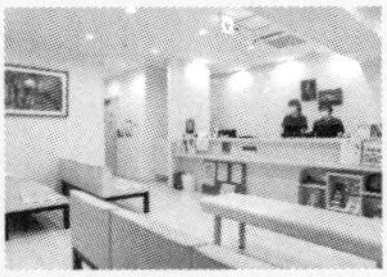

アットホーム
表参道クリニック

東京都港区北青山2-12-31
第3イノセビル2階
☎03（3423）3232
https://o-athome.jp/

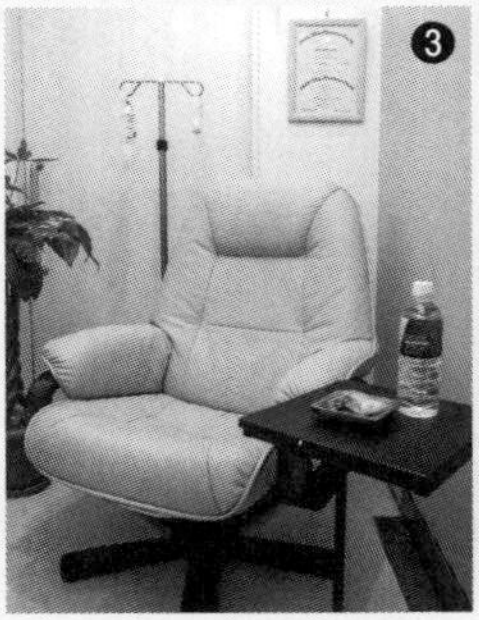

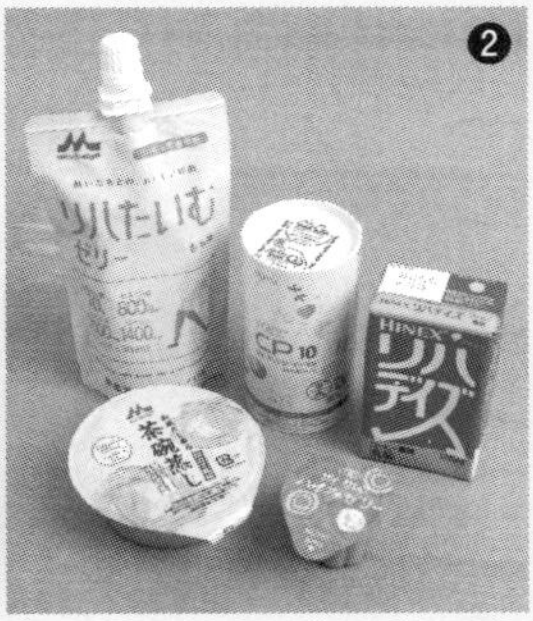

全国・女性外来を訪ねて❼

若松町こころとひふのクリニック メンタルケア科 加茂登志子先生

メンタル不調や育児に悩む女性の頼もしい味方
更年期うつ、DV被害母子の子育て支援も

増え続ける女性のストレス。自衛手段はよく眠ること

30年以上一貫して女性に特化したメンタルヘルスを専門とし、ＤＶ被害など社会問題にも積極的にかかわってきた加茂登志子先生。「人生の選択肢は広がっても女性はこうあるべきとの価値観は旧態依然、女性の負担は増す一方。心が折れそうになっても〝私が悪いわけじゃない、社会が遅れているせいよ〟くらいに考えてよいのです」。

更年期のホルモン変動による心身の不調に、大きな心理・社会的ストレスが加わったとき、よくあるうつ症状がうつ病に悪化しやすいといいます。このとき身体に真っ先に現れるサインが睡眠障害。「十分に眠ればつらいことがあってもたいていは耐えられますし、自律神経が安定して身体症状も軽減します。冷却効果のあるアイス枕の使用や就寝時のリラックス法など、診療の

❶
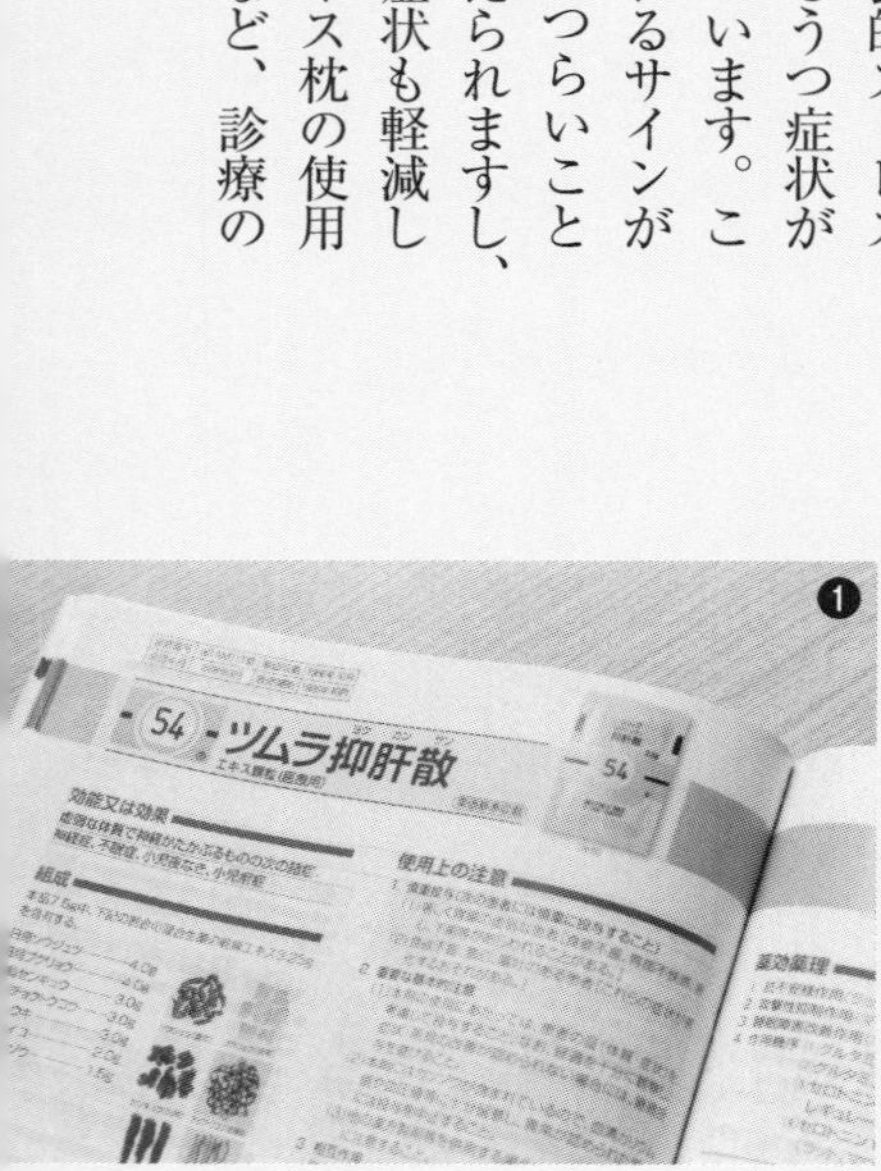

❶患者の体質や症状に合わせて処方する漢方薬を選ぶ。❷患者から贈られた手作りの品々。もの作りは回復への過程であり成果でもある。❸加茂先生自身が安眠効果を実感しているアイス枕とアロマ。先生の好みの香りはゼラニウムとローズ。❹PCITの第一人者である加茂先生の訳書、著書。

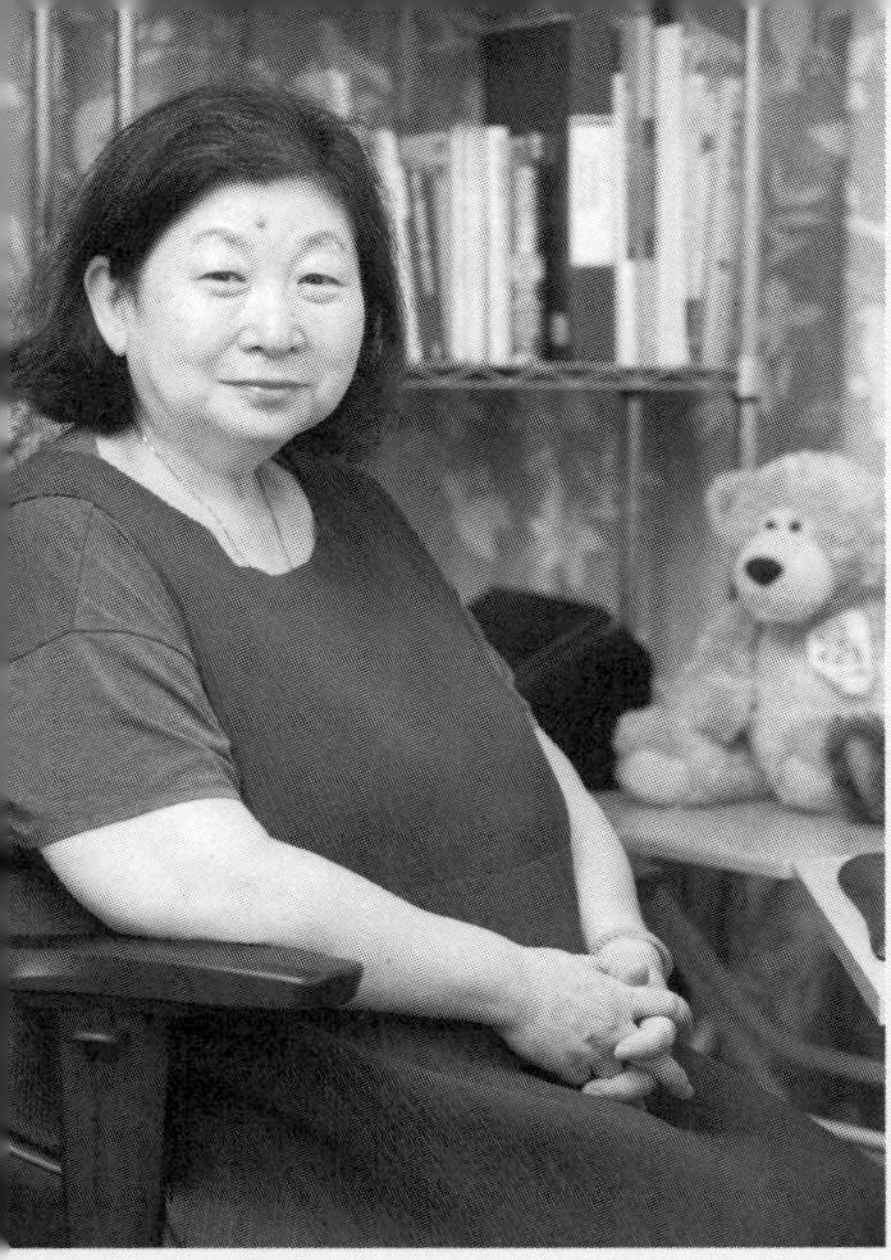

中でも特に睡眠指導には重点を置いています」。

回復への基本は対人交流。子育て支援にも力を入れる

治療にはホルモン補充療法、抗うつ剤、認知行動療法などを用いますが、よく使うのが漢方薬。「抗うつ剤より患者さんの抵抗感が少なく、気軽に治療に入れるのも漢方薬の利点です。まずは漢方薬で気分を持ち上げ、体調をよくしてから背景にある問題を解決していきます」。

15年以上、DV被害母子の育児支援にも有効なＰＣＩＴ（親子相互交流療法）に力を入れている加茂先生。週に一度の楽しみは自らが代表を務める花と鳥のテーマパーク「富士花鳥園」（静岡県）を訪れること。「対人交流はメンタルヘルスの基本。誰もがストレスなく触れ合える花や鳥との交流には、精神安定効果があると考えています」。

かも・としこ●精神科医。日本PCIT研修センター代表理事、若松町こころとひふのクリニックPCIT研修センター長。東京女子医科大学卒業。同大学附属女性生涯健康センター所長・教授を経て2017年より現職。22年まで東京都女性相談センター嘱託医。08年日本にPCIT（親子相互交流療法）を導入し、日本での第一人者として実践と普及に取り組む。

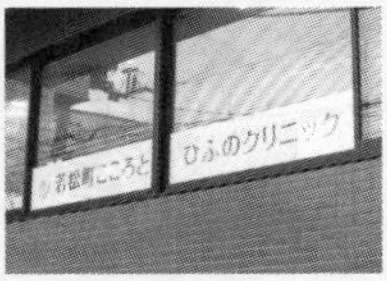

若松町こころと
ひふのクリニック

東京都新宿区
若松町9-4 MHビル1階
☎03（3356）3796
https://mesc-japan.com/

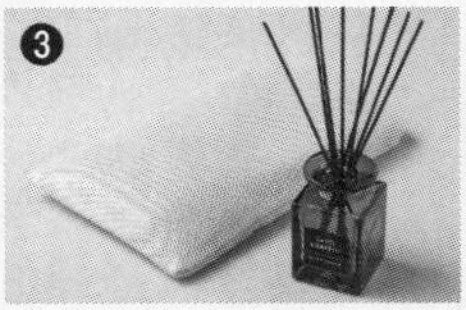

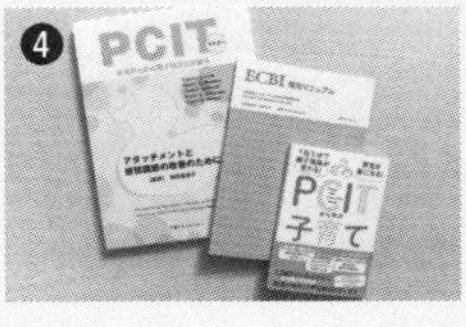

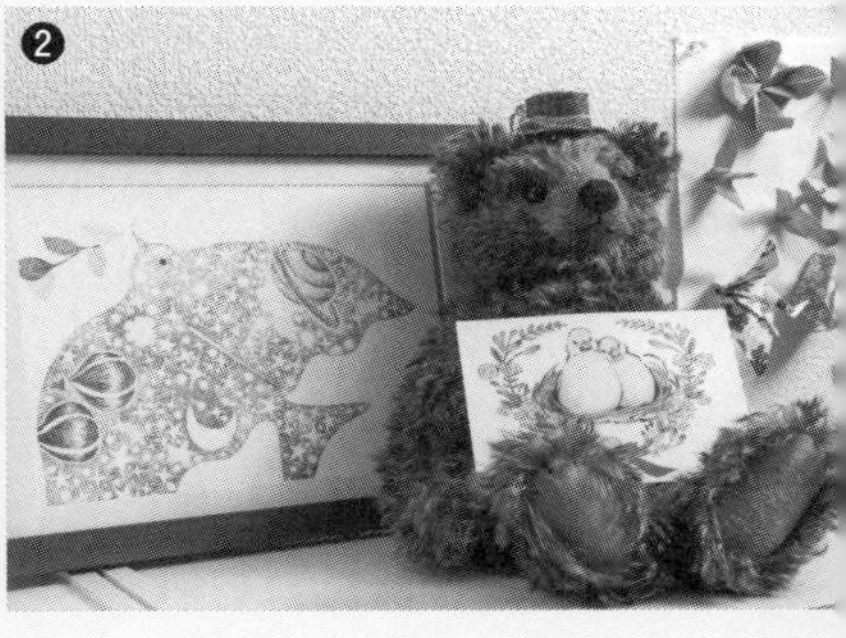

全国・女性外来を訪ねて❽

女性医療クリニックLUNAネクストステージ 関口由紀先生

女性泌尿器科を中心に最新の抗加齢医療を提供
「生涯、元気で美しく」を全力でサポート

ステージ別に分けた窓口。更年期以降の課題は？

「女性医療クリニックＬＵＮＡ」の特徴は、閉経前と閉経後で診療フロアを分けていること。３階の「ネクストステージ」は更年期以降の女性を対象に女性泌尿器科、女性内科、美容皮膚科などを設け、健康管理と抗加齢医療を提供しています。

ステージ別に分けた理由を関口由紀先生は「閉経を境に女性が気をつけるべきポイントが大きく変わるため」と話します。「更年期以降は元気な老年期のための大事な準備期間。動脈硬化と認知症の予防、骨と筋肉量の維持、そして私の専門であるフェムゾーン（腟と外陰）のケアが課題となります」。

GSMの改善に力を入れトレーニング指導も

関口先生が特に注目するのがＧＳＭ

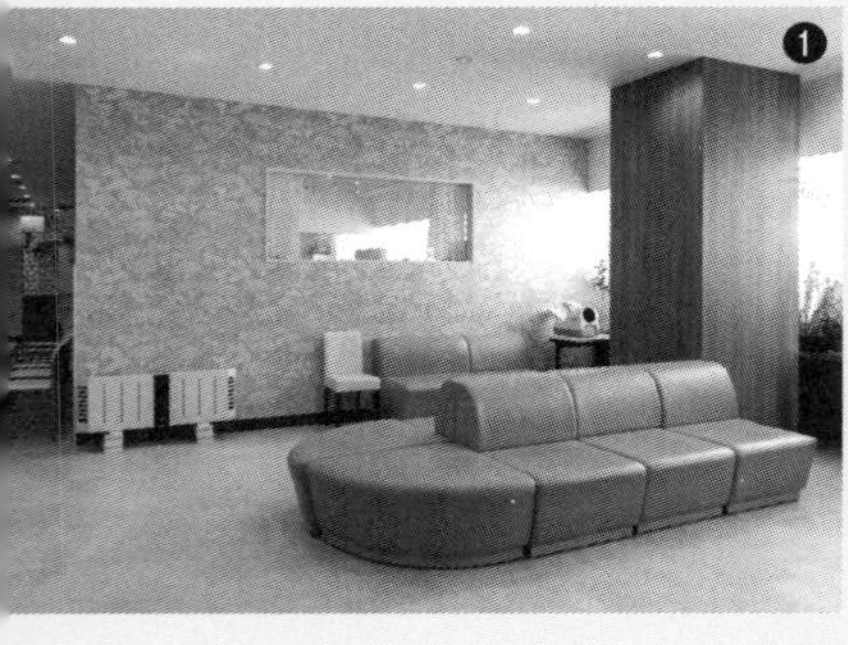

❶丸味を帯びたソファーなど優しい雰囲気の待合室。❷理学療法士の笹岡愛加さんが骨盤底筋トレーニングを指導。正しい腟と肛門の締め方を教える（自費）。❸関口先生プロデュース、フェムゾーンケア用美容液セット。

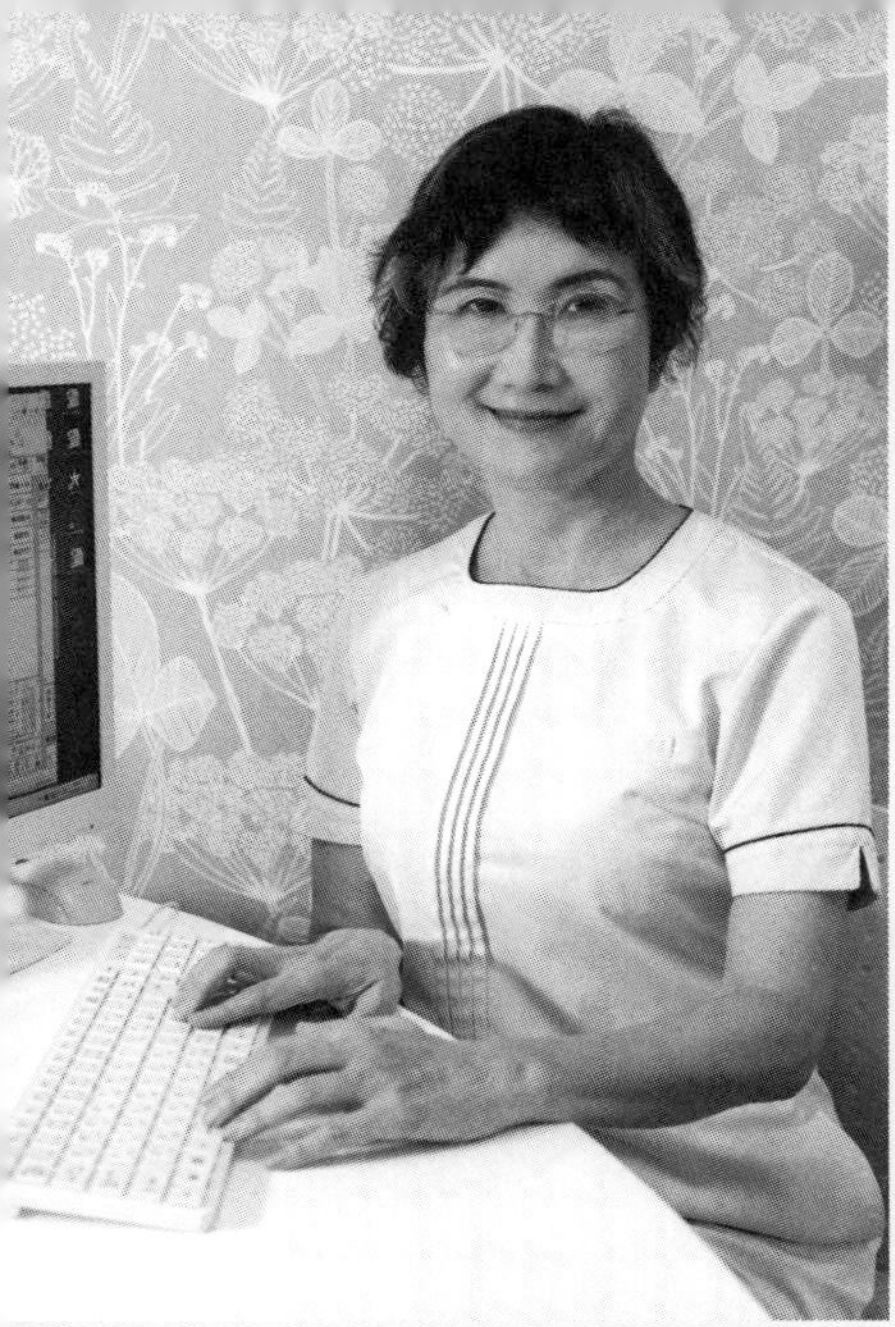

（閉経関連尿路性器症候群。主に膣と外陰の女性ホルモン欠乏による皮膚や粘膜のトラブルを指す）。主な症状はフェムゾーンの乾燥やかゆみ、尿漏れ、頻尿、再発性膀胱炎、性交痛、性交後出血等で、局所の保湿と骨盤底筋トレーニングでかなり改善するといいます。「セルフケアで改善しなければ気軽に女性泌尿器科を受診してください。当院では一般的な保険診療以外にも女性ホルモンや男性ホルモンを配合した保湿用美容液、膣を若返らせるレーザー治療、尿失禁のＴＦＳ日帰り手術など一歩先を行く医療を積極的に取り入れています」。

骨盤底リハビリテーションや自重トレーニング、〝見た目と体の若さは比例する〟をモットーに美容皮膚医療も導入。「女性が生涯、元気できれいでいることをサポートする」――開業時の理念は今もゆるがず、世界レベルの医療を目指しています。

せきぐち・ゆき●女性医療クリニックLUNAグループ理事長。横浜市立大学泌尿器病態学客員教授。2005年開業、18年にはステージ別に「LUNA横浜元町」（2階）と「LUNAネクストステージ」（3階）に再構成。女性の生涯にわたるライフスタイルを提案するインターネットサイト「フェムゾーンラボ」の社長も務める。

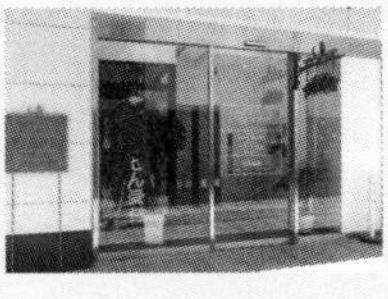

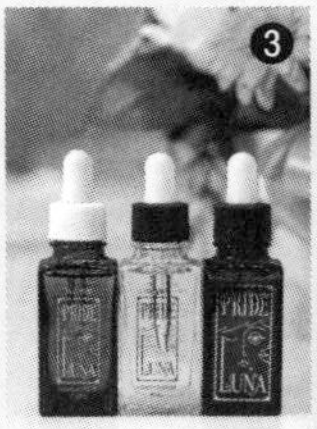

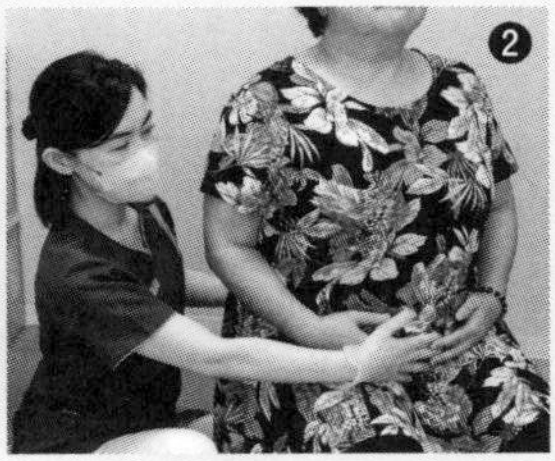

女性医療クリニックLUNA ネクストステージ

神奈川県横浜市中区元町1-32 3階
☎045（680）1226
初診専用コールセンター
☎045（662）0618
女性医療クリニックLUNAグループ
https://www.luna-clinic.jp/
フェムゾーンラボ
https://www.femzonelab.com/

全国・女性外来を訪ねて❾

伊豆美レディスクリニック
坂本 伊豆美 先生

更年期治療も乳がん・子宮がん検診も 幅広く応じる〝パートナー医〟を目指す

がんを高い確率で発見し迅速に治療に回す

伊豆美レディスクリニックの特徴は、更年期と20～30代を中心に幼児から高齢者まで幅広い年代と症状に対応している点です。

特に力を入れているのは、乳がんや子宮がんの早期発見。院長の坂本伊豆美先生はマンモグラフィ読影と細胞診の専門資格を持ち、これらのがんを数多く見つけています（2020年の実績は乳がん33例、婦人科系がん29例、甲状腺がん5例）。初診で怪しいと思ったら必要な検査を行い、約2週間後には診断をつけて治療に回すなど、対応は極めて迅速です。

「ホルモン補充療法と乳がん・子宮がんの検診を1か所で行えると、患者さんの負担も少なく、早期発見につながるメリットがあります。更年期の多岐にわたる症状にもさまざまな治療法で

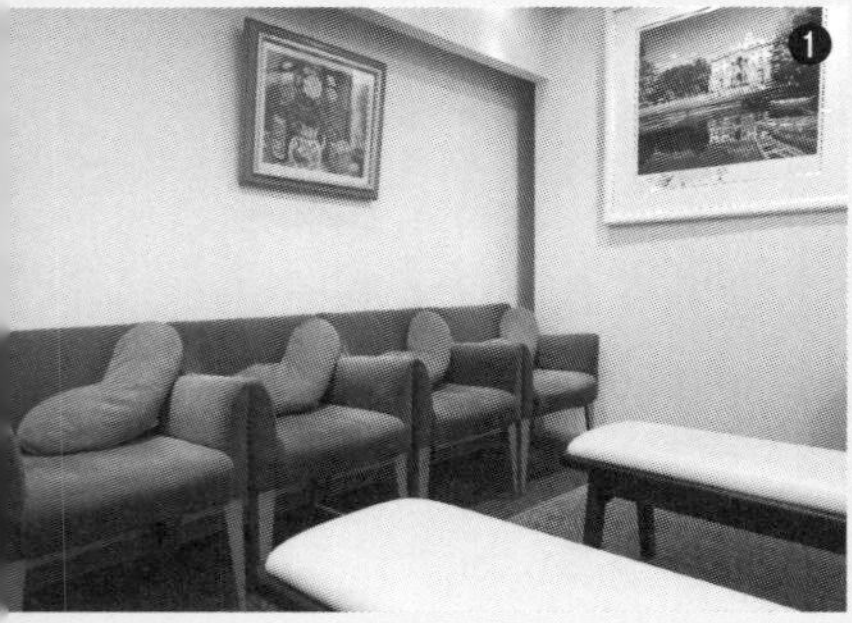

❶ハート形のクッションや絵画を飾り待合室の雰囲気も優しく。❷マンモグラフィを用いて多くの早期乳がんを発見している。❸生理痛、ホルモン補充療法、骨粗しょう症など幅広い年代の患者向けのパンフレット。

アプローチしており、何より患者さんが気軽に来られるクリニックであることが大事だと考えています」

増えている女性のがん。親子三代の患者さんも

9人に1人が乳がんにかかる時代になりました。誰がなってもおかしくないと自覚して検診を怠らないことが大事だと坂本先生はいいます。「更年期世代の子宮体がんも増えており、その95パーセントに不正出血がみられます。少量でも月経不順だろうと思い込まず、婦人科を受診してください。さらに若い女性にはぜひ子宮頸がんワクチンを打ってほしい。妊娠出産と子宮頸がん発症のピークが重なるのです」。

30年間通い続ける女性や親子三代でお世話になる患者の存在は、坂本先生への信頼の証。「患者さんと一生おつきあいさせていただける〝パートナードクター〟でありたいですね」。

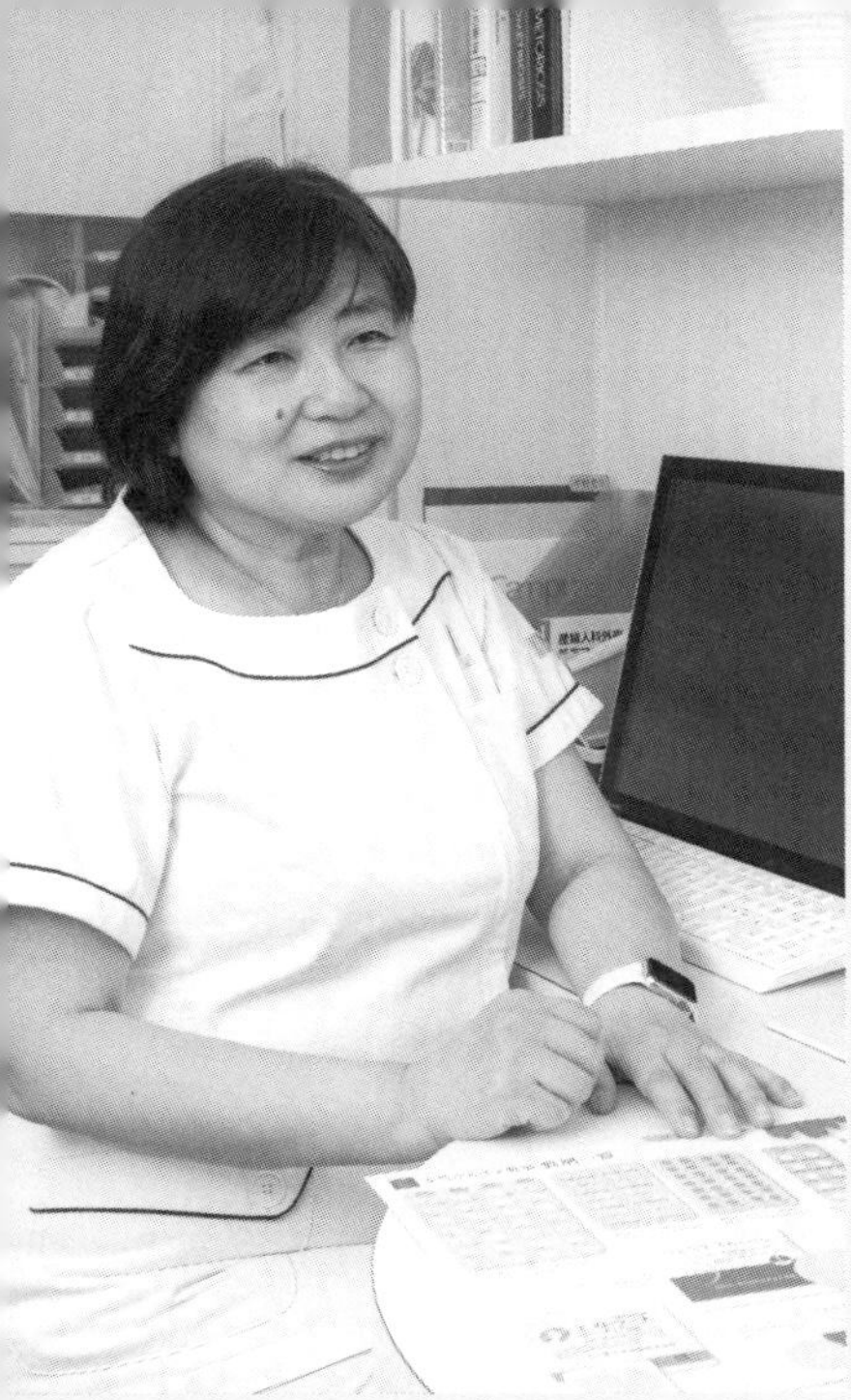

さかもと・いずみ●1980年北里大学医学部卒業。北里研究所病院婦人科副部長を経て、2004年同病院内に女性科を立ち上げ女性科部長となる。08年伊豆美レディスクリニックを開院。日本臨床細胞学会細胞診専門医、検診マンモグラフィ読影認定医ほか。

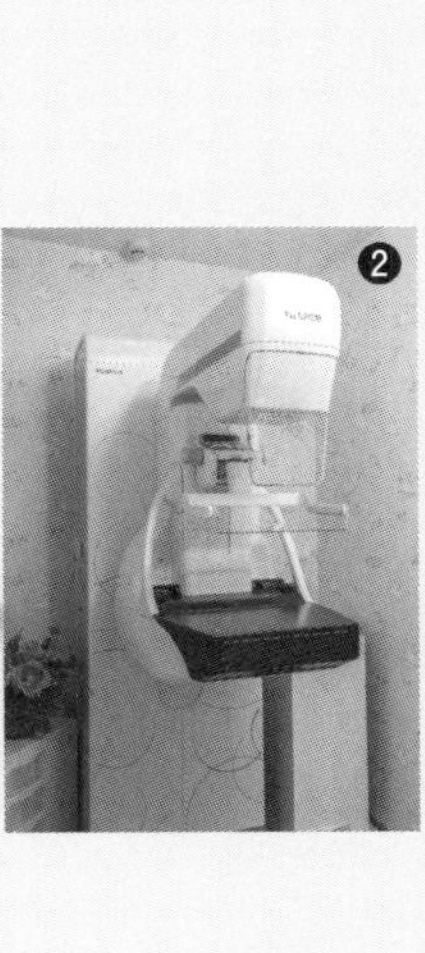

❷

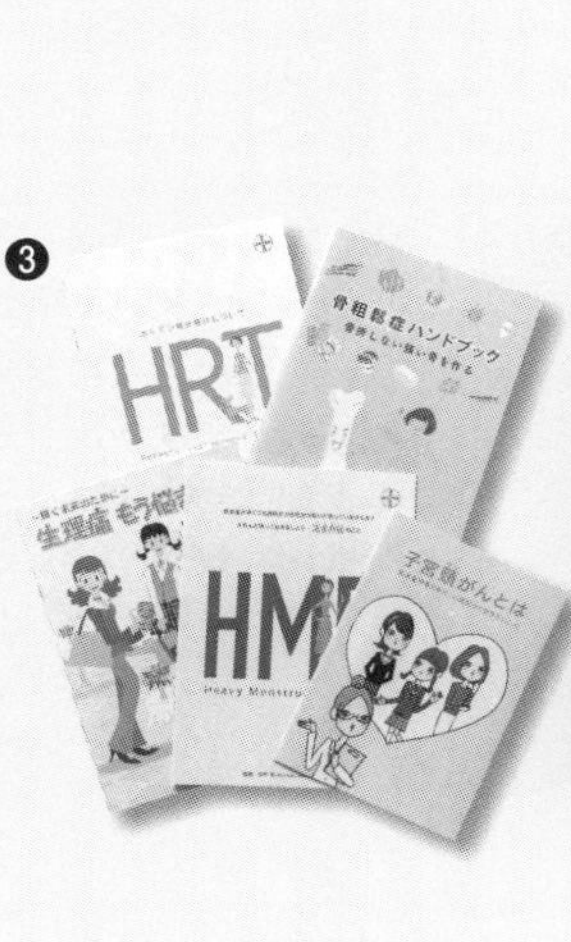

❸

伊豆美レディスクリニック

神奈川県横浜市青葉区新石川3-14-1ドレッセたまプラーザ
☎045（915）7123
https://www.izumi-ladies.com/

全国・女性外来を訪ねて⑩

金沢医科大学病院 女性総合医療センター

赤澤純代先生

モットーは〝女性の元気は社会の元気〟

予防医学を念頭に多方面から手厚く支援

大学病院内の診療科とも連携。安心して受診できる女性外来

２００２年に開設された石川県初の女性外来です。センター長で循環器内科専門の赤澤純代先生をはじめ、各専門分野と女性医療の知識を持つ５～６人の女性医師が担当。初診の受付電話ではベテランの専任看護師（コンシェルジュナース）が症状を聞き、最適な医師に予約を入れます。臨床心理士のカウンセリングや管理栄養士の指導、プレコンセプションケア（妊娠前からの健康支援）にも力を入れ、女性専門肛門病外来の設置など女性が安心して受診できる環境が整っています。

専門診療科や先進医療との連携がスムーズなのも大学病院の強み。再生医療センターと連携し、整形外科の舘《たち》 慶《よし》之《ゆき》医師が行う膝関節再生医療への橋渡しも可能です。「膝関節の障害は運動不足から生活習慣病を悪化させ、骨粗

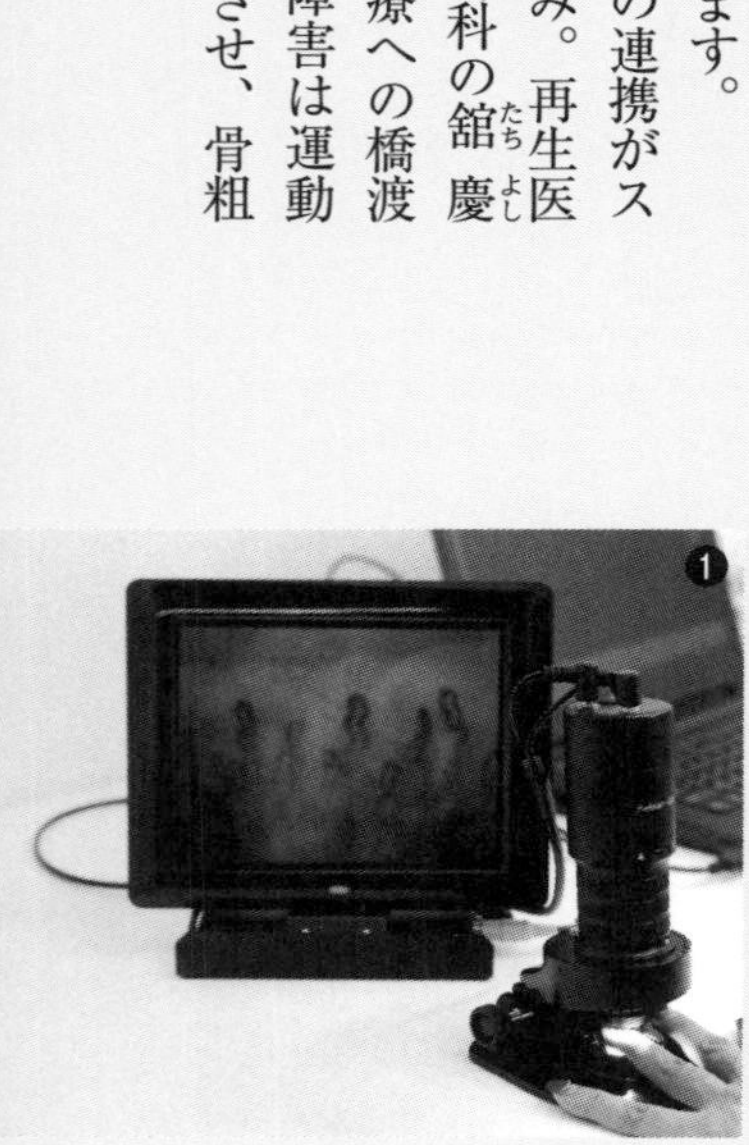

❶毛細血管スコープで瘀血の状態を調べる。生活習慣の改善を２～３週間続けると血管のゆがみが治り、血流が戻る様子が画像でわかるという。❷女性にとって美と健康は切り離せない。皮膚の状態を判定する肌画像診断器・VISIA《ビシア》。❸症状に応じて漢方薬、ホルモン剤、サプリメント、プラセンタなどを使用。

しょう症による骨折リスクを高めるなど寝たきりの原因となるため、更年期での点検・治療が重要です。泌尿器科と連携して、配偶者のかた同伴で男性の性腺機能低下症（LOH《ロウ》症候群）の治療も行っています」（赤澤先生）。

予防医学は女性外来の使命。瘀血改善で美と健康を

心臓と血管を扱う循環器内科医の赤澤先生は、漢方や抗加齢医学の知識を生かし〝血流と美と健康〟の関係に注目しています。多くの不定愁訴のベースに瘀血《おけつ》（血流の滞り）があり、桃核《とうかく》承気湯《じょうきとう》の服用や生活習慣の見直しによって瘀血が改善すると不調も軽減し、肌の状態もよくなるといいます。

「未病（病気未満の状態）のうちに健康を取り戻す予防医学は女性外来の大事なミッション。これからも〝女性の元気は社会の元気〟をモットーに多方面から女性の健康を支えていきます」

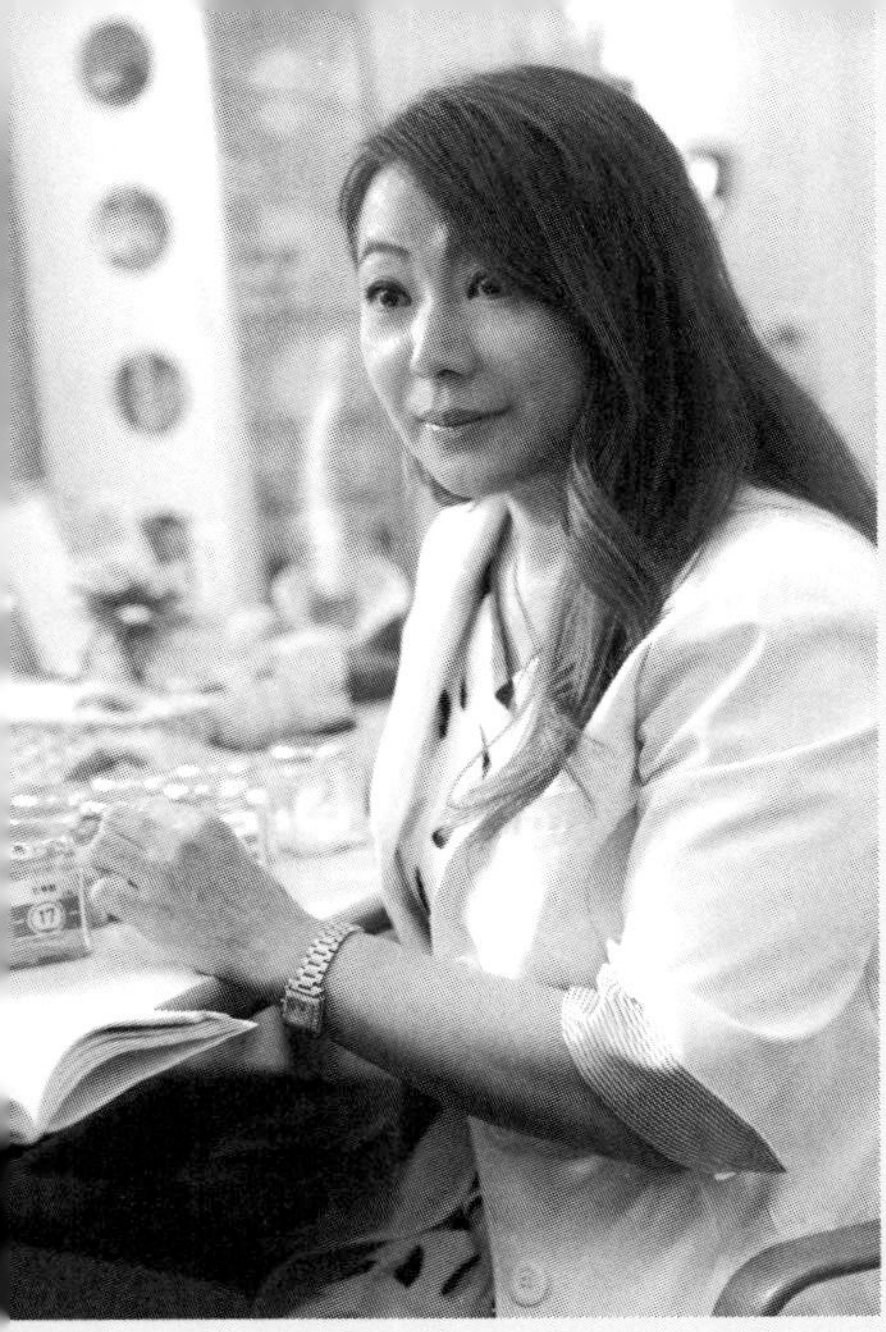

あかざわ・すみよ●金沢医科大学総合内科臨床教授。1992年金沢医科大学卒業。東京大学第三内科（現循環器内科）、東京大学先端技術研究所、金沢医科大学病院21世紀集学的医療センター生活習慣病センター講師等を経て、2013年より同大学総合内科学准教授。19年より女性総合医療センター長。専門は循環器内科、抗加齢医学ほか。

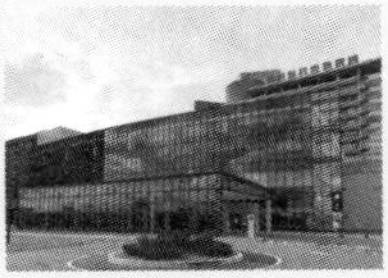

金沢医科大学病院

石川県河北郡内灘町大学1-1
☎076（286）3511（代表）
女性総合医療センター看護師直通
☎076（218）8305
https://www.kanazawa-med.ac.jp/~hospital/

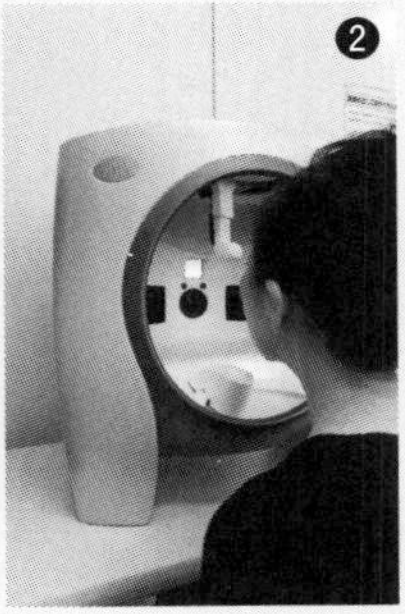

❷

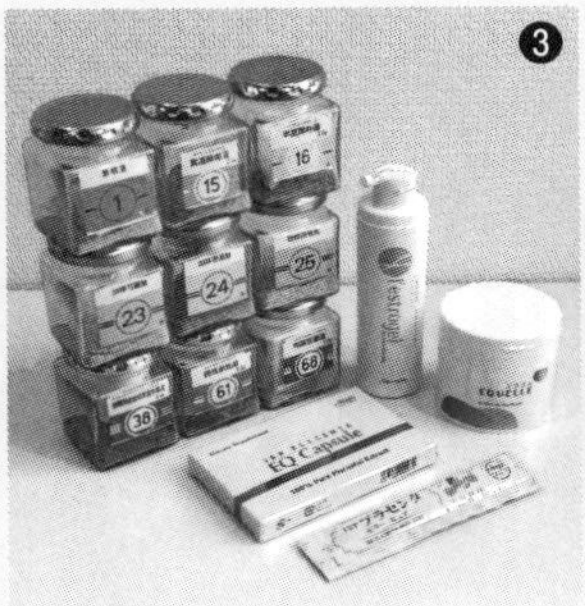

❸

全国・女性外来を訪ねて⑪

山梨県立中央病院 女性専門科

縄田昌子先生

17年間、のべ10万人近くを診てきた実績を生かす
女性の抱えるあらゆる不調を改善に導く

傾聴と共感を基本に解決方法を一緒に探る

女性医療ひとすじの縄田昌子先生が専任で率いる女性専門科。診療枠は週14コマと多く、検査で異常が出ない、症状が多岐にわたるなど女性特有の〝持っていき場のない不調〟も解決に導いています。院内の総合診療科と連携し、病気を見逃さない体制が整っているのも安心です。

女性外来の基本方針は傾聴と共感。体調が悪くなってからの経緯に耳を傾けることで、患者は「受け止めてもらえた」と安心し、医師は話を整理し問題点を探ることができます。

「食事・睡眠・入浴の基本的な生活が乱れがちのかたが多いですね。家族に合わせざるを得ない事情があるにしても、しなくていいことをやらなければと思い込んでおられる場合もあります。漢方薬で症状を和らげつつ、お一人お

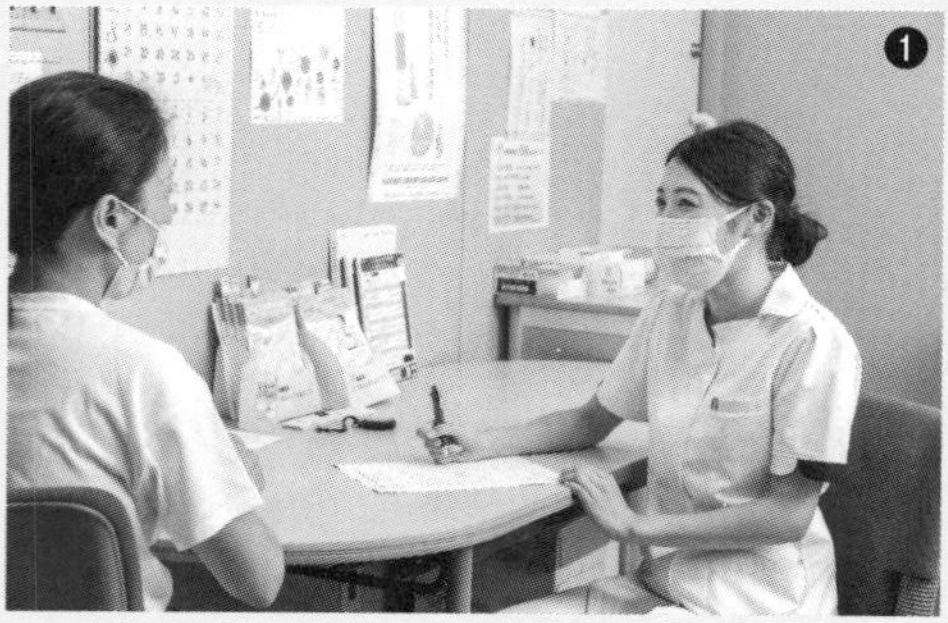

❶予診室で看護師が話を聞きアドバイスを行う。患者の安心感、満足感は大きい。❷女性医療関係の資料を閲覧できる中待合室。❸プライバシーに配慮した個室の診察室。

一人の事情や心情に合わせて無理のない修正方法を一緒に探していきます」

看護師もかかわる体制。安心感が症状を軽く

重要なのが看護師の存在です。予約電話の受付も女性専門科担当の看護師が対応し、診察前には話を聞いてアドバイスを行い医師につなぎます。なかには予約の電話で話をしただけで眠れるようになったというかたも。医師と看護師がダブルでかかわる体制が安心と満足につながり、初診で症状が軽くなるケースがほとんどだといいます。

更年期は動脈硬化性疾患も増えてくる頃。血圧・脂質・血糖値を調べて予防的アドバイスを行い、しがらみの多い多忙な時期を乗り越えるコツも伝えます。

「親御さんの介護も、やらされているのでなく自らの意志だと考える――。自分を主役に置くだけでストレスは軽くなります」

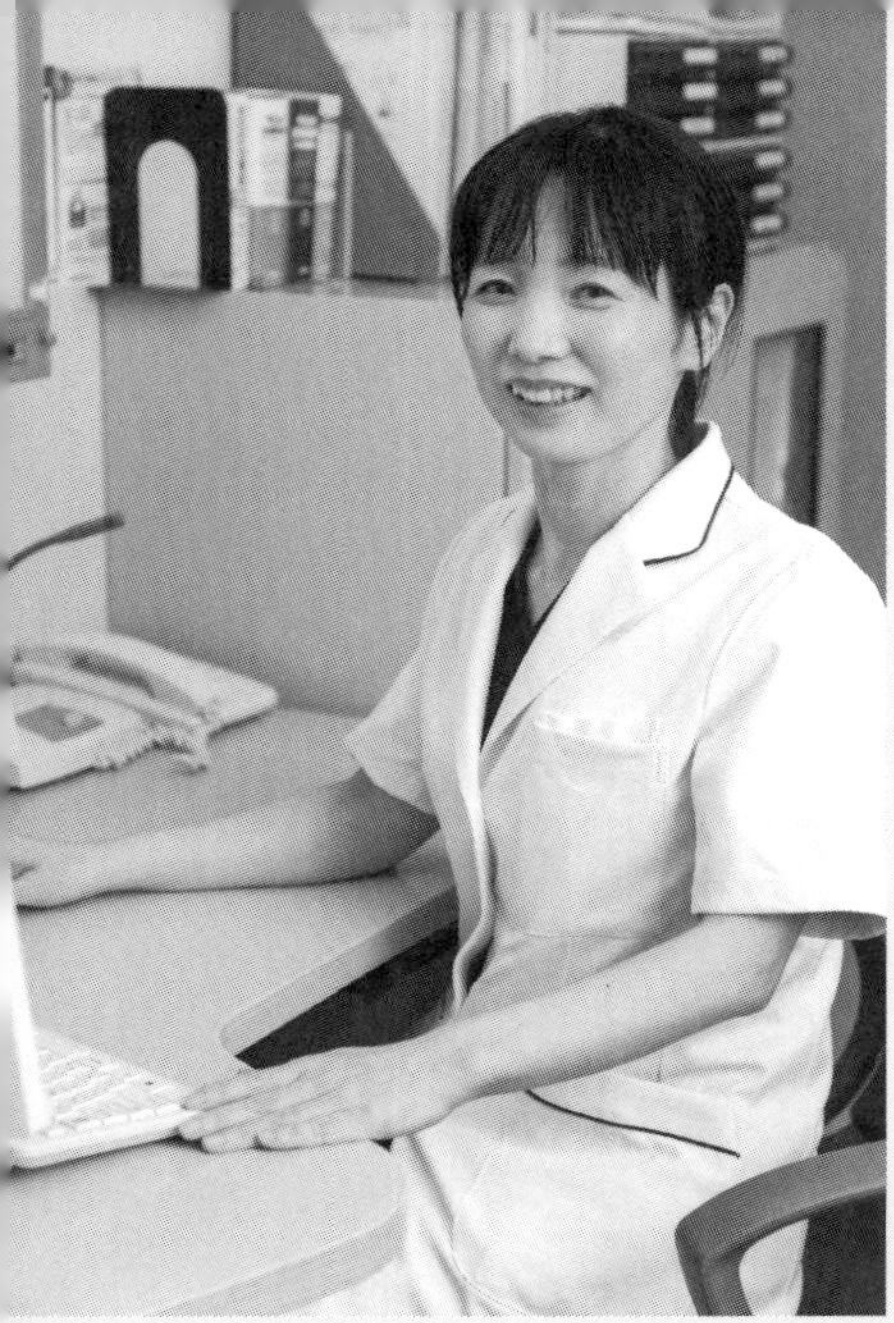

なわた・しょうこ●1998年山形大学医学部卒業。藤沢市民病院、山形大学医学部附属病院を経て、2005年、山梨県立中央病院に女性専門外来(15年より女性専門科と改称)立ち上げと同時に入局。17年より部長。日本内科学会総合内科専門医、日本東洋医学会漢方専門医、日本性差医学・医療学会認定医。

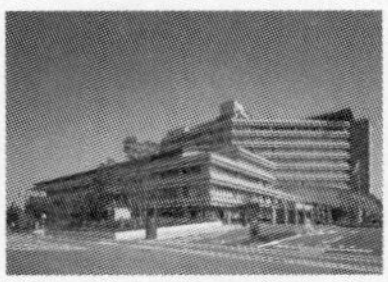

山梨県立中央病院

山梨県甲府市富士見1-1-1
☎055 (253) 7111 (代表)
https://www.ych.pref.yamanashi.jp/
女性専門科
https://www.ych.pref.yamanashi.jp/department01/396/

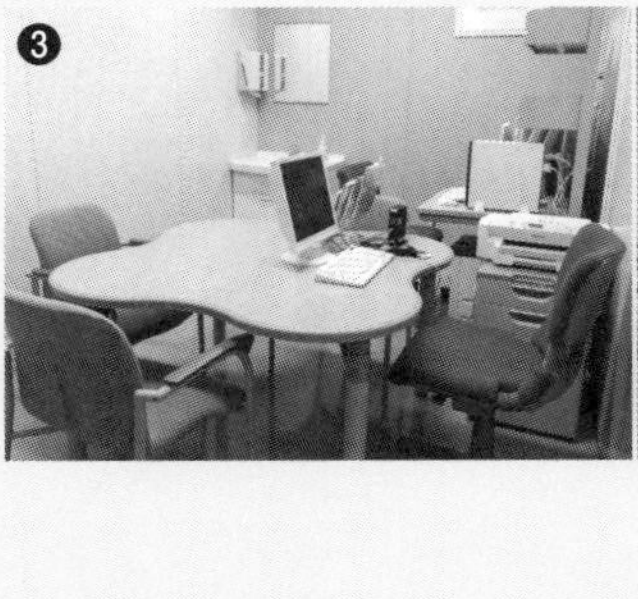

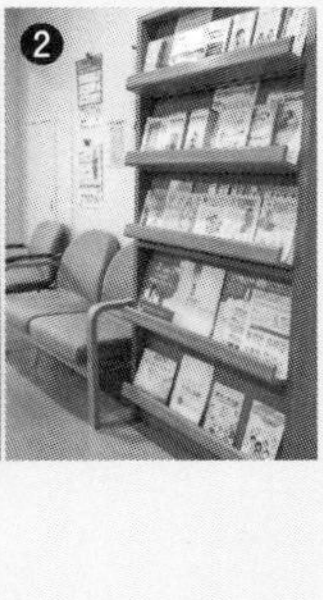

全国・女性外来を訪ねて⑫

広瀬内科クリニック 女性外来

廣瀬玲子先生

更年期症状も不登校も。心と体は食事で変わる 栄養指導を軸に漢方薬や温熱療法で対応

鉄欠乏やたんぱく質不足がイライラやうつの原因に

産婦人科を経て女性外来で約20年。その間、出産・育児を経験し、学校や地域との関係も広げてきた廣瀬玲子先生。不登校支援にも力を入れ、女性医療・地域医療に打ち込んでいます。

そんな廣瀬先生が診療の軸に置いているのが、栄養指導です。

「イライラ、うつ、不眠などの患者さんに血液検査を行うと、たいてい鉄やたんぱく質不足、血糖値の乱れが見つかります。栄養はメンタルにも大きな影響を及ぼします。たとえばうつも、背景にある対人関係の改善を試みるより、食事を整えるほうが解決の早い場合があるのです」

血液検査の結果を示して「この栄養が足りてきたから体調がよくなったのです」と食の大切さを数値で示せるのも栄養指導の利点です。軽症であれば、

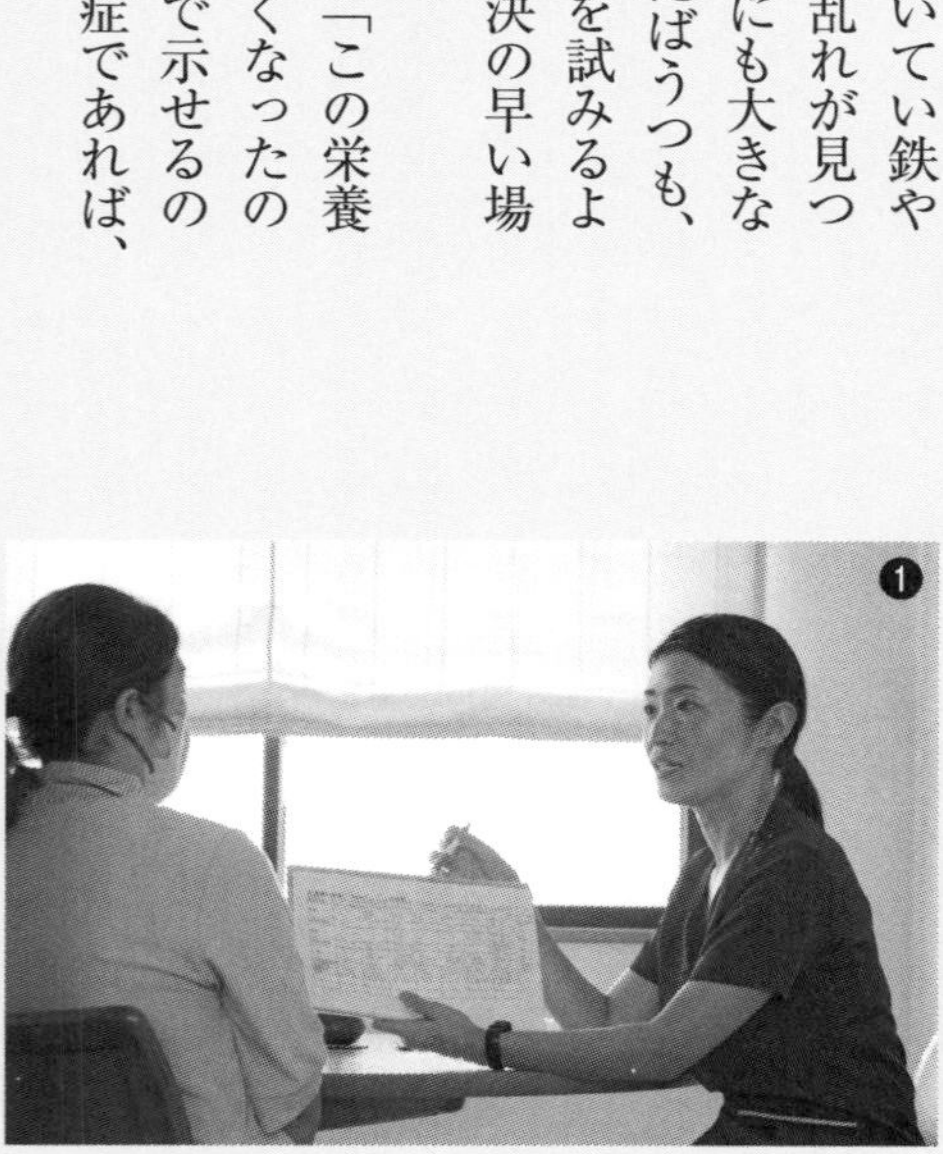

❶管理栄養士・日比洋子さんの分子栄養学に基づく栄養相談も受けられる（自費）。❷不登校児支援の一環で栄養バランスのよい食事を提供。❸血行を改善し免疫力を高める全身複合温熱赤外線治療装置。

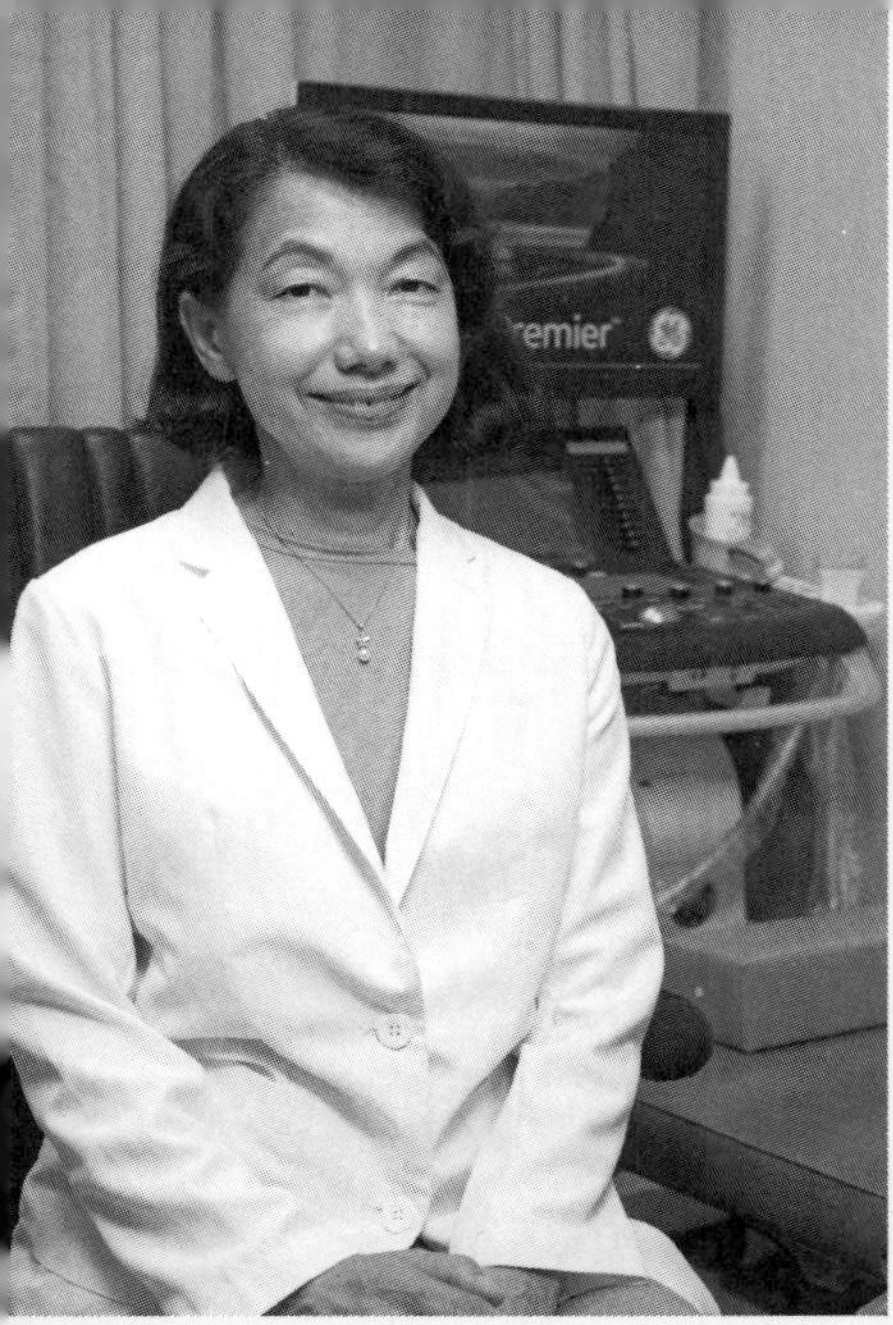

朝食を摂る、毎日卵を食べるなど簡単な心がけで改善が見られることも。より専門的な対応が必要なケースには管理栄養士による栄養相談も実施しています。

更年期症状も、栄養指導、漢方薬、温熱療法で対応

更年期に子どものひきこもりや不登校問題が重なることは珍しくありません。廣瀬先生が行う不登校支援のベースにあるのも母親への栄養指導です。

「母親が自身の食事を整えて元気になれば子どもの栄養に気を配る余裕ができます。遠回りのようでも、それが子どもの心身の安定につながると考えます」

更年期症状にはホルモン補充療法や漢方薬も用いて対応します。患者に人気なのは、赤外線で全身を温める温熱療法。「カプセルに10分入ると温泉に30分入ったくらいの効果があるといわれています。体調がよくなるだけでなく免疫力アップも期待できます」

ひろせ・れいこ●広瀬内科クリニック副院長。京都府立医科大学卒業。岐阜大学医学部附属病院等の産婦人科を経て2002〜20年岐阜県立岐阜病院(現岐阜県総合医療センター)等で女性外来を担当。診療の傍ら思春期や女性医療関係の講演・相談活動、不登校支援、大学での講義、地域の高齢者医療等にも力を注ぐ。

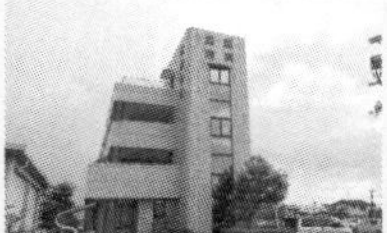

広瀬内科クリニック

岐阜県瑞穂市別府1074-1
☎058 (326) 7773
http://risshikai.or.jp/
「不登校を助ける会」
https://www.futoukou-sien.com/

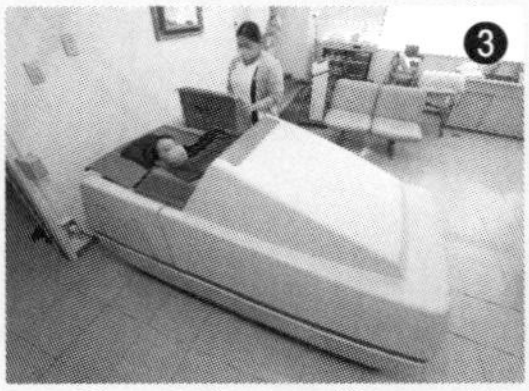

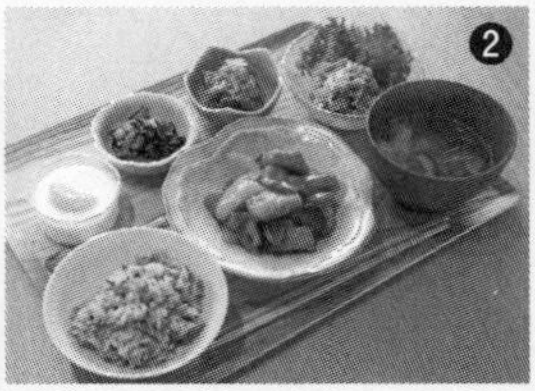

全国・女性外来を訪ねて⑬

中部ろうさい病院 女性総合外来

上條美樹子先生

脳神経内科の専門性を生かし、病気を見逃さない
悩み全般を受け止める〝よろず相談外来〟

より詳しい検査を行い〝異常なし〟ですませない

２００２年、主に働く女性の健康相談を目的に開設された女性総合外来。約20年の間に相談内容も変化し、乳腺・婦人科系の病気や尿失禁など女性特有の症状から、心の問題が絡む心身症や適応障害などへ主軸が移っています。ドクターショッピングを重ねて来る人も多い中、あらゆる症状を受け止めて解決への道案内をする〝よろず相談外来〟として患者と向き合っています。

担当医で脳神経内科専門の上條美樹子先生によると、重要なのは病気の鑑別診断。一般的な検査項目より枠を広げ、病気の有無を詳しく調べます。

「新たに膠原病やパーキンソン病などが見つかることも珍しくありません。診断がつけば専門の診療科を紹介し、結果が正常でも〝異常なし〟で終わらせません。〝あなたに症状があれば病

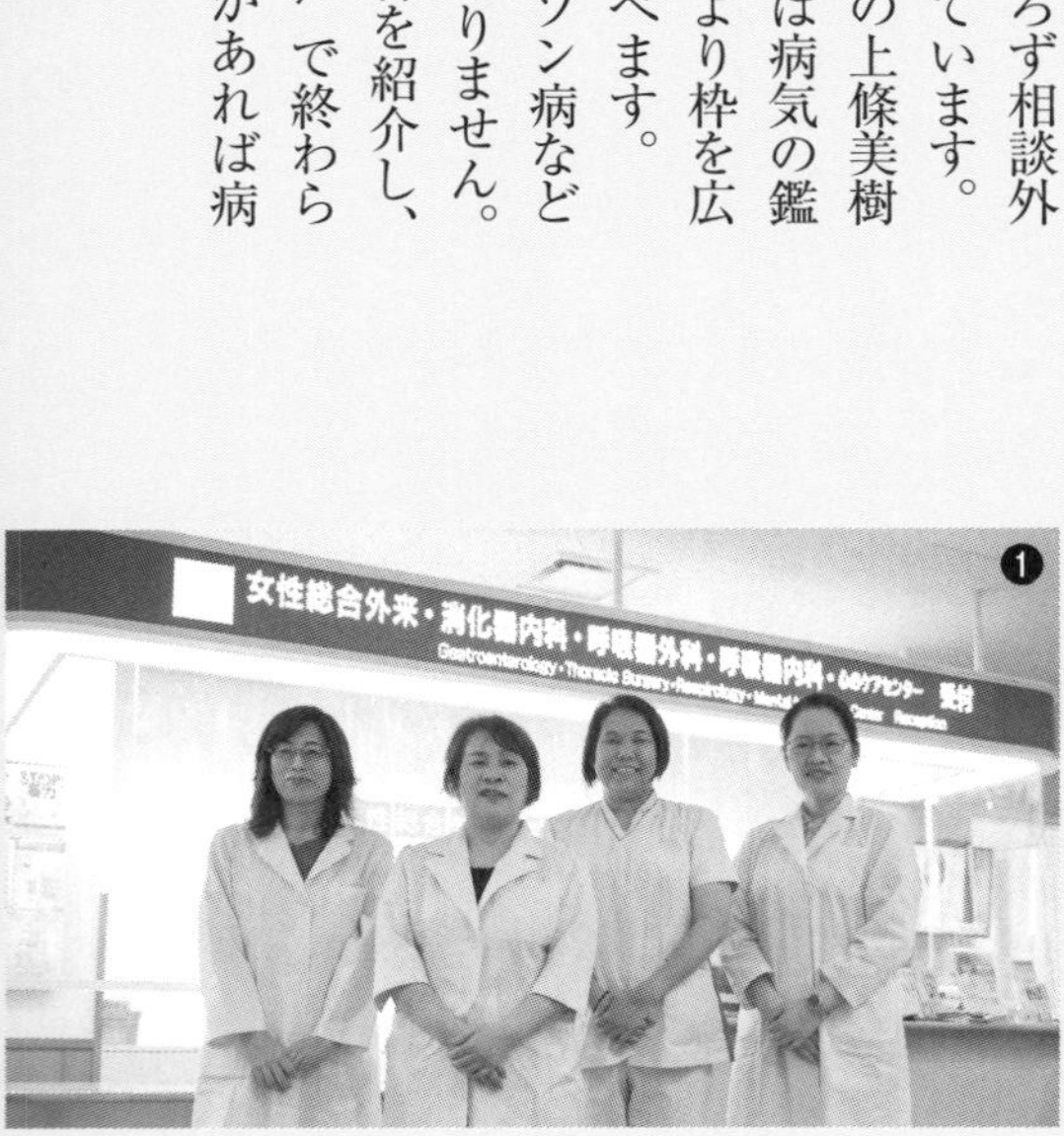

❶当外来のスタッフ。左から糖尿病・内分泌内科医の今峰ルイ先生、上條先生、看護師の片岡亜衣子さん、臨床心理士の松田史帆さん。❷カウンセリングを行う臨床心理士の松田さん。❸上條先生が編集に携わった『女性総合診療マニュアル』。

気です〟とのスタンスで、患者さんと一緒に原因を探し、解決の糸口を見つけていきます」。同外来で訴えの多い頭痛、しびれ、めまい、物忘れは脳神経内科領域の症状でもあり、上條先生はまさに適任といえます。

体調不良の背景にある心の問題に気づく

対話を通して背景にある家庭や職場の人間関係の悩み、介護の負担など心の問題に気づくことが治療の第一歩となります。

診察には看護師や臨床心理士も同席して情報を共有し、必要に応じてカウンセリングも行います。専門的な治療を要する場合は、精神科や心療内科を紹介しますが、「つながりが切れることはありません。心配なことがあったらまた来てください。他科での治療がうまく進むように患者さんを支え、励ますのも私たちの役目です」。

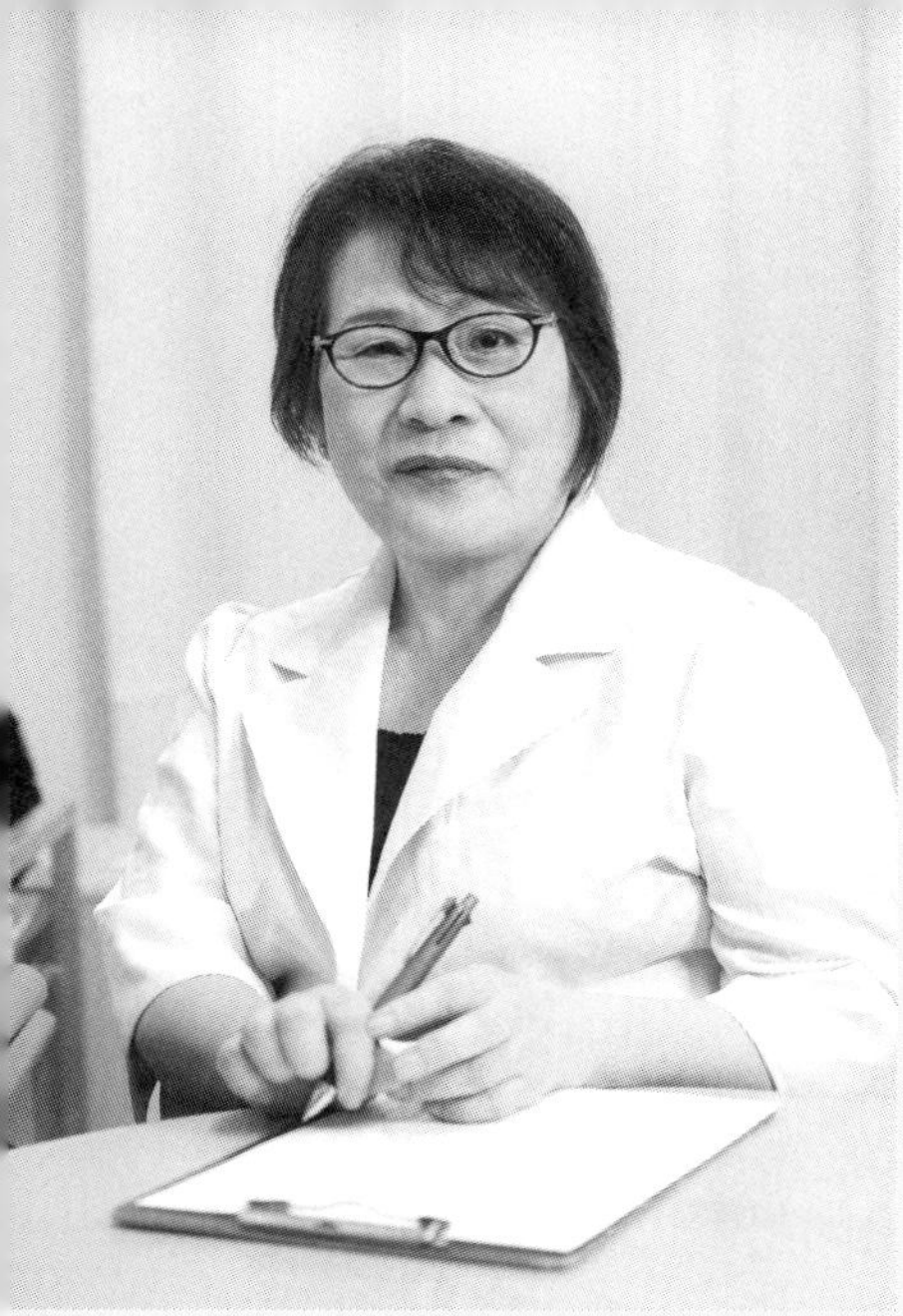

かみじょう・みきこ●愛知医科大学医学部卒業、弘前大学医学部大学院修了。米ミシガン大学神経病理学教室上級研究員等を経て2001年中部労災病院第三脳神経内科部長。02年女性総合外来開設と同時に担当医となる。女性診療科部長、働く女性メディカルセンター長兼任。神経内科専門医、認定内科医。

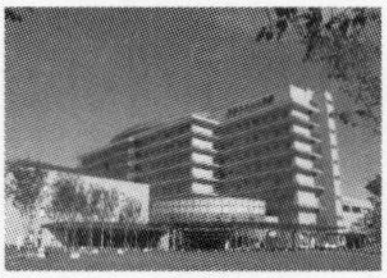

中部ろうさい病院

愛知県名古屋市
港区港明1-10-6
☎052（652）5511（代表）
https://www.chubuh.johas.go.jp/

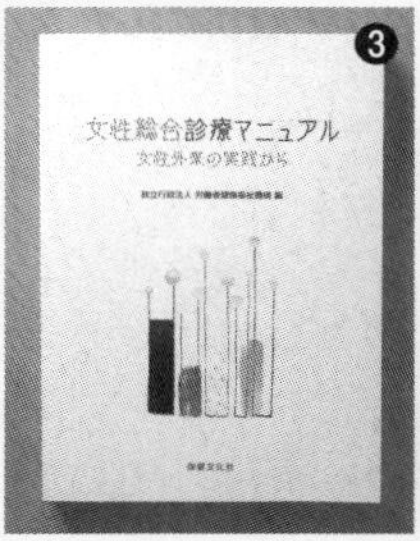

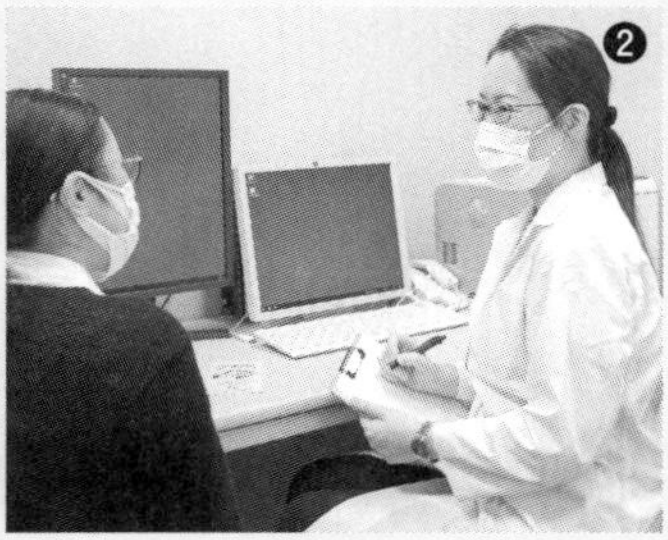

京都

全国・女性外来を訪ねて⑭

京都大学医学部附属病院 産科婦人科 ヘルスケア外来

江川美保先生

ホルモン療法、漢方薬、栄養指導などを駆使 難しい治療も、基本は土台を整えること

大学病院の役割として難しい症例にも対応

月経サイクルやライフステージの変化に伴う症状に対応し、将来の健康を見越した予防医学を基本とするヘルスケア外来。他で治療したが改善しない、一般的な治療が合わないなど主に院内外から紹介された症例をていねいに診ています。

江川美保先生は、併存する病気や強いメンタル症状のある更年期障害、PMS（月経前症候群）など複雑なケースも担当し、他の診療科と協力して治療に当たることもしばしば。「症状は、体や心がケアを求めているサインです。対話と身体診察・検査を通して、それぞれ改善への次の一手を模索します」。

症状をやわらげ、同時に心と体を整える

江川先生が診療で重視するのは、症

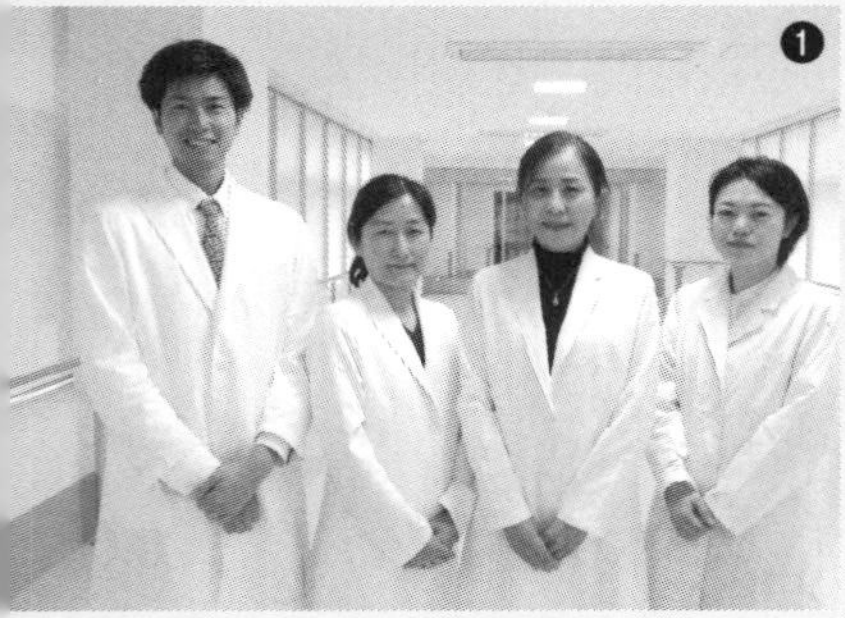

❶ディスカッションを重ねて診療にあたる「ヘルスケア外来」の担当医師たち。❷外来の主旨を説明した案内板。❸パンフレット、薬のサンプルなどの入った「説明ツール」。

提供／京都大学医学部附属病院

状を直接やわらげる処方と同時に土台を整えること。それが漢方薬やホルモン療法などの治療の有効性を左右します。不足しがちなたんぱく質や鉄分を意識して摂り栄養を整える。物事のとらえ方を変えて心を整える——。

「特に多くの複雑な課題を抱えた患者さんは何からとりかかればよいか途方に暮れるものです。『たんぱく源としてまずは栄養満点のゆで卵を』など、ささやかなことでも少しずつ好循環の変化があらわれるように根気強く応援します」

　元気を取り戻し始めた女性が「整えるってこういうことなんですね」と話されると、「その調子！」とうれしくなるという江川先生。「更年期は、今までの頑張りをねぎらい、次のステージに踏み出すシフトチェンジの時期。心と体と生活をチェックし、〝こうありたい自分〟に近づくきっかけにしてほしいですね」。

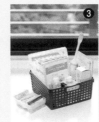

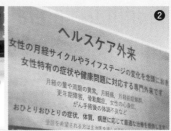

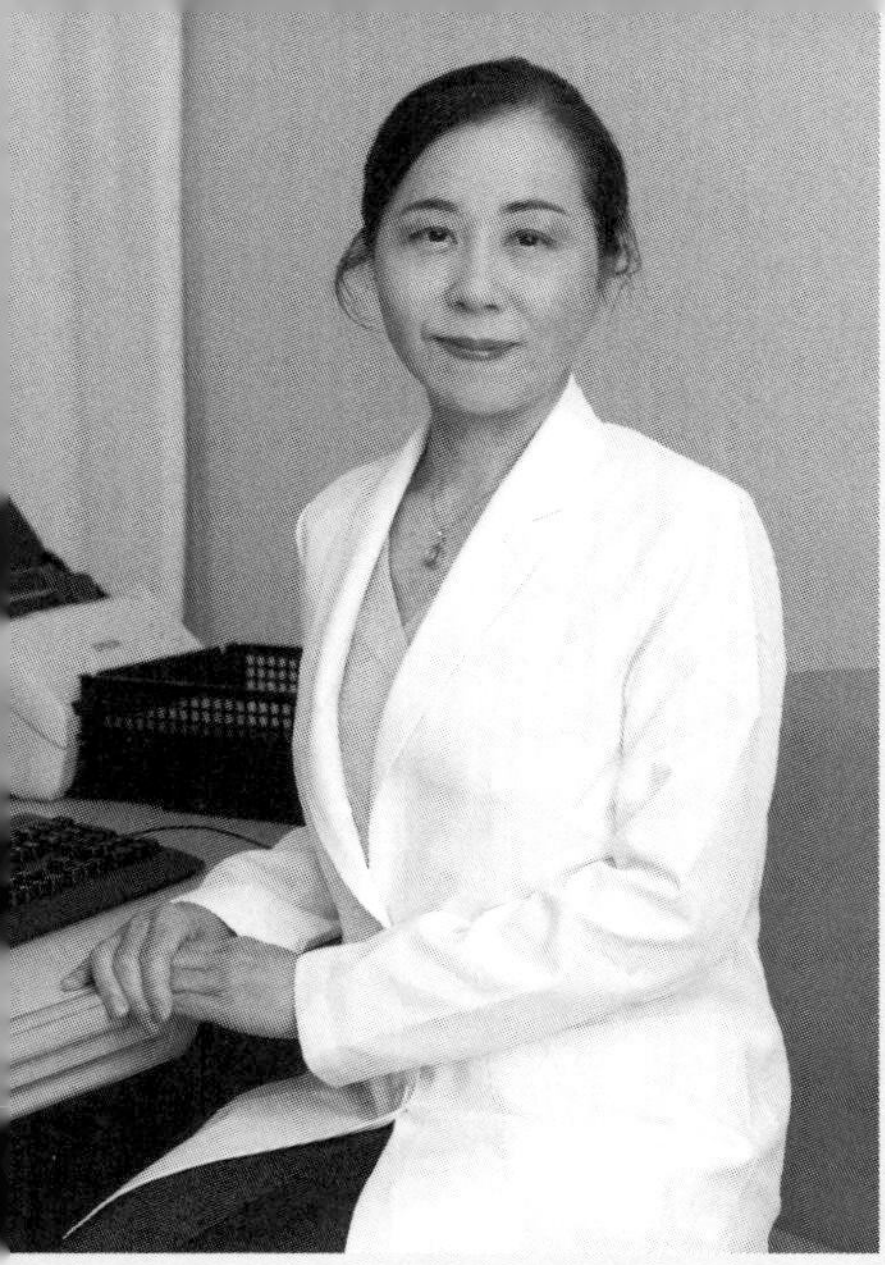

えがわ・みほ●京都大学大学院医学研究科婦人科学産科学助教。医学博士。1994年京都大学医学部卒業。2010年ヘルスケア外来を開設し月経異常、月経困難症、月経前症候群、更年期障害などに対応。診療経験を通して未解決課題を見出し、女性健康医学研究室を主宰して健康管理の新たな方法を模索している。女性ヘルスケア専門医・指導医ほか。

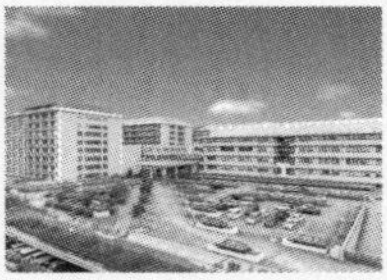

京都大学医学部附属病院

京都市左京区聖護院川原町54
☎075（751）3111（代表）
ヘルスケア外来
https://obgy.kuhp.kyoto-u.ac.jp/clinic/healthcare.html
女性健康医学研究室
https://whc.kuhp.kyoto-u.ac.jp/

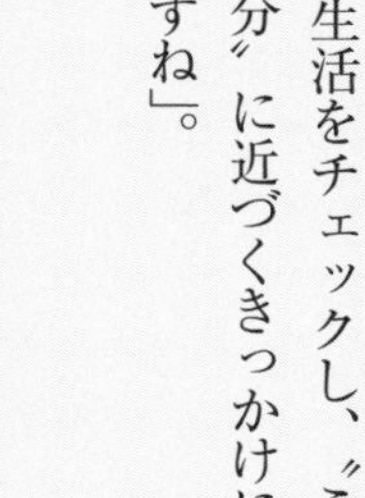

❸

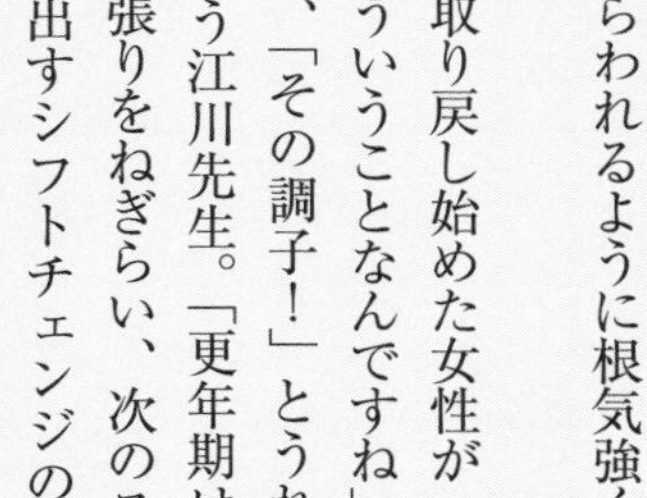

❷

大阪

全国・女性外来を訪ねて⑮

こころとからだの杉本クリニック

杉本貴美子先生

漢方も心理療法も。持つものすべてを使って
患者本来の〝治る力〟を呼び覚ます

「どちらの薬が合いそう?」患者さんと方針を相談

原因がわからず病名がつかなくとも、症状が少しでも楽になればいい。一貫した治療方針に則り、杉本貴美子先生は持てるすべての療法を駆使しています。

なかでもベースとなるのが漢方。その根幹である心身一如《しんしんいちにょ》（心と体は一体である）の考え方は、心療内科医療の基本そのものでもあり、複雑で多岐にわたる更年期症状を抱える女性の頼もしい味方にもなります。

杉本先生が目指すのは、患者主体の医療。たとえば効能の書かれた漢方薬の一覧表を一緒に見ながら「これとこれ、どちらの薬が合いそうですか?」と聞く。「どの薬を選ぶかで、隠れたつらさが垣間見えたりもします。次の診察で効果をフィードバックしてもらい、同じ薬を続けるか、違う方法を試すかなど治療方針を相談します。〝治すの

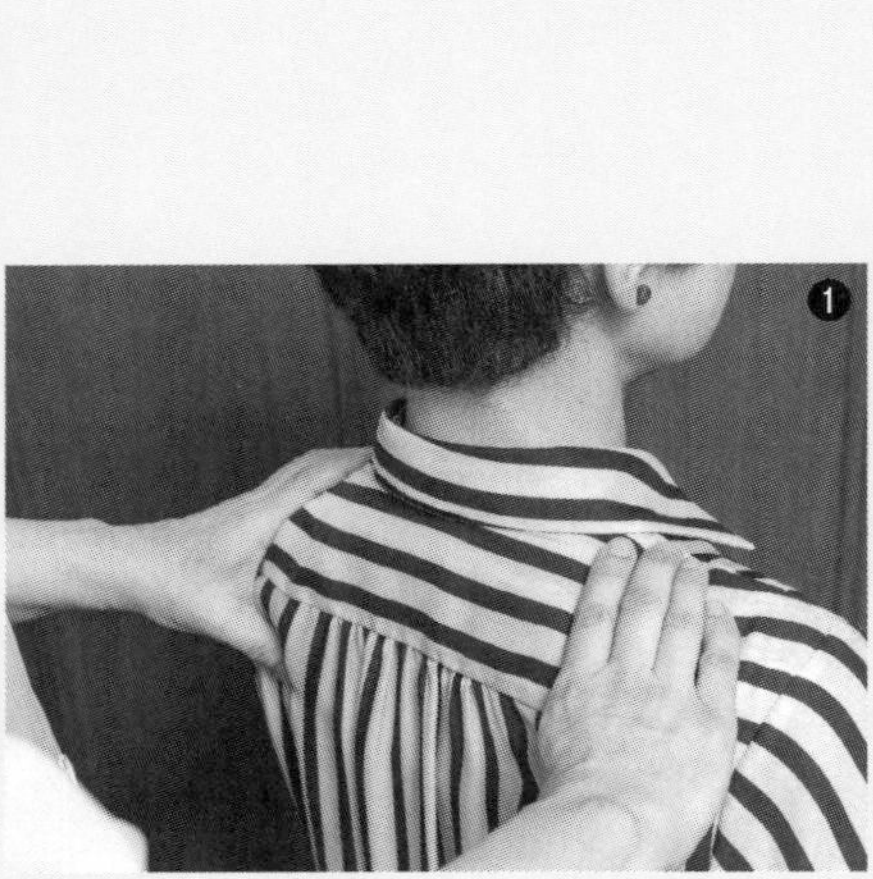

❶肩甲骨をほぐす、おなかを触るなど体に触れる診療が安心感と信頼を生み、治ろうとする力の源となる。❷待合室の本は杉本先生から患者への〝間接的メッセージ〟だ。❸座り心地のよい椅子と抱き心地抜群のぬいぐるみが置かれたカウンセリングルーム。

は自分〟と主体性が生まれると、不思議と症状も軽く感じられるものです」。

無理に話さなくていい。帰り道は希望とともに

漢方薬を処方するときは「その日の具合で分量を調節してください」とひと言添えることがあります。症状をセルフコントロールする習慣が身につき、〝だいたい半分の量〟など曖昧さに慣れると完璧主義の傾向が少し柔軟になることもあるといいます。

杉本先生の診療スタイルは数々の心理療法が下敷きになっています。会話をしながら心は無意識に導かれ、眠っていた〝治る力〟が目覚め、気がつくと楽になっている——。「無理に全部を話そうとしなくていい。いつか話したいタイミングが来たら、そのときで大丈夫。診察室の中で少し楽になって、以前よりも希望を持った状態で帰ってもらえるようにいつも心がけています」。

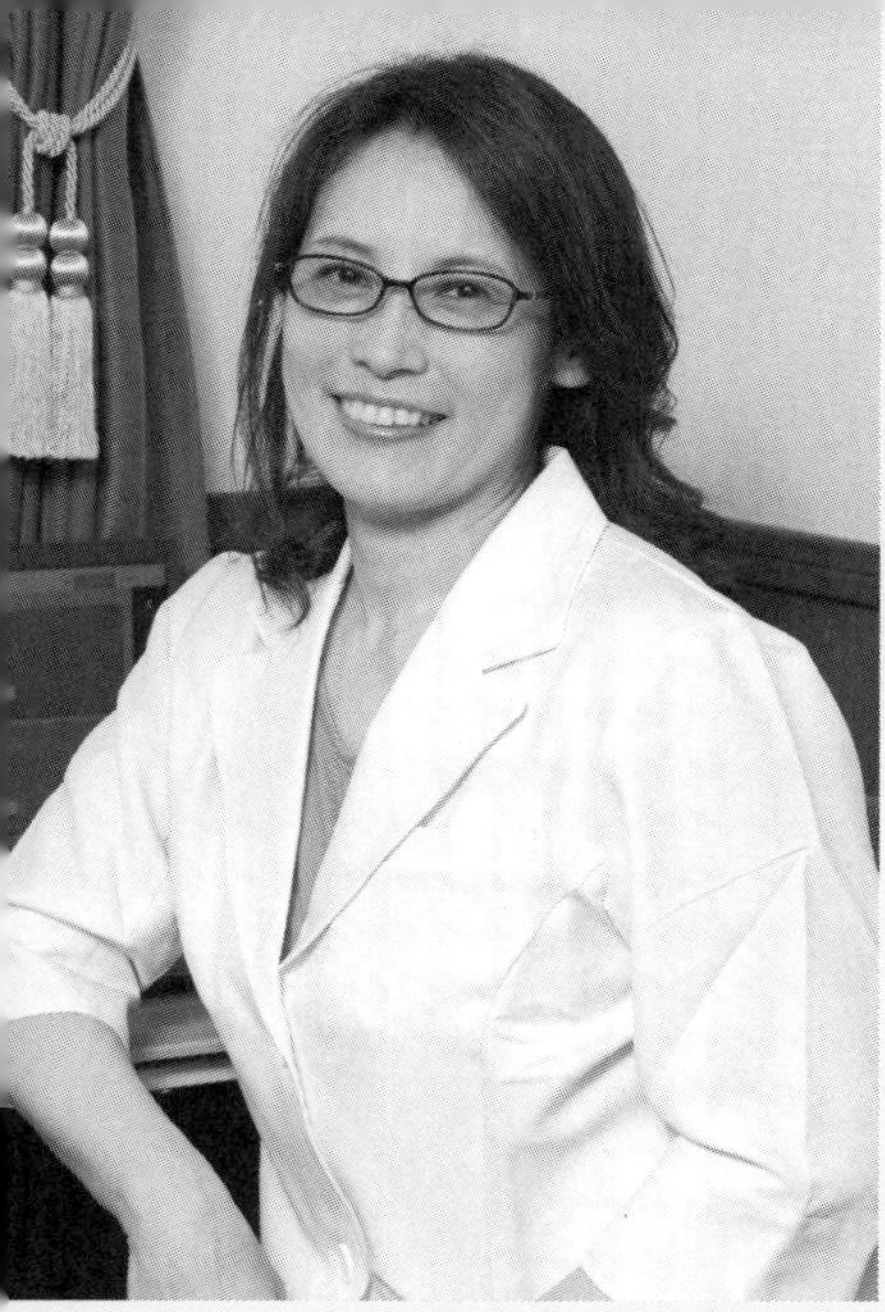

すぎもと・きみこ●関西医科大学附属枚方病院女性心療内科、天理よろづ相談所病院心療内科を経て2015年に心療内科、漢方内科、女性内科のクリニックを開業。漢方や、SFA（解決志向型アプローチ）を基にさまざまな心理療法からの学びを生かした治療を行う。自我状態療法国際認定セラピスト。日本臨床催眠医学会理事。

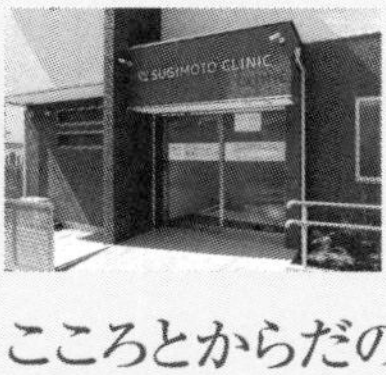

こころとからだの
杉本クリニック

大阪府八尾市山城町2-2-10
☎072（943）3612
http://www.sugimoto-clinic.jp/
（完全予約制。初診枠に
制限あり。
お問い合わせ方法は
HPでご確認ください）。

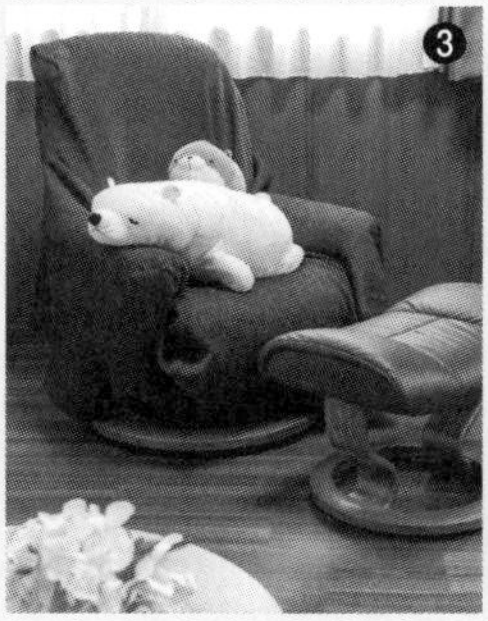

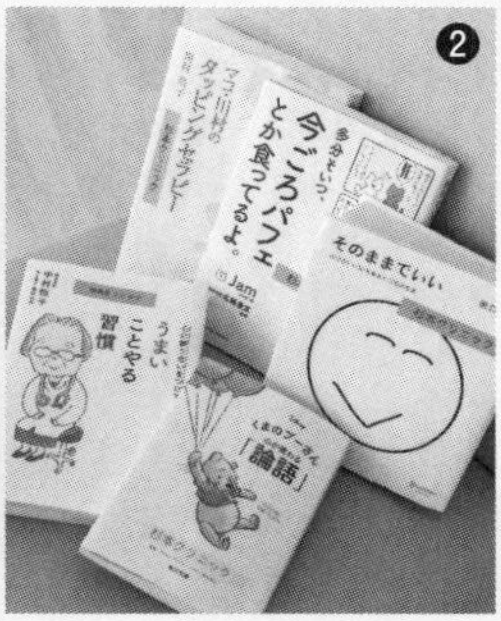

全国・女性外来を訪ねて⑯

和歌山ろうさい病院 女性専用外来 辰田仁美先生

信頼度が高い総合病院の〝受診しやすい外来〟漢方で不調を治療。病気の早期発見も

受診のハードルを徹底的に下げようと、一般外来とは別に女性専用外来直通の予約電話を設け、受け付けから診療、検査のすべてを女性が担当します。

開設時から中心的に携わっている漢方専門医の辰田仁美先生（呼吸器内科部長）は「更年期症状や検査で異常が出ない不調、メンタルの絡んだ体調不良などを抱え、漢方薬治療を希望されるかたも増えています。一方、ここで乳がんなどの病気が見つかることも多

受診のハードルを低く。希望者の多い漢方治療

2003年、「女性が受診しやすい外来を」と院内の女性医師で始めた女性専用外来。当初は病気を早期発見し専門診療科へつなぐ初診限定の外来でしたが、その後、漢方外来を開始。乳腺・肛門外科、産婦人科の医師も加わり、漢方薬による継続診療や手術後の定期検診などにも幅広く対応しています。

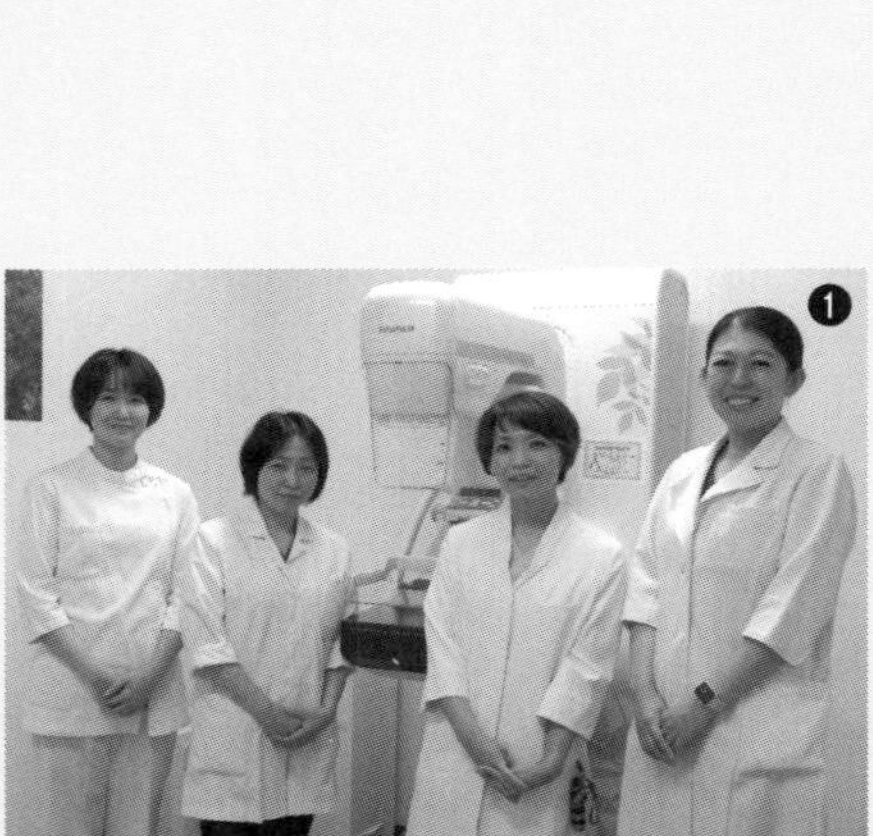

❶マンモグラフィの前で乳腺外科の内藤古真先生（右から2人目）と検査技師のかたがた。外来のスタッフ全員が女性だ。❷指先の加速度脈波から自律神経のバランスを測定しストレスを数値化。治療効果を客観的に表せる。❸辰田先生が診察時に携帯する漢方の医学書。

く、早期に専門的治療への橋渡しを行う役割も果たしています」と話します。

院内には研究センターも。総合病院の強みを生かす

院内には、加齢やホルモンの変調が女性の生活や就労の質に及ぼす影響を調べる「働く女性健康研究センター」があります。辰田先生らの研究で、女性専用外来受診者の約6割にストレスが関与しており、加速度脈波から得られる自律神経バランスの測定値がストレスの増減とリンクすることがわかりました。

「効果の見えにくい漢方薬治療も、ストレスの軽減を客観的数値で示せれば患者さんの励みになるのでは——。この研究は治療に生かせると考えています」

豊富な人的資源や研究設備に恵まれた総合病院の信頼度の高さと、〝受診しやすさ〟を兼ね備えた頼れる女性外来です。

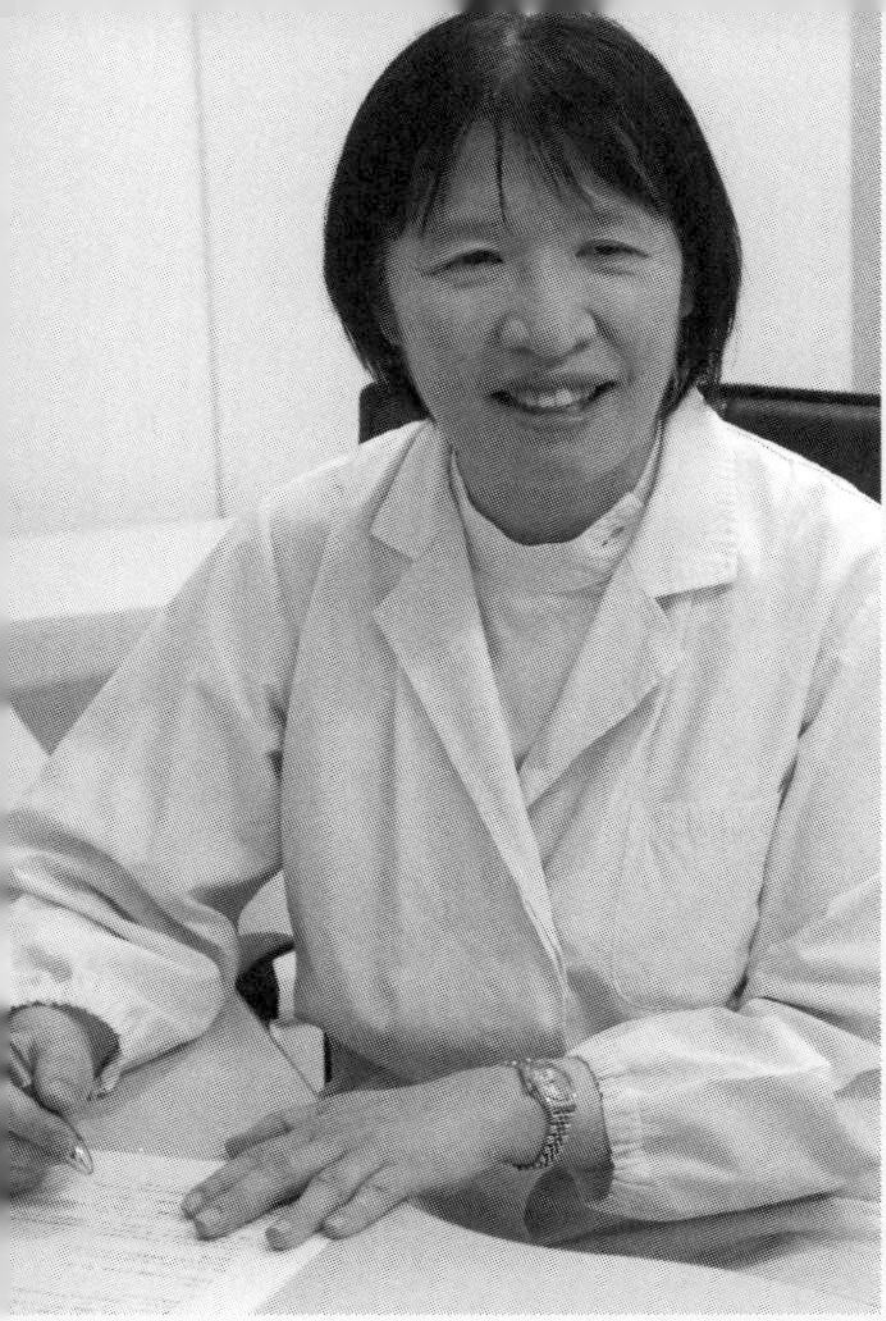

たつた・ひとみ●和歌山ろうさい病院呼吸器内科部長、働く女性健康研究センター長。和歌山県立医科大学医学部卒業、2001年より同院勤務。03年より女性専用外来に携わる。専門は総合内科、呼吸器疾患、女性医療、漢方。日本内科学会指導医、日本呼吸器学会専門医、日本東洋医学会漢方専門医・代議員ほか。

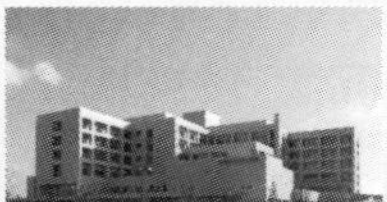

和歌山ろうさい病院

和歌山市木ノ本93-1
☎073（451）3181（代表）
女性専用外来受付
☎073（451）3303
https://www.wakayamah.johas.go.jp/gairai/senmon/josei.html

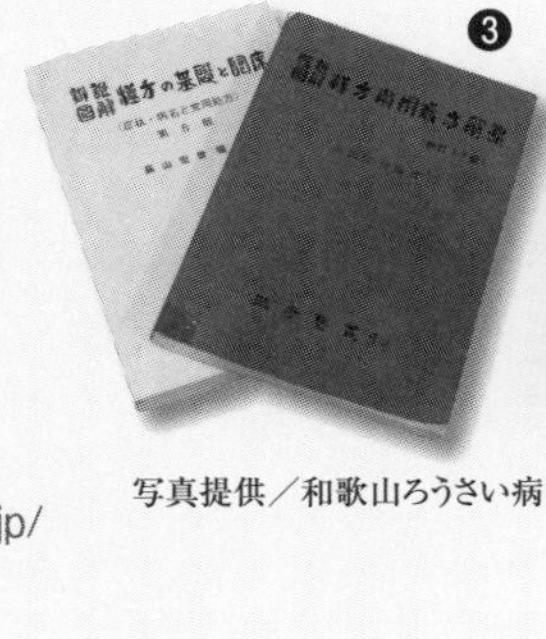

③

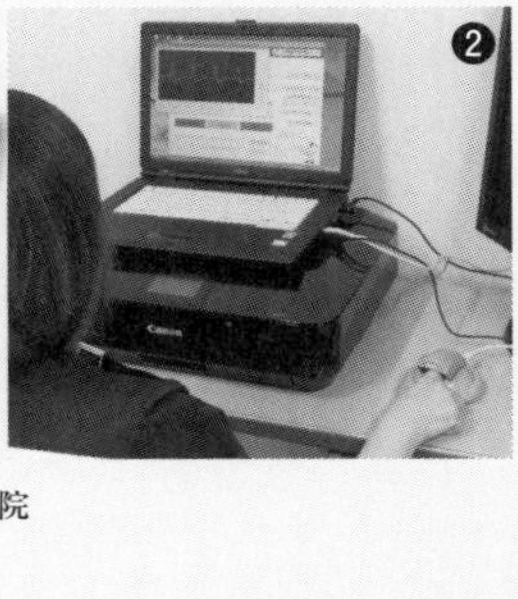

②

写真提供／和歌山ろうさい病院

全国・女性外来を訪ねて⑰

岡山中央病院 セントラル・クリニック伊島
ウィミンズメディカルセンター
金重恵美子先生

対話をベースに、心を癒やして体を治す医療を実践

更年期世代も若者も、女性に〝健康力〟を

対話の中から探す解決法。心が楽になれば不調も改善

一生を通して女性の健康を支援しようと岡山中央病院に開設されたウィミンズメディカルセンター。その外来部門を担うセントラル・クリニック伊島の4階には産婦人科、外科、女性泌尿器科、女性消化器内科、心療内科が集まっています。

センター長の金重恵美子先生は長年、市民活動や女性学にも幅を広げ女性医療に取り組んできました。

診療では主に漢方薬やホルモン補充療法を用いながら、対話を重視。イライラ、不眠、うつなど更年期症状の多くは人間関係のストレスや思い込みが影響しているといいます。「たとえば夫への不満や姑への苦手意識が伝わると溝は深まる一方です。お話の中から解決の糸口を探し、ちょっとした言葉かけで互いの心が癒やされ、症状も軽

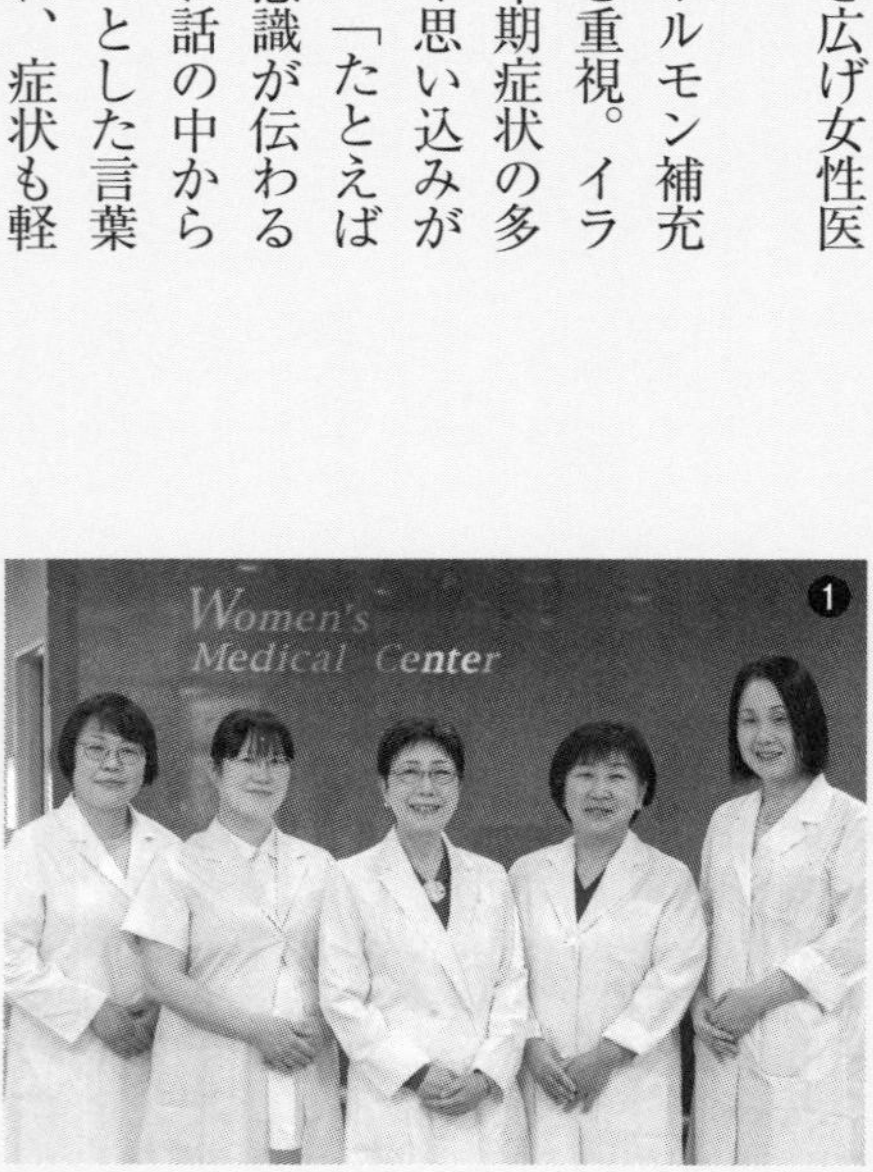

❶金重先生を囲んで、婦人科の女性医師たち。❷MRI機器を用いた最新技術・無痛の乳がん検診を導入（岡山中央病院。自費）。❸骨粗しょう症予防をテーマにした地域向け健康講座に多くの女性が参加した（2017年）。

くなることがあるとお伝えします」。

骨粗しょう症の予防にも力を入れ、骨密度が平均より低かったり家族歴があるなどハイリスクの場合は、閉経後早めにホルモン補充療法を開始するのが有効だと考えています。

自分の体は自分で守る。若者にも知識と情報を

不調をきっかけに生活習慣を見直すことや、ヘルスリテラシー（健康や医療に関する正しい情報を入手し理解して活用する能力）を高めること。このような〝健康力〟を若い世代にも身につけてほしいと、学校での講演や、体や性に関する悩みの無料相談窓口・ユースクリニックの活動にも力を注ぐ金重先生。「リプロダクティブ・ヘルス／ライツ（性と生殖に関する健康と権利）の概念が浸透し、すべての女性が性や体のことを自分で決め、守ることのできる社会を目指しています」。

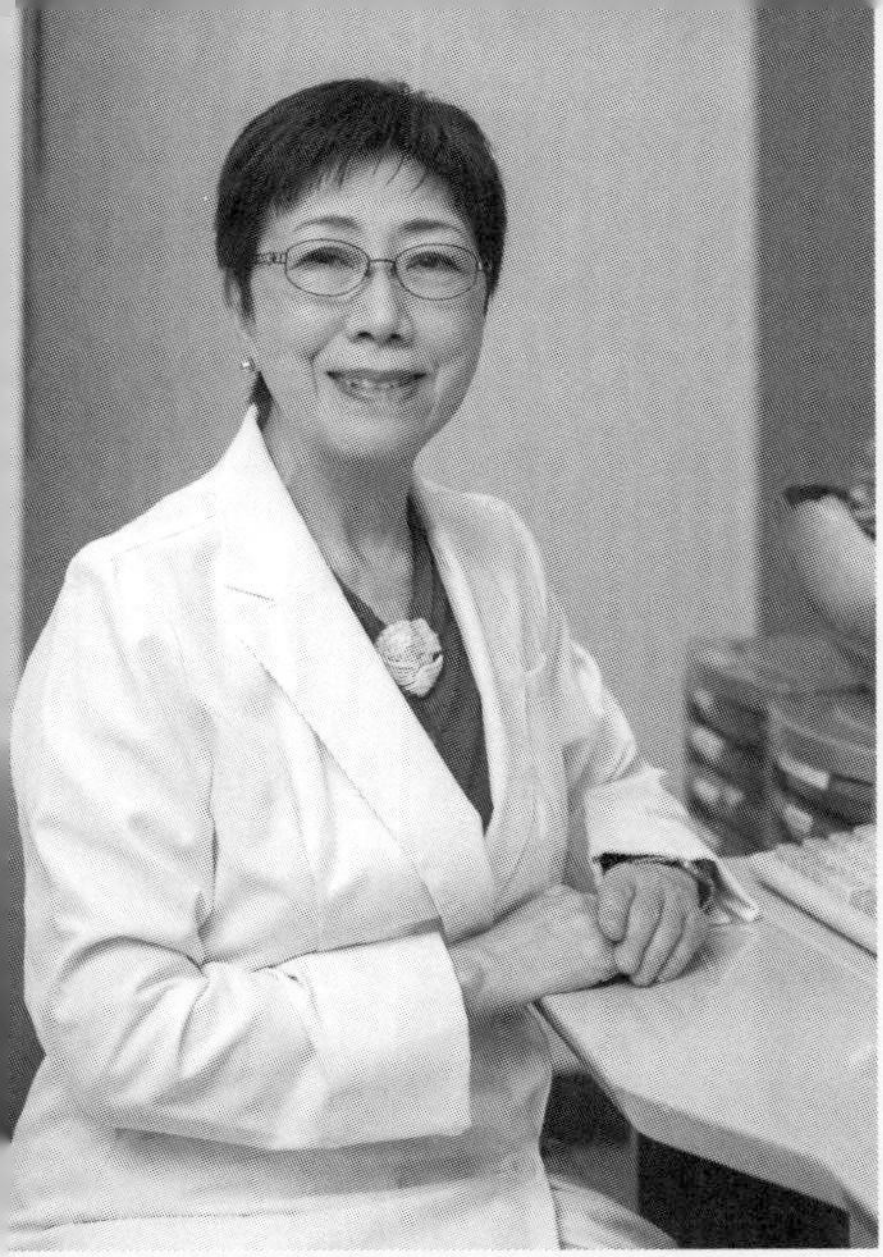

かねしげ・えみこ●岡山中央病院副院長、セントラル・クリニック伊島院長。1976年岡山大学医学部卒業。同大学医学部附属病院等を経て86年より岡山中央病院勤務。99年ウィミンズメディカルセンターを開設しセンター長に。思春期、妊娠・出産、更年期など女性医療全般にかかわり、病院内外で病気予防と健康増進を支援。

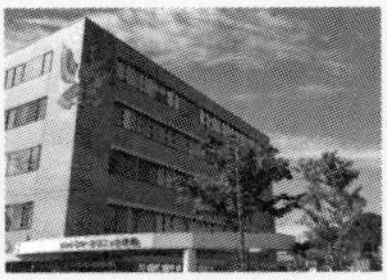

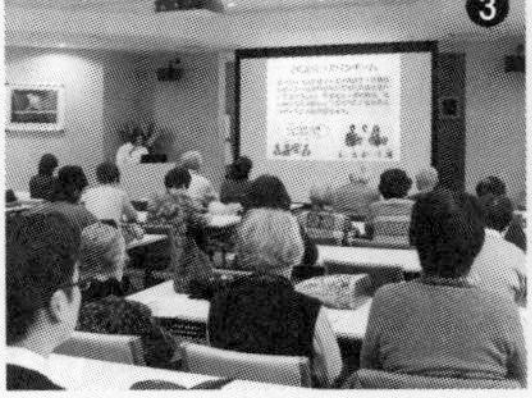

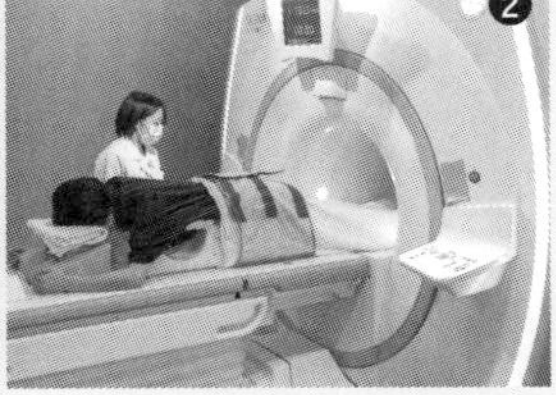

岡山中央病院
セントラル・
クリニック伊島
ウィミンズ
メディカルセンター

岡山市北区
伊島北町7-5
☎086（214）5678
https://www.kohjin.ne.jp/womens-center/

山口

全国・女性外来を訪ねて⑱

尾中病院 女性外来

松田昌子先生

研究テーマは「エストロゲンと運動と女性の健康」

“人間が好き”を基本に会話重視の医療

診療を通して気づいた女性医療のあるべき姿

松田昌子先生の女性医療歴は2003年、山口大学医学部附属病院女性診療外来の主任としてスタートしました。外来新設にあたり、「エストロゲン・運動・女性の健康」を長年の研究テーマに掲げていた松田先生に白羽の矢が立ったのです。他科の女性医師や多職種のコメディカル（医療従事者）の幅広いサポートを受け、時間をかけた診療の中で松田先生には多くの気づきがあったといいます。

「女性は医師が話を真剣に聞いているか否かにとても敏感で、そのことが医師への信頼度を大きく左右すること。治療についての患者の希望は多様であること。こちらの考えを押しつけるのではなく、会話を通して両方が納得できる着地点を見つける大切さを学んだことが今も役立っています」

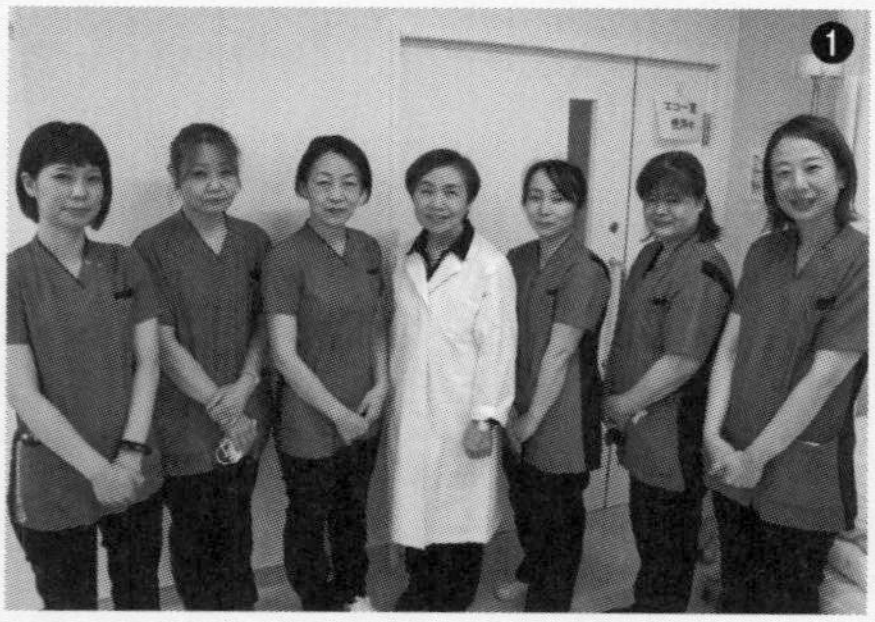

❶尾中病院の外来看護師たち。コメディカルの支えは女性外来発展に不可欠だという。❷2020年に新築移転した尾中病院の待合室は広々とした造り。❸女性外来受診者用の問診票。

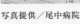

更年期症状を予防・改善。運動の大切さを伝える

松田先生は更年期の女性たちに特に運動の大切さを伝えています。自律神経失調、高血圧、脂質異常、骨粗しょう症、うつ症状などエストロゲン欠乏によって生じる多くの不調を予防・改善するからです。「ウォーキングなどの有酸素運動にスクワットなどのレジスタンス運動を組み合わせるとベストです」。

松田先生には医学生の頃から心に留めている言葉があります。「理想の医師とは賢者にも愚者にも、高慢な人にも謙虚な人にも、広く関心をもてる人、つまり人間が好きな人である」――。『ハリソン内科学』巻頭で出会って以来、医師の心構えの原点として折に触れ思い出します」。

今後は内科や皮膚科に在籍する女性医師らとも協力体制を作り、女性医療をさらに充実させたいと考えています。

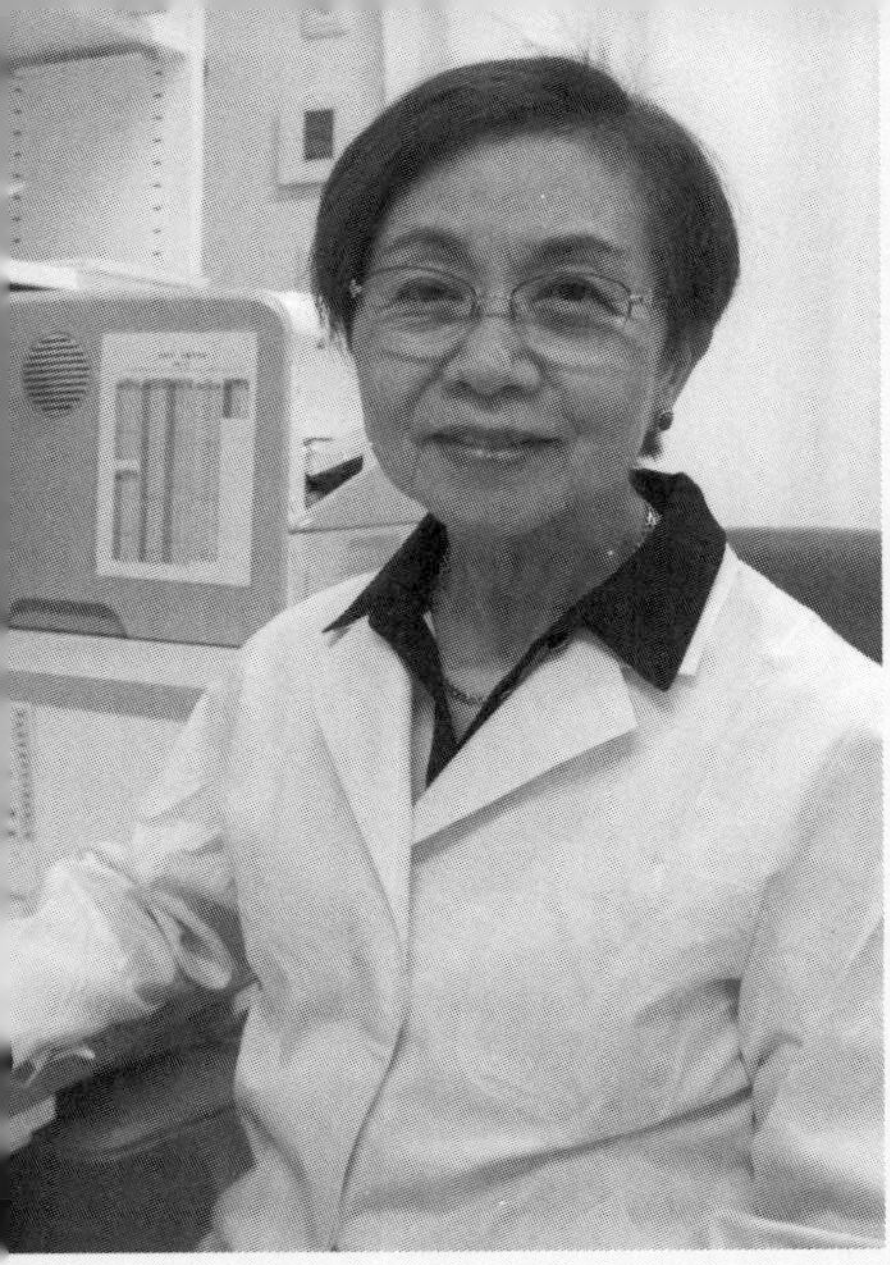

まつだ・まさこ●山口大学名誉教授。1973年山口大学医学部卒業。米国マウントサイナイ病院循環器科勤務等を経て2000年より山口大学医学部保健学科教授、03年～13年同附属病院女性診療外来主任併任、20年3月まで同非常勤医師。同年4月より尾中病院女性外来医師(火曜午前)。阿知須同仁病院女性総合外来にも勤務している(月曜午後)。

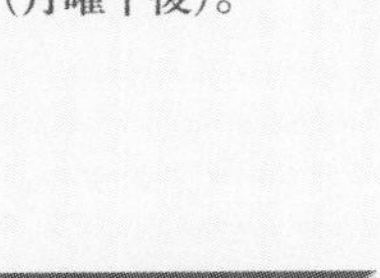

尾中病院

山口県宇部市寿町1-3-28
☎0836 (31) 2133 (代表)
女性外来
https://onaka.or.jp/patient/shinryou_joseigairai.html

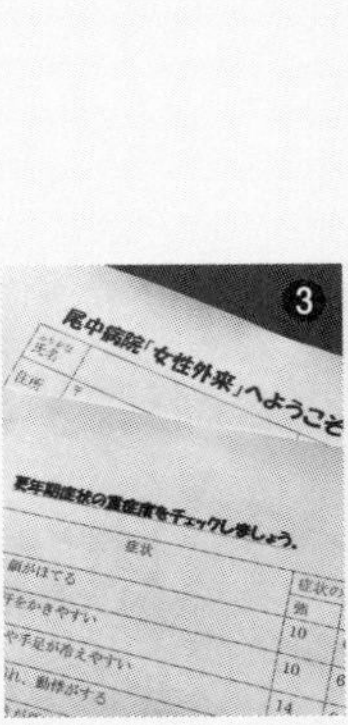
3
尾中病院「女性外来」へようこそ
更年期症状の重症度をチェックしましょう。

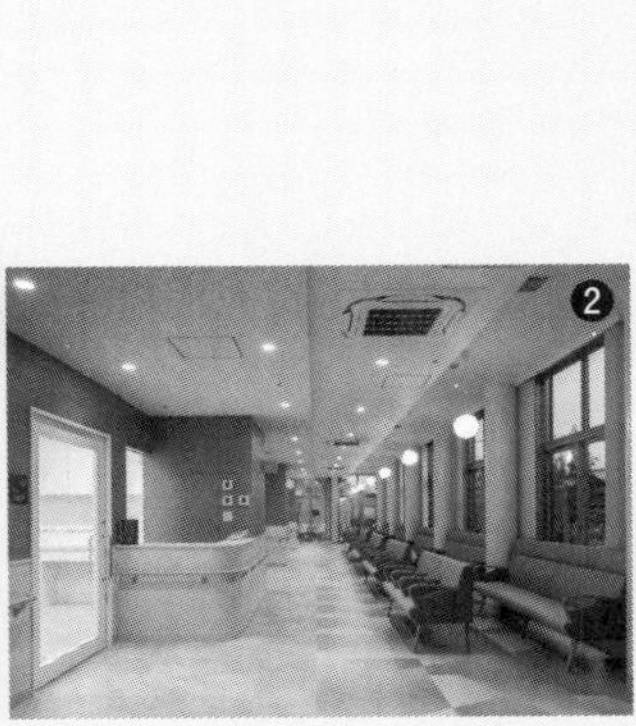
2

写真提供／尾中病院

全国・女性外来を訪ねて⑲

回生病院 女性漢方外来・ペインクリニック科 野萱純子先生

背景にあるストレスや無理に気づくことが第一歩
長引く痛みに漢方的診断・漢方薬を駆使

漠然とした痛みのメカニズムを探っていく

野萱純子先生の専門は疼痛治療。性差医療や漢方の知識も生かし、月経困難症や更年期症状、特に慢性痛に対応しています。

「人にわかってもらえないつらさや原因が不明な不安が症状を強く感じさせ長引かせる」と話す野萱先生が心がけるのは、本人が理解し安心できる医療。

「痛みがいつどのように始まったかを伺うと、たいていストレスや体の無理が関係しています。まずご自身が痛みのバックグラウンドに気づくことが不調を脱する糸口になります。同時に西洋医学的な検査や所見に漢方的な診断を重ね、痛みのメカニズムを探っていきます」

炎症か神経過敏か、冷えか瘀血《おけつ》（血流の滞り）か、メンタルの影響か――。漠然とした痛みの正体が露《あら》わになると本人も納得して治療に臨めるといいます。

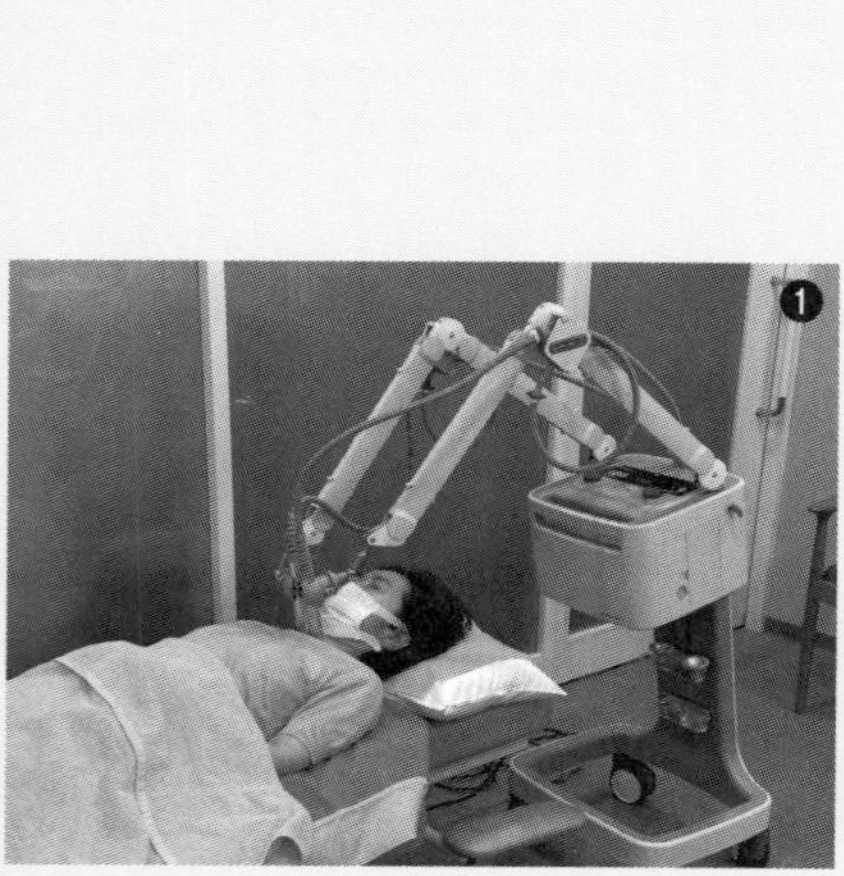

❶痛みの神経伝達をブロックする近赤外線療法。首の星状《せいじょう》神経節に当てると自律神経の安定をもたらす。❷応接間のような椅子や絵画で、患者の緊張がほぐれるよう配慮の行き届いた絨毯敷きの診察室。❸神経ブロックの注射液と注射器。

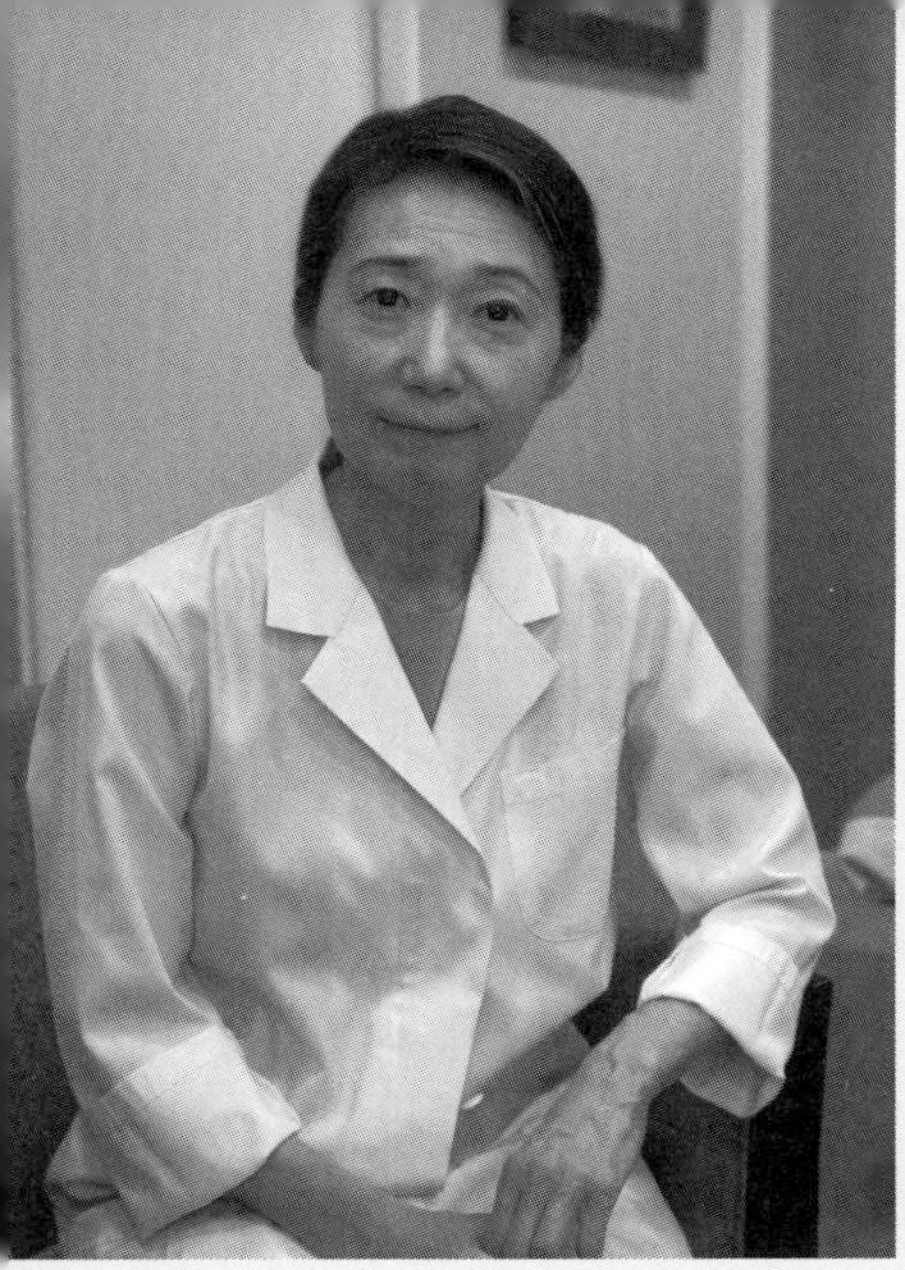

消炎鎮痛剤や近赤外線療法、神経ブロック療法のほか、漢方薬は欠かせません。「温めるときは桂枝加朮附湯《けいしかじゅつぶとう》、血流改善に疎経活血湯《そけいかっけつとう》、ストレス軽減に四逆散《しぎゃくさん》など体質や痛みの性質に合わせて使える漢方薬は疼痛治療にとても効果的です」。

在宅医療の経験を通して更年期の大切さを実感

更年期女性が訴える痛みの中で目立つのが関節痛。骨が華奢なのに家事などで手を酷使するため腱鞘炎やヘバーデン結節にもなりやすいのです。「ペットボトルや瓶のふたは素手でなく道具を使って楽に開けましょう。痛みや不調はできるだけ予防し治療して更年期を生き生きと過ごしていただきたいですね」。

よりよい更年期の先に幸せな老年期がある——。高齢者の在宅診療にもかかわる野萱先生の言葉には説得力があります。

のがや・じゅんこ●香川医科大学卒業。同附属病院麻酔・ペインクリニック科講師(2008年まで)、同女性外来診療部勤務(21年まで)。麻酔、疼痛治療、緩和医療に従事し木下優子先生に漢方医学を師事。08年回生病院に赴任、女性漢方外来・ペインクリニック科開設。在宅診療 敬二郎クリニックに週1回勤務。22年より香川大学医学部臨床教授。

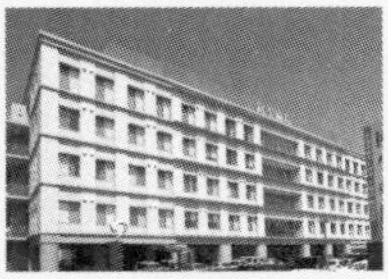

回生病院

香川県坂出市室町3-5-28
☎0877 (46) 1011
女性漢方外来・
ペインクリニック科
https://www.kaisei.or.jp/department/women/

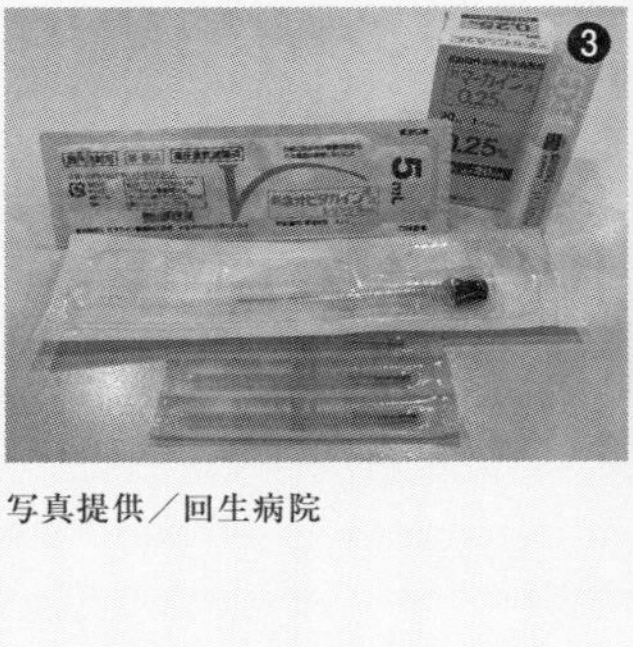
③

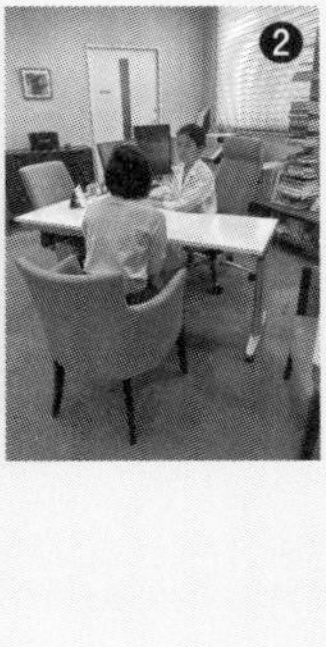
②

写真提供／回生病院

全国・女性外来を訪ねて⑳

JCHO久留米総合病院 女性総合診療科「なでしこ」田中眞紀先生

女性医療の充実が、診療科の枠を超えて波及

病院全体に行き渡る女性外来のマインド

「なでしこ」から広がる 女性が受診しやすい体制

JCHO《ジェイコー》（地域医療推進機構）久留米総合病院は昔から婦人科や乳腺外科にかかる女性患者の多い病院でした。2000年代初頭、天野惠子先生が提唱した性差医療の重要性に病院幹部も同調。田中眞紀先生を中心に02年、女性総合診療科「なでしこ」が開設されました。それから約20年。同院の女性医療は独自の発展を遂げます。

現在「なでしこ」は内科と泌尿器科で担当。ほかでは対応しきれない女性特有の不定愁訴や更年期障害にじっくり向き合う本来の役割を担い、主に漢方治療を行います。一方で、性差を考慮し女性が安心して受診できる体制をほかにも取り入れました。健康管理センターに乳がんや婦人科検診を行う「女性検診日」を設け、4階を女性専用病棟としたのも一例です。

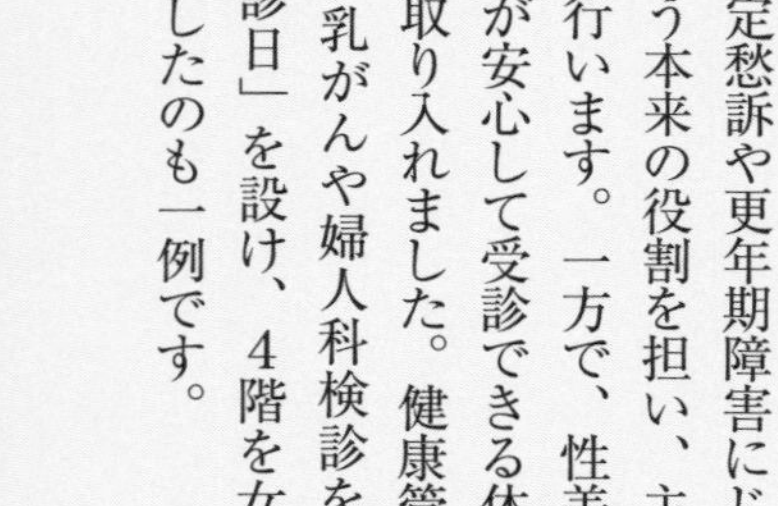

❶乳がん体験者コーディネーターで美容ジャーナリストの山崎多賀子さんによるメイクアップ教室（乳がん市民公開講座）。❷乳がんの患者用に寄贈された手作りのタオル帽子。❸抗がん剤治療中もリラックスできるよう配慮した明るい外来化学療法センター。

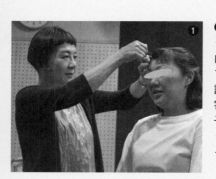

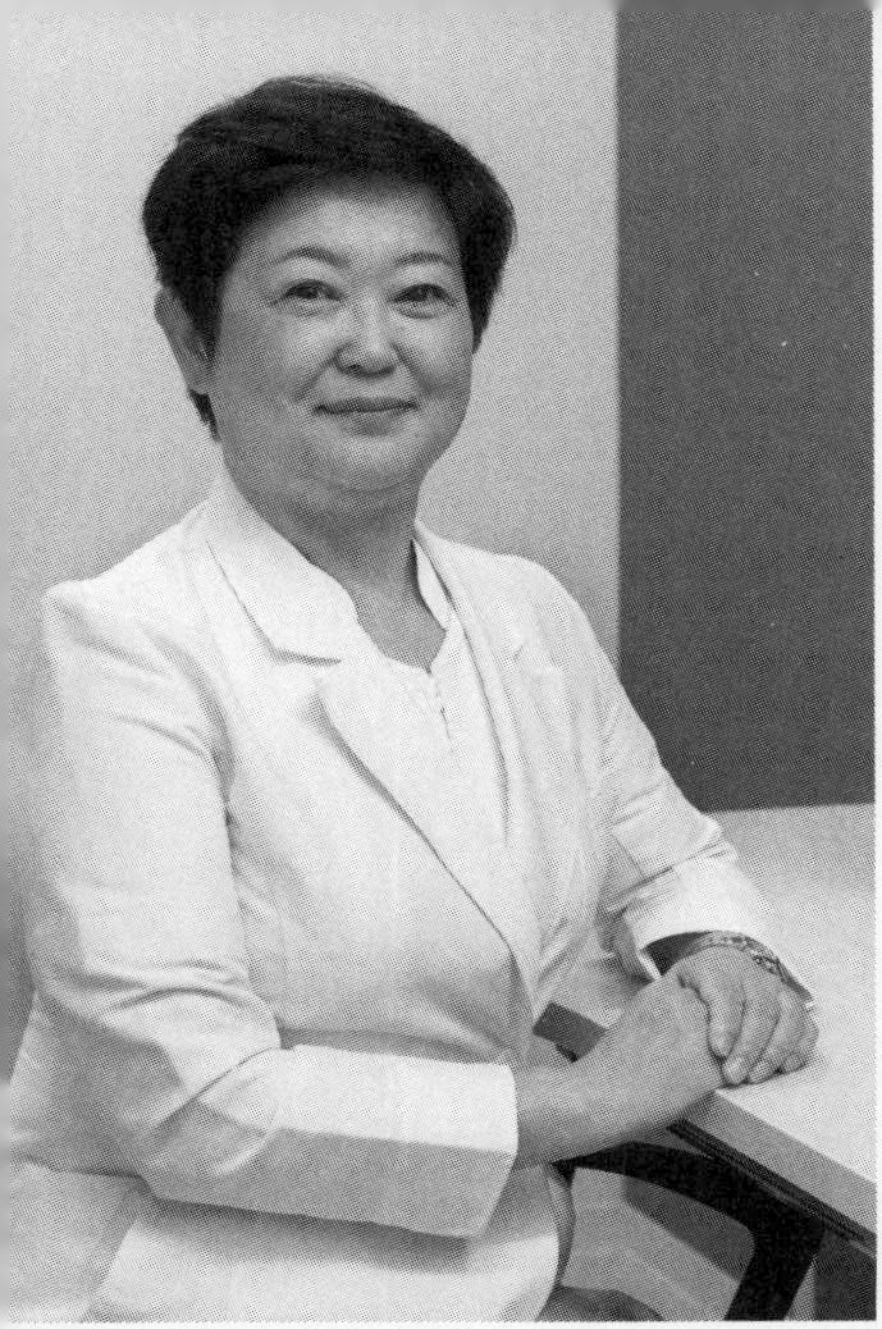

田中先生が特に力を入れているのが乳がんのアピアランスケア（外見の変化に伴う苦痛を和らげるサポート）。定期的に教室を開催して専門家によるメイク指導や頭髪ケア、補正下着の情報などを提供しています。

〝女性外来〟という言葉の要らない医療が理想

田中病院長のもと、病院の柱に位置づけられる女性医療の充実は、診療科の枠を超えて波及効果をもたらしました。各科の看護師、技師、薬剤師たちも積極的に専門資格を取得。地域医療の要としての自覚が病院全体に浸透していることに田中先生は大きな誇りを持っています。「傾聴と共感を基本に患者さんに安心と信頼を提供する女性外来の精神は、全医療に共通のもの。それが当たり前になり〝女性外来〟という言葉が必要なくなる――。これが私たちの目指す理想の医療です」。

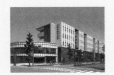

たなか・まき●1980年久留米大学医学部医学科卒業。90年社会保険久留米第一病院（現JCHO久留米総合病院）乳腺外科へ。2002年女性総合診療科「なでしこ」開設、05年女性病棟開設。12年病院長に。福岡県医師会理事、久留米大学外科客員教授、日本リンパ浮腫治療学会理事、日本キャンサーアピアランスケア協会理事。

JCHO
久留米総合病院
福岡県久留米市櫛原町21
☎0942（33）1211（代表）
https://kurume.jcho.go.jp/

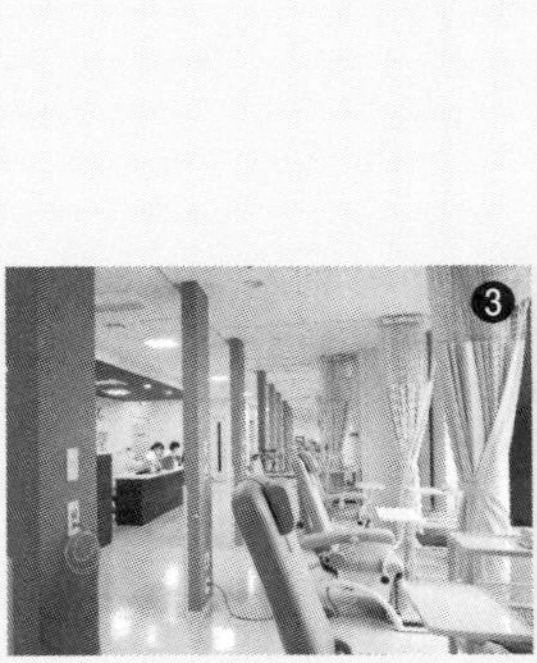

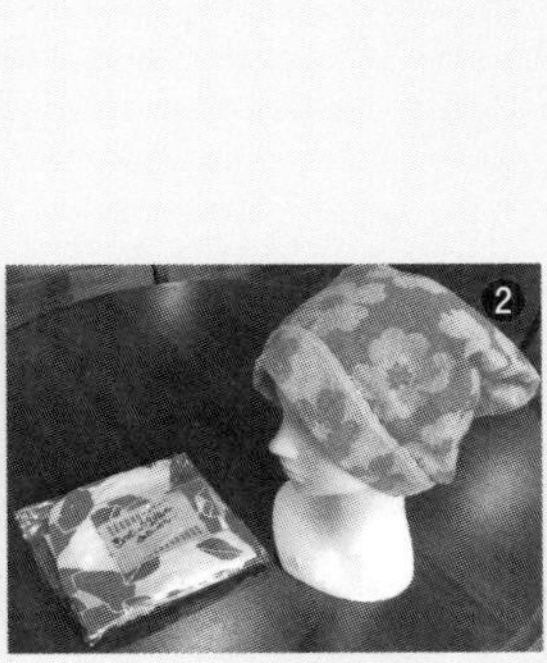

写真提供／JCHO久留米総合病院

熊本

全国・女性外来を訪ねて㉑

春日クリニック 女性専用外来

清田眞由美先生

骨や脂質のケアにも力を入れながら 将来を見据え、更年期をトータルに支える

医療と向き合う視点は〝30年後の元気のために〟

寝たきりの高齢女性と、自らの不調を抱えながら介護する50代女性――。内科医になりたての頃、女性たちが直面する現実を目の当たりにした清田眞由美先生は、「30年後の元気のために更年期の女性を支えたい」と強く思ったといいます。信念は揺るがず、1999年に更年期世代向けの勉強会「おりひめの会」を、2003年には熊本県初の女性外来を立ち上げました。

メンタルも含めた更年期症状の治療、高脂血症や高血圧などこれから増えてくる心配事の診療を行う中で、特に力を入れているのが骨のケア。骨密度を測り、食事・運動の指導を基本に軽症のうちに治療を始めます。

「骨折してからでは遅いのです。〝家系的に骨がもろい、消化器が弱い、卵巣を摘出した、糖尿病、慢性腎臓病〟な

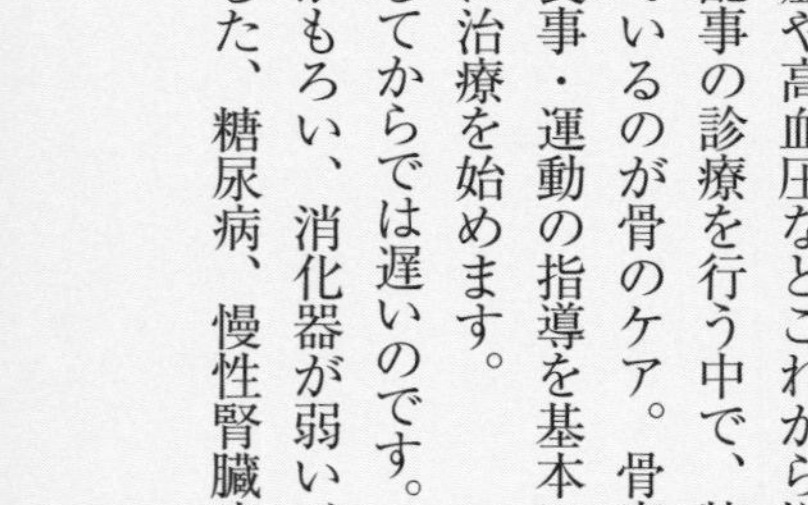

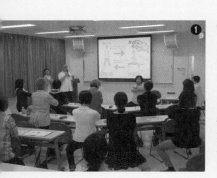

❶「おりひめの会」ではテーマに応じて理学療法士による運動指導や管理栄養士が作る食事の試食なども行う。❷骨粗しょう症対策に重点を置く。高性能の骨密度測定装置（DXA《デキサ》法）で骨密度を正確に調べ最適な治療に結びつける。❸開業して30年。地元とのつながりも深い。贈られた手作りの編みぐるみを置き、待合室のソーシャルディスタンスを確保。

どは骨粗しょう症のハイリスク要因です。該当するかたは早めの対策を心がけましょう」

〝トンネル〟の出口まで、そしてその先まで見守る

年5回シリーズで開催する「おりひめの会」は、患者を中心に毎回約30名が参加する勉強と情報提供の会であり、女性同士の交流の場でもあります。

更年期障害と介護の大変さを経て、「こんなに元気になった自分を、10年前は全く想像できなかった」と生き生きと語る60代女性の姿に希望を見出し、涙を流されるかたも。

「あなたの今は、あなたの将来に影響する大事な時期なのだということを忘れないでください。私は女性たちを〝更年期トンネル〟の出口まで無事にお連れし、その先の老年期、エンディングまで見据えてトータルで見守らせていただきたいのです」

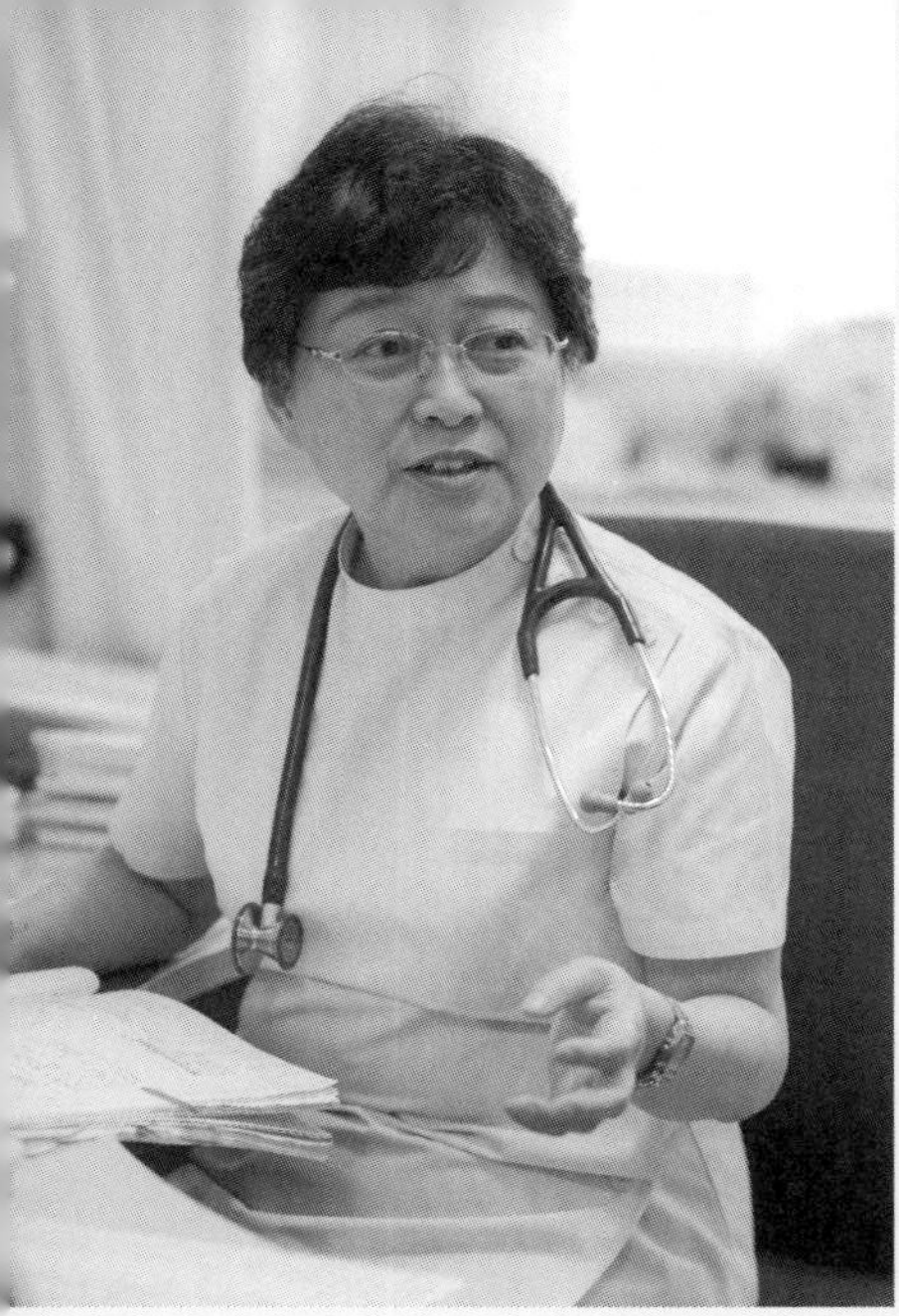

きよた・まゆみ●1984年熊本大学医学部卒業。専門は消化器疾患、一般内科、更年期症状。92年春日クリニック副院長、97年同院長。99年更年期の勉強会「おりひめの会」発足、2003年院内に熊本県初の女性外来を設置。日本女性医学学会専門医代議員、日本性差医学・医療学会評議員、日本東洋医学会専門医ほか。

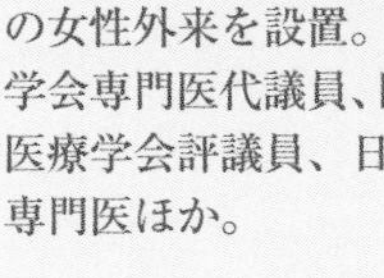

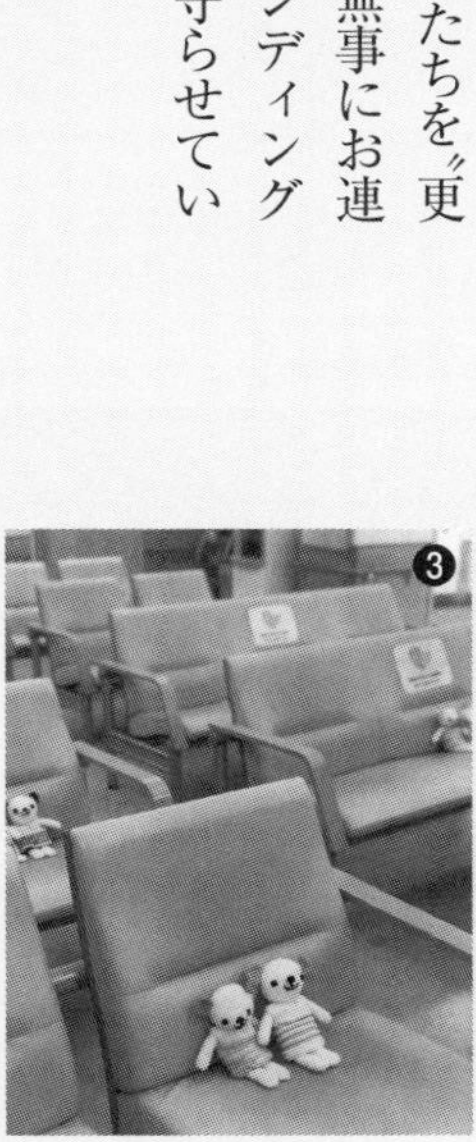

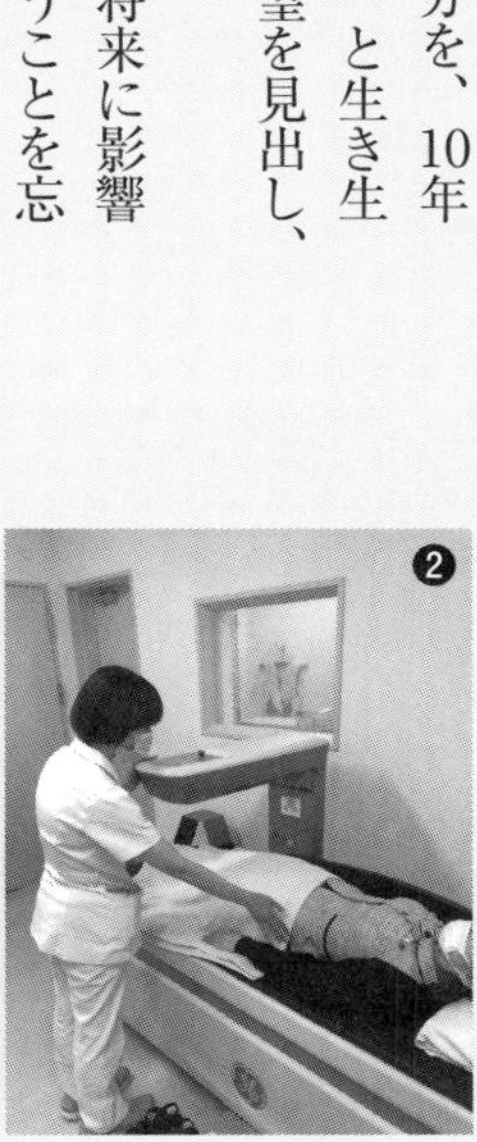

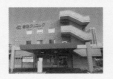

写真提供／春日クリニック

春日クリニック

熊本市西区春日3-25-1
☎096（351）7151
https://seisinkai.or.jp/

全国女性外来リスト

（2023年12月時点）

施設名	住所	外来名・診療科目名など	電話番号
北海道			
北海道医療センター	札幌市西区山の手5条7丁目1-1	女性医師外来（婦人科）	011（611）8111
札幌医科大学附属病院	札幌市中央区南1条西 16-291-84	女性外来	011（611）2111
時計台記念病院	札幌市中央区北1条東1-2-3	女性診療科	011（251）1221
市立札幌病院	札幌市中央区北11条西13-1-1	女性専門外来	011（726）2211
ソフィア北円山クリニック	札幌市中央区北4条西18-8-1 プレミアムガーデン北円山3階	内科・乳腺外科・ 甲状腺・婦人科他	011（624）8370
北海道大学病院	札幌市北区北14条西5丁目	女性健康外来	011（716）1161
札幌フィメールクリニック	札幌市東区北21条東3-2-5	女性専門外来 （乳腺科・肛門科）	011（733）1155
ウィミンズクリニック札幌	札幌市北区北7条西5-8-1 北7条ヨシヤビル5階	内科・婦人科・ 心理カウンセリング	011（738）7877
北20条内科クリニック	札幌市北区北20条西6-2-10	女性専用外来	011（758）8080
旭川医科大学病院	旭川市緑が丘東2条1-1-1	女性医学科	0166（65）2111
釧路労災病院	釧路市中園町13-23	働く女性のための外来	0154（22）7191
青森県			
村上新町病院	青森市新町2-1-13	女性外来	017（723）1111
あおもり協立病院	青森市東大野2-1-10	女性心療科	017（762）5500
弘前総合医療センター	弘前市大字富野町1番地	女性専用外来	0172（32）4311
柏崎メディカルクリニック	八戸市柏崎3-7-18	婦人科・漢方外来	0178（45）7777
秋田県			
市立秋田総合病院	秋田市川元松丘町4-30	女性泌尿器科専門外来	018（823）4171
岩手県			
川久保病院	盛岡市津志田26-30-1	女性外来	019（635）1305
葛クリニック	盛岡市上田4-20-59	女性外来	019（651）5433
ささきクリニック	花巻市中北万丁目836	内科・胃腸科・ 外科・肛門科他	0198（22）4116
宮城県			

塩竈市立病院	塩竈市香津町7-1	女性漢方外来	022 (364) 5521
おおば医院	多賀城市下馬3-1-28	内科	022 (363) 0213
山形県			
山形大学医学部附属病院	山形市飯田西2-2-2	女性ヘルスケア外来	023 (633) 1122
福島県			
福島県立医科大学 附属病院	福島市光が丘1番地	性差医療センター (女性専門外来)	024 (547) 1111
医療生協わたり病院	福島市渡利字中江町34	女性外来	024 (521) 2056
茨城県			
霞ヶ浦医療センター	土浦市下高津2-7-14	女性泌尿器外来	029 (822) 5050
セントラル総合クリニック	牛久市上柏田4-58-1	女性漢方外来・ 性相談外来他	029 (875) 3511
栃木県			
うつのみや病院	宇都宮市南高砂町11-17	女性専用外来ほほえみ	028 (653) 1001
杉村病院	小山市城山町2-7-18	女性外来	0285 (25) 5533
国際医療福祉大学 塩谷病院	矢板市富田77番地	女性専門外来	0287 (44) 1155
千葉県			
中村古峡記念病院	千葉市中央区千葉寺町188	レディースメンタル外来	043 (261) 3336
ヘルスケアクリニック 川島内科・婦人科	千葉市美浜区真砂1-12-11	女性外来	043 (278) 0631
協和医院	銚子市唐子町8-33	女性専門外来	0479 (30) 4855
東京歯科大学 市川総合病院	市川市菅野5-11-13	女性相談外来・秋桜 (コスモス) 外来	047 (322) 0151
吉丸女性 ヘルスケアクリニック	市川市南八幡4-7-12 京成南八幡ビル地下1階	女性アスリート外来	047 (377) 3636
鳥海内科	船橋市習志野台1-2-2 ウィング21 3階	女性外来	047 (456) 5020
松戸市立 総合医療センター	松戸市千駄堀993-1	女性特別外来	047 (712) 2511
千葉西総合病院	松戸市金ヶ作107-1	女性外来	047 (384) 8111
ソフィアクリニック ますだ	松戸市日暮4-9-1	女性専門精神科・ 心療内科	047 (392) 1137
レディースクリニックK	松戸市根本453-3 1階	婦人科・美容皮膚科	047 (703) 7811
かしわの葉 レディースクリニック	柏市若柴226番地41中央 144街区1 アベニフ柏の葉102号	女性漢方外来	04 (7137) 2525

女性のこころ まゆみクリニック柏の葉	柏市若柴186中央146街区1 KOIL LINK GARAGE207	女性心療内科・精神科	04 (7137) 1777
若宮渡部医院	市原市若宮3-3-16	女性総合外来	0436 (43) 0609
まなみレディースクリニック おおたかの森	流山市おおたかの森東1-7-4 おおたかの森ビル1階	産婦人科	04 (7157) 1237
おおたかの森 ARTクリニック	流山市おおたかの森西1-3-5 K.M.おおたかの森ビル2階	漢方外来 (不妊治療専門クリニック)	04 (7170) 1541
順天堂大学医学部 附属浦安病院	浦安市富岡2-1-1	女性専用クリニック	047 (353) 3111
国保匝瑳市民病院	匝瑳市八日市場イ1304	女性外来	0479 (72) 1525
埼玉県			
静風荘病院	新座市堀ノ内1-9-28	女性内科・女性外来	048 (477) 7300
ねもと内科	さいたま市浦和区 北浦和1-16-7	女性内科	048 (753) 9510
行田中央総合病院	行田市富士見町2-17-17	女性外来	048 (553) 2000
ロイヤルこころの里病院	所沢市北野3-20-1	女性の心のケア外来	04 (2947) 2466
東京都			
こころとからだの 元氣プラザ	千代田区神田神保町1-105 神保町三井ビルディング1・2階	婦人科	03 (5210) 6620
四谷メディカルキューブ	千代田区二番町7-7	女性専用外来	03 (3261) 0430
あゆみクリニック	千代田区神田小川町1-10-3 保坂ビル7階	更年期外来・ 婦人科外来他	03 (5577) 5253
女性ライフクリニック銀座	中央区銀座2-6-5 銀座トレシャス7階	女性総合外来	03 (3538) 0270
銀座プリマ・クリニック	中央区銀座7-10-5 ランディック第3銀座ビル2階	乳腺専門クリニック	03 (5537) 0671
赤須医院	港区六本木6-1-26 六本木天城ビル4階	女性専門美容皮膚科	03 (5771) 2081
アットホーム 表参道クリニック	港区北青山2-12-31 第3イノセビル2階	女性総合外来	03 (3423) 3232
セイントメディカル クリニック	港区南青山2-4-12 南青山アサヒビル3階	女性専用クリニック (婦人科)	03 (5772) 6881
麻布ミューズクリニック	港区麻布十番2-18-2 フォーシム麻布十番1階	女性専用外来 (内科・漢方)	03 (5441) 1234
東京女子医科大学病院	新宿区河田町8-1	女性センター	03 (3353) 8111
若松町こころと ひふのクリニック	新宿区若松町9-4 MHビル1階	メンタルケア科・皮膚科・ 皮膚心身医療科	03 (3356) 3796
なでしこ女性診療所	新宿区高田馬場1-1-1 メトロシティ西早稲田2階	婦人科・皮膚科	03 (6233) 8228
東京大学 医学部附属病院	文京区本郷7-3-1	女性総合外来 (老年病科)	03 (3815) 5411
東京医科歯科大学病院	文京区湯島1-5-45	周産・女性診療科	03 (3813) 6111

フィデスレディース クリニック上野	台東区上野4-8-6 プラザUビル2階	産婦人科	03 (6803) 2585
東京都立墨東病院	墨田区江東橋4-23-15	女性専用外来	03 (3633) 6151
桜医院	墨田区太平3-10-5 淡海ビル4階	女性内科・和温療法	03 (3625) 0396
東邦大学医療センター 大森病院	大田区大森西6-11-1	泌尿器科女性外来	03 (3762) 4151
伊藤メディカルクリニック	大田区蒲田5-27-10 蒲田TKビル3階	婦人科・内科・皮膚科	03 (3731) 2122
としこレディースクリニック	大田区蒲田5-40-7 大塚ビル2階	産婦人科・ 循環器女性内科	03 (5711) 7373
馬込中央診療所	大田区中馬込1-5-8	産婦人科	03 (6410) 7657
至誠会第二病院	世田谷区上祖師谷5-19-1	女性泌尿器科専門外来	03 (3300) 0366
よしの女性診療所	中野区江原町3-35-8 グローリオ中野新江古田1階	婦人科	03 (5996) 6101
林脳神経外科 メディカルクリニック	杉並区阿佐谷南1-9-2 GOOD 1階	女性外来	03 (5305) 8831
東京都立大塚病院	豊島区南大塚2-8-1	女性総合外来	03 (3941) 3211
私のクリニック目白	豊島区目白1-4-1 JR東日本ホテルメッツ目白1階	皮膚科・美容皮膚科・ 内科・アレルギー科	03 (5992) 5550
安井医院	豊島区駒込1-44-1 TKハイム101号	女性のための 健康相談室	03 (3941) 5677
中野レディースクリニック	北区王子2-30-6 末永ビル3階	産婦人科	03 (5390) 6030
東京女子医科大学附属 足立医療センター	足立区江北4-33-1	女性外	03 (3857) 0111
川島産婦人科医院	江戸川区平井3-25-18	産科・婦人科	03 (3681) 7848
東京都立多摩総合 医療センター	府中市武蔵台2-8-29	女性専用外来	042 (323) 5111
調布レディースクリニック	調布市小島町1-5-6 アールアンドエスビル2階	産婦人科	042 (480) 1050
まりあクリニック	調布市国領町4-14-10	婦人科 (休診中)	042 (442) 2188
石川てる代ウィメンズ クリニック	国分寺市南町3-1-28	産婦人科	042 (324) 9661
アルテミス ウイメンズ ホスピタル	東久留米市中央町1-1-20	女性専門外来	042 (472) 6111
神奈川県			
横浜市立市民病院	横浜市神奈川区三ツ沢西町1-1	女性総合外来	045 (316) 4580
ポートサイド女性総合 クリニックビバリータ	横浜市神奈川区大野町1-25 横浜ポートサイドプレイス3階	婦人科・ 女性心療内科他	045 (440) 5577
女性医療クリニックLUNA ネクストステージ	横浜市中区元町1-32 3階	女性泌尿器科・ 女性内科他	045 (680) 1226
横浜市立大学附属 市民総合医療センター	横浜市南区浦舟町4-57	女性ヘルスケア・ 内分泌外来	045 (261) 5656

菊名記念病院	横浜市港北区菊名4-4-27	女性外来・乳腺センター	045（402）7111
戸塚共立あさひクリニック	横浜市戸塚区戸塚町116-15 C.I.スクエア2階	女性内科	045（864）2565
みなウィメンズクリニック	横浜市瀬谷区阿久和西4-2-8	女性内科	045（363）1037
伊豆美レディスクリニック	横浜市青葉区新石川3-14-1 ドレッセたまプラーザ	婦人科・乳腺科	045（915）7123
関東労災病院	川崎市中原区木月住吉町1-1	働く女性専門外来	044（411）3131
梶ケ谷クリニック	川崎市高津区末長1-23-17 梶ヶ谷Jビル1階	女性医師の肛門外来	044（877）0608
大船中央病院	鎌倉市大船6-2-24	女性外来	0467（45）2111
小田原市立病院	小田原市久野46	女性専用外来	0465（34）3175
秦野赤十字病院	秦野市立野台1-1	女性専門外来	0463（81）3721
神奈川県立足柄上病院	足柄上郡松田町 松田惣領866-1	女性外来	0465（83）0351
新潟県			
新潟大学医歯学 総合病院	新潟市中央区旭町通一番町754	女性ヘルスケア外来	025（223）6161
新潟市民病院	新潟市中央区鐘木463-7	女性外来	025（281）5151
亀田第一病院	新潟市江南区西町2-5-22	女性総合外来	025（382）3111
富山県			
富山市立富山市民病院	富山市今泉北部町2-1	女性専門外来	076（422）1112
女性クリニック We! TOYAMA	富山市根塚町1-5-1	女性クリニック	076（493）5580
富山大学附属病院	富山市杉谷2630	更年期・骨粗鬆症外来・ 産婦人科漢方外来	076（434）2315
高岡市民病院	高岡市宝町4-1	女性専門外来	0766（23）0204
杉森クリニック	高岡市上四屋3-8	女性外来	0766（25）5757
黒部市民病院	黒部市三日市1108-1	女性外来	0765（54）2211
中村記念病院	氷見市島尾825	女性外来	0766（91）1307
福井県			
福井県済生会病院	福井市和田中町舟橋7-1	女性診療センター	0776（23）1111
福井県立病院	福井市四ツ井2-8-1	女性専用外来	0776（54）5151
丹尾医院	福井市松本4-2-6	女性外来	0776（22）2978

石川県			
石川県立中央病院	金沢市鞍月東2-1	女性専用外来	076 (237) 8211
金沢医科大学病院	河北郡内灘町大学1-1	女性総合医療センター	076 (286) 3511
山梨県			
山梨県立中央病院	甲府市富士見1-1-1	女性専門科	055 (253) 7111
長野県			
輝山会記念病院	飯田市毛賀1707	女性外来	0265 (26) 8111
岐阜県			
岐阜市民病院	岐阜市鹿島町7-1	女性専用外来	058 (251) 1101
広瀬内科クリニック	瑞穂市別府1074-1	女性外来	058 (326) 7773
岐阜県立多治見病院	多治見市前畑町5-161	女性外来	0572 (22) 5311
東海中央病院	各務原市蘇原東島町4-6-2	女性外来	058 (382) 3101
静岡県			
静岡済生会総合病院	静岡市駿河区小鹿1-1-1	女性泌尿器科外来	054 (285) 6171
甲賀病院	焼津市大覚寺2-30-1	女性外来	054 (628) 5500
富士市立中央病院	富士市高島町50	女性外来	0545 (52) 1131
浜松医科大学 医学部附属病院	浜松市中央区半田山1-20-1	産科婦人科外来	053 (435) 2111
水本レディスクリニック	浜松市中央区西ケ崎町796-1	婦人科・女性内科	053 (433) 1103
松田病院	浜松市中央区入野町753	女性専門外来（肛門）	053 (448) 5121
十全記念病院	浜松市浜名区小松1700	女性医療センター	053 (586) 1115
愛知県			
LUNA大曽根心療科	名古屋市東区矢田1-3-33 名古屋大曽根第一生命ビル2階	女性専用心療日あり	052 (723) 0118
名古屋東 女性のクリニック	名古屋市東区豊前町3-19-1	婦人科・泌尿器科・ 乳腺科	052 (508) 8358
名鉄病院	名古屋市西区栄生2-26-11	女性泌尿器科・ ウロギネセンター	0570 (023) 100 ナビダイヤル
日本赤十字社愛知医療センター 名古屋第一病院	名古屋市中村区道下町3-35	女性泌尿器科外来	052 (481) 5111
やまだクリニック	名古屋市中区栄4-16-36 久屋中日ビル2階	女性外来	052 (263) 7301

栄エンゼルクリニック	名古屋市中区栄5-4-12	婦人科外来	052（238）0266
レディースビューティー クリニック ヤマテ	名古屋市昭和区山手通3-9-1 日興山手通ビル1階	婦人科・皮膚科・ 美容皮膚科	052（835）8989
桜クリニック	名古屋市昭和区檀渓通5-6 リバーサイドテラス石川橋 B-11号	女性専用外来	052（835）8787
名古屋市立大学病院	名古屋市瑞穂区 瑞穂町字川澄1	女性内分泌外来	052（851）5511
ピュアー女性クリニック	名古屋市瑞穂区八勝通1-14-2	心と身体の専門クリニック	052（837）0080
野垣病院	名古屋市瑞穂区川澄町1-12	女性専門外来 （大腸・肛門科）	0570（07）1236
名古屋金山駅 ゆき乳腺クリニック	名古屋市熱田区金山町1-2-3 東和ビル5階	女性専用肛門科・乳腺科	052（678）6255
中部ろうさい病院	名古屋市港区港明1-10-6	女性総合外来	052（652）5511
井上医院	名古屋市南区西桜町77	女性外来（心療内科）	052（811）3550
一宮市立市民病院	一宮市文京2-2-22	女性専門外来	0586（71）1911
豊田厚生病院	豊田市浄水町伊保原500-1	女性専門外来 （総合内科）	0565（43）5000
西尾市民病院	西尾市熊味町上泡原6	女性外来	0563（56）3171
藤田医科大学病院	豊明市沓掛町田楽ケ窪1-98	泌尿器科女性外来	0562（93）2111
愛知医科大学病院	長久手市岩作雁又1-1	女性総合外来・ 漢方外来	0561（62）3311
杉石病院	知多郡武豊町字向陽1-117	女性総合外来	0569（72）1155
三重県			
鈴鹿回生病院附属 クリニック	鈴鹿市国府町112-2	女性クリニック	059（375）1155
THE CLINIC	三重郡朝日町大字柿776-1	産婦人科	059（376）2030
滋賀県			
南草津野村病院	草津市野路1-6-5	婦人科	077（561）3788
京都県			
京都府立医科大学 附属病院	京都市上京区河原町通 広小路上る梶井町465	女性ヘルスケア	075（251）5111
京都大学医学部 附属病院	京都市左京区 聖護院川原町54	産科婦人科 ヘルスケア外来	075（751）3111
こうのレディースクリニック	京都市右京区 龍安寺西ノ川町3-33	婦人科	075（462）7707
泉谷病院	京都市右京区花園伊町41-7	女性外来	075（466）0111
さとこレディスクリニック	京都市右京区 西院東淳和院町13-9	婦人科	075（325）0272

京都済生会病院	長岡京市下海印寺下内田101番地	女性ヘルスケア外来	075（955）0111
大阪府			
大阪市立 総合医療センター	大阪市都島区都島本通 2-13-22	女性総合外来・ 女性総合外来（乳腺）	06（6929）1221
のざと診療所	大阪市西淀川区野里3-5-34	婦人科外来	06（4808）8151
大阪市立十三市民病院	大阪市淀川区野中北2-12-27	女性専用外来（女性総合・ 乳腺外科・更年期外来）	06（6150）8000
茶屋町 レディースクリニック	大阪市北区茶屋町2-19 JPR茶屋町ビル4階	婦人科	06（6359）7771
ちかえレディース クリニック	大阪市天王寺区味原町14-4	婦人科	06（6761）0735
てんのうじ ちひろウィメンズクリニック	大阪市天王寺区 茶臼山町4-16	一般婦人科・漢方内科・ 女性内科	06（6773）1138
二宮レディースクリニック	大阪市中央区西心斎橋1-13-21 コーニッシュビル6階	婦人科・女性泌尿器科・ 医療アートメイク	06（6251）7500
山口あきこクリニック	大阪市中央区北浜3-1-21 松崎ビル2階	女性泌尿器科・婦人科	06（6233）2300
ラ・クォール本町クリニック	大阪市中央区本町3-5-2 辰野本町ビル2階	内科・婦人科	06（6125）1250
北浜よしおか内科 クリニック	大阪市中央区高麗橋1-7-3 ザ・北浜プラザ3階	女性内科	06（6202）3330
なにわ生野病院	大阪市浪速区大国1-10-3	女性心身症外来	06（6632）9915
りかこレディースクリニック	大阪市阿倍野区阿倍野筋 1-3-15 阿倍野共同ビル8階	女性専門のレディース クリニック	06（6625）7711
momウィメンズクリニック おおさこ	豊中市緑丘4-1-2 イオンタウン豊中緑丘2階	一般婦人科	06（4865）7007
ヒロ内科女性のための クリニック	豊中市本町5-8-64	女性専門クリニック	06（6152）8110
西野レディースクリニック	寝屋川市高柳栄町1-4	婦人科・女性内科	072（800）8824
あきせウィメンズクリニック 寝屋川院	寝屋川市香里南之町20-20 グランフィール香里園3階	婦人科	072（831）1115
のだ女性クリニック	枚方市岡東町14-48 やまぐちビル4階	婦人科・女性内科	072（843）3267
メリアクリニック	堺市東区北野田1084 ベルヒル北野田2F204号	女性外来	072（234）1840
阪南病院	堺市中区八田南之町277	女性外来	072（278）0381
松野泌尿器科クリニック	堺市東区大美野8-19	女医による女性外来	072（289）1188
こころとからだの 杉本クリニック	八尾市山城町2-2-10	心療内科・漢方内科・ 女性内科	072（943）3612
近畿大学病院（東洋医学 研究所附属診療所）	大阪狭山市大野東377-2	女性漢方外来	072（366）0221
兵庫県			
神戸市立医療センター 中央市民病院	神戸市中央区港島南町2-1-1	女性外来	078（302）4321

舞子台病院	神戸市垂水区舞子台7-2-1	女性外来	078（782）0055
神戸徳洲会病院	神戸市垂水区上高丸1-3-10	女性外来	078（707）1110
服部病院	三木市大塚218-3	婦人科外来	0794（82）2550
兵庫県立淡路 医療センター	洲本市塩屋1-1-137	女性外来	0799（22）1200
木内女性クリニック	西宮市高松町4-8 プレラにしのみや3階	婦人科・女性外来	0798（63）2271
さかねレディースクリニック	尼崎市南塚口町3-4-27	女性内科	06（4961）5151
兵庫県立尼崎総合 医療センター	尼崎市東難波町2-17-77	女性ヘルスケア外来	06（6480）7000
奈良県			
市立奈良病院	奈良市東紀寺町1-50-1	女性相談外来	0742（24）1251
奈良県立医科大学 附属病院	橿原市四条町840	女性専用外来	0744（22）3051
済生会中和病院	桜井市大字阿部323	女性外来（乳腺外科・ 婦人科・女性泌尿器科）	0744（43）5001
和歌山県			
和歌山ろうさい病院	和歌山市木ノ本93-1	女性専用外来	073（451）3181
多美クリニック	和歌山市太田1-13-10 太田ビル3階	女性内科専用外来	073（475）0010
かさの医院	和歌山市神前372-1	産婦人科・婦人科・内科	073（471）1197
くしもと町立病院	東牟婁郡串本町 サンゴ台691-7	レディース外来 （女性専門外来）	0735（62）7111
島根県			
松江生協病院	松江市西津田8-8-8	女性診療科	0852（23）1111
まつえ城下町 レディースクリニック	松江市殿町222	乳腺外科・肛門外科・ 産科・婦人科	0852（22）2233
漢方女性クリニック・mio	松江市朝日町498	女性クリニック	0852（28）0211
あべ医院	出雲市大津新崎町1-18-4	女性外来	0853（21）3100
わたなべこども レディースクリニック	出雲市武志町836-3	婦人科	0853（30）8020
岡山県			
岡山大学病院	岡山市北区鹿田町2-5-1	女性ヘルスケア外来	086（223）7151
岡山中央病院 セントラル・クリニック伊島	岡山市北区伊島北町7-5	ウィミンズ メディカルセンター	086（214）5678

みやびウロギネクリニック	岡山市北区表町1-4-1 第2開発ビル2階	泌尿器科・婦人科・ 漢方内科	086(223)1100
くにかたウィメンズ クリニック	岡山市北区野殿東町1-35 MAK岡山クリニックモール内	更年期外来	086(255)0080
みおウィメンズクリニック	岡山市北区大元上町14-25 スタックⅢビル1階	更年期外来	086(805)7955
岡山ろうさい病院	岡山市南区築港緑町1-10-25	女性のための総合外来	086(262)0131
広島県			
女性クリニック ラポール	広島市中区大手町5-3-1	婦人科・内科	082(241)6009
山口県			
国立病院機構 関門医療センター	下関市長府外浦町1-1	女性総合診療	083(241)1199
江本智子 ウィメンズクリニック	宇部市神原町1-4-8	婦人科・女性内科	0836(38)5111
尾中病院	宇部市寿町1-3-28	女性外来	0836(31)2133
阿知須同仁病院	山口市阿知須4241-4	女性総合外来	0836(65)5555
おがさ まき レディースクリニック	防府市大字植松559-1 コスパ 防府内コスパメディカルビル2階	更年期外来	0835(26)1107
徳島県			
徳島大学病院	徳島市蔵本町2-50-1	女性ヘルスケア	088(631)3111
若槻クリニック	徳島市安宅2-7-38	女性外来	088(652)0437
香川県			
陽子レディースクリニック	高松市丸亀町1-1 高松丸亀町壱番街西館2階	婦人科・女性内科	087(811)6607
香川大学医学部 附属病院	木田郡三木町大字池戸1750-1	女性外来・ 女性漢方外来	087(898)5111
回生病院	坂出市室町3-5-28	女性漢方外来・ ペインクリニック科	0877(46)1011
高知県			
高知医療センター	高知市池2125-1	女性総合外来	088(837)3000
福岡県			
たかやま内科医院	福岡市南区野間1-9-20	女性外来	092(551)5403
赤坂とも内科	福岡市中央区赤坂1-11-12 赤坂井上ビル3階	女性外来	092(791)5051
天神レディースクリニック	福岡市中央区天神2-6-13 ジェムキャッスルきらめき通り4階	産婦人科・婦人科・ 美容皮膚科	092(738)8806
薬院ひ尿器科	福岡市中央区薬院2-5-20	女性泌尿器科専門外来	092(761)3001

福田肛門外科医院	福岡市中央区渡辺通1-9-6	女性外来	092(752)2527
福西会病院	福岡市早良区野芥1-2-36	女性外来 (大腸・肛門外科)	092(861)2780
小倉記念病院	北九州市小倉北区浅野3-2-1	婦人科	093(511)2000
JCHO久留米総合病院	久留米市櫛原町21	女性総合診療科 「なでしこ」	0942(33)1211
佐賀県			
すこやか女性クリニック	佐賀市白山2-7-1 エスプラッツ2階	女性専用外来	0952(20)1671
わたなべ女性内科	佐賀市鍋島町大字森田594-1	女性専用外来	0952(31)6550
服巻医院	唐津市船宮町2588-3	女性外来	0955(72)2360
長崎県			
聖フランシスコ病院	長崎市小峰町9-20	女性専門外来	095(846)1888
かご町サトウ医院	長崎市籠町8-41	女性外来	095(823)2365
ますみクリニック	長崎市戸町2-20-57	女性内科	095(895)8537
熊本県			
熊本市民病院	熊本市東区東町4-1-60	女性専門外来	096(365)1711
大腸肛門病センター 高野病院	熊本市中央区大江3-2-55	女性専門外来	096(320)6500
春日クリニック	熊本市西区春日3-25-1	女性専用外来	096(351)7151
くわみず病院	熊本市中央区神水1-14-41	女性専門外来	096(381)2248
北部病院	熊本市北区四方寄町1281-3	女性内科	096(245)1115
天草中央総合病院	天草市東町101	女性専用外来 「さわやかクリニック」	0969(22)0011
大分県			
大分三愛 メディカルセンター	大分市大字市1213	女性・漢方外来	097(541)1311
むねむら大腸肛門科	大分市古国府5-1-29	女性外来	097(547)1115
大分大学医学部 附属病院	由布市挾間町医大ヶ丘1-1	女性専用外来・ 骨粗鬆症外来	097(549)4411
宮崎県			
うえやま貴子クリニック	宮崎市松山2-23-2 2階	女性外来	0985(60)6676

鹿児島県			
鹿児島大学病院	鹿児島市桜ヶ丘8-35-1	女性専用外来	099(275)5111
鮫島病院	鹿児島市加治屋町9-8	女性外来	099(224)2277
土橋病院	鹿児島市西田1-16-1	女性外来	099(257)5711
鹿児島市立病院	鹿児島市上荒田町37-1	女性専門外来 (乳がん・子宮がん検診のみ)	099(230)7000
沖縄県			
みえばしクリニック	那覇市久茂地3-8-15	女性専門外来	098(863)7788
同仁病院	浦添市城間1-37-12	女性漢方専門外来	098(876)2212
Naoko女性クリニック	浦添市経塚745-7 経塚駅前医療モール2階	女性医師による 女性外来・漢方内科	098(988)9811
Fクリニック沖縄	豊見城市字名嘉地228-1	婦人科・漢方内科	098(850)5577
美里女性クリニック	沖縄市美原2-25-3	女性専門外来	098(929)3003
みやぎMs.クリニック	宮古島市平良字久貝1068-15	女性医師による 女性外来	0980(75)0722
琉球大学病院	中頭郡西原町字上原207	女性医師による 女性外来	098(895)3331

*記載内容は変更される可能性があります。受診前には電話やホームページ等で最新情報を確認してください。
また、各医療機関の診療内容につきまして本書の著者および当社は一切の責任を負いません。

●NPO法人性差医療情報ネットワークHP内の「女性外来マップ」
http://www.nahw.or.jp/hospital-info
でも全国の女性外来のリストを公開しています。

●女性外来オンライン(天野恵子先生主宰)では、
天野先生ご自身が厳選した女性の健康回復や
健康維持に役立つ信頼性の高い情報を発信しています。
公式サイト https://joseigairai.online/
YouTube女性外来オンラインチャンネル

おわりに

私自身、重度の更年期障害で東京大学を離れるという体験がなければ、性差医療の重要性に気づき行動を起こすことはなかったと思います。2001年に当時の鹿児島大学医学部附属病院、千葉県立東金病院で始まった女性外来は、多くのメディアが取り上げてくれたこともあり、2006年までは全国津々浦々に拡がっていきました。しかし、残念なことに初期の担当者が異動された後に引き継がれることが少なく、公的支援が打ち切られたことなども重なり、2018年には、ピーク時の半数ほどに減りました。

皆さんもご存じのように、世界経済フォーラムが2023年6月に報告した「世界男女格差報告書」によれば、日本のジェンダーギャップ指数は146か国中125位でした。前年の116位からさらに低下し、2006年の公表開始以来最低でした。ジェンダーギャップ指数は、各国の男女格差を「経済」「教育」「健康」「政治」の4分野で評価し、国ごとのジェンダー平等の達成度を指数にしているものです。「0」が完全不平等、「1」が完全平等を示し、数値が小さいほどジェンダーギャップが大きいことを示しています。日本の総合スコアは0.647（125位）。政治分野は0.057（138位）、経済分野は0.561（123位）、教育分野は0.997（47位）、健康分野は0.973（59位）でした。

2022年には教育分野は1位でしたが2023年には47位へと大きくダウンしました。前回データがなかった高等教育就学率の男女比が加わったことで、スコアと順位が低下したのです。健康分野は63位から59位へ、経済分野は121位から123位へ、政治分野は139位から138位へとなっています。

政府は手をこまねいているわけではありません。2023年の6月に発表された男女共同参画の推進に向けた重点方針「女性版骨太の方針2023」では、東京証券取引所の最上位「プライム市場」に上場する企業の役員について、2025年をめどに女性を1人以上選ぶように努め、2030年までに女性の比率を30％以上にすることを目指すと言っています。「女性の健康ナショナルセンター」を作るとも言っています。しかし、2016年3月に仙台で第80回日本循環器学会学術集会を開催した東北大学循環器内科（当時）の下川宏明教授は、座長に女性医師を登用したいと一生懸命声掛けをしたものの、女性医師ご自身が皆さん尻込みされる現実にぶつかり「どうしてなのかな？」と嘆いていらっしゃいました。

私の見るところ、私の娘たち（52歳、50歳、43歳）の世代になりますと、夫婦の関係も働く職場の環境も随分、working womanにとって働きやすくなってはいますが、政治の世界を見ても、驚くような発言をする男性たちが未だ多く、がっかりします。医療の世界は、さらに古いともいわれています。米国ですら健康・疾病における性差に気づいたのは1980年代後半からです。早く皆さんに健康と疾病における性差に気づいていただいて、一層、よりよい健康長寿を目指していただきたいと切に願います。この本が、そのために少しでもお役に立てることを心から願っています。

2024年1月

天野惠子

天野恵子 あまの・けいこ

1942年生まれ。67年東京大学医学部卒業。
専門は循環器内科。東京大学講師、
東京水産大学（現・東京海洋大学）教授を経て、
2002年千葉県立東金病院副院長兼
千葉県衛生研究所所長。
09年より静風荘病院にて女性外来を開始。
静風荘病院特別顧問、日本性差医学・医療学会理事、
NPO法人性差医療情報ネットワーク理事長。

撮　　影　鍋島徳恭（天野先生）
　　　　　三田村 優　田中 雅（取材）
　　　　　大見謝星斗　伏見早織
　　　　　武蔵俊介（以上世界文化ホールディングス）
デザイン　平澤靖弘+jump
イラスト　佐々木 公〈sunny side〉
校　　正　株式会社円水社
取材・文、編集　浅原須美
企画編集　木原純子　石川由紀子（世界文化社）

本書は『家庭画報』2022年6月号から2023年12月号まで連載された
「天野恵子先生のすこやか女性外来」、
『家庭画報』2022年2月号「性差医療最前線」に加筆修正したものです。

プレ更年期から高齢期まで
女の一生は女性ホルモンに支配されている！

発行日　2024年3月5日　初版第1刷発行

著者　天野恵子

発行者　千葉由希子
発行　株式会社世界文化社
〒102-8187
東京都千代田区九段北4-2-29
電話　03（3262）5117（編集部）
　　　03（3262）5115（販売部）

DTP制作　株式会社明昌堂
印刷・製本　中央精版印刷株式会社

ISBN　978-4-418-24401-0